谢锡亮灸法

XIE XILIANG JIUFA

（治疗·养生·保健）

（第 6 版）

原著　谢锡亮

修订　谢寅生　盖耀平

河南科学技术出版社

·郑州·

内容提要

本书在前 5 版的基础上修订而成,详细介绍了著名老中医谢锡亮从医 60 余年对灸法的深刻理解、独特经验及举办 30 余期针灸培训班的讲义精华。全书共 10 章,包括灸法概论、灸法基本知识、常用灸法及技巧、保健灸法、经络和穴位、常见病的治疗配穴法、灸法医案、名灸介绍、灸法医话、灸法的科学研究进展等。本书内容丰富,阐述简明,图文并茂,方法简便实用,疗效确切,是学习和应用灸法很有价值的参考书,适合临床医师、基层医务人员、中医院校师生和灸法爱好者阅读参考。

图书在版编目(CIP)数据

谢锡亮灸法/谢锡亮编著;谢寅生,盖耀平修订. —6 版. —郑州:河南科学技术出版社,2023.6

ISBN 978-7-5725-1208-7

Ⅰ.①谢… Ⅱ.①谢… ②谢… ③盖… Ⅲ.①灸法 Ⅳ.①R245.8

中国国家版本馆 CIP 数据核字(2023)第 104572 号

出版发行:河南科学技术出版社

北京名医世纪文化传媒有限公司

地址:北京市丰台区万丰路 316 号万开基地 B 座 115 室　　邮编:100161

电话:010-63863186　010-63863168

策划编辑:杨磊石

责任编辑:杨磊石　艾如娟

责任审读:周晓洲

责任校对:龚利霞

封面设计:吴朝洪

版式设计:崔刚工作室

责任印制:程晋荣

印　　刷:河南省环发印务有限公司

经　　销:全国新华书店、医学书店、网店

开　　本:720 mm×1020 mm　1/16　　印张:20.75·彩页 24 面　　字数:351 千字

版　　次:2023 年 6 月第 6 版　　2023 年 6 月第 1 次印刷

定　　价:68.00 元

谢锡亮简介

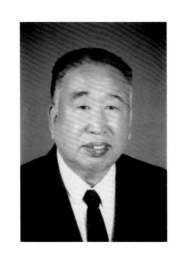

谢锡亮 男,汉族,生于 1925 年农历 9 月,河南省原阳县人。早年毕业于开封日文专科学校,1948 年学习中医,1953 年于针灸教育家承淡安先生创建的"中国针灸学研究社实习研究班"毕业,受到承师的亲炙教诲,尽得真传,从医 60 余年。

曾在山西省襄汾县人民医院工作 30 多年,并于 1987 年创建襄汾县中医医院。历任副主任医师、主任医师、中医医院院长、山西省针灸学会副理事长、中国针灸专家讲师团教授、山西中医学院客座教授、中华自然疗法世界总会顾问、中国澄江学派侯马针灸医学研究所所长。

著有《灸法与保健》《灸法》《家庭实用保健灸法》《针灸基本功》(第 1、2 版)、《谢锡亮灸法》(第 1、2、3、4、5 版)、《健康长寿与灸法》(第 1、2、3 版)和《谢锡亮灸法医案》等。发表过《用直接灸法防治艾滋病》等 90 余篇文章,还设计了简便易用的"子午流注推算盘",拍摄了《中国传统灸法》电教片,出版了《谢锡亮划经点穴》光盘。

历年来医治了大量的常见病及一些疑难病。尤其善用针灸之术,惯用深刺风府和灸法。主张"用药贵专而不在多,取穴宜精而不在繁,简、便、廉、验能治大病方为良医"。本着"针所不为,灸之所宜"的原则,认真研究人体免疫性疾病的防治方法。用灸法治疗乙型肝炎,采用在穴位上直接施灸的方法,取得了良好效果。近些年来在我国台湾《自然疗法》《明通中医药》上宣传针法灸法。

热爱中医教育事业,举办过 30 多期针灸学习班,培养出近百名成才的中医学徒。非常重视医德教育,把"大医精诚"当作座右铭,让学生背诵,心传言教,努力躬行。在耄耋之年,研究中医学的志向不衰,仍在为继承师志,弘扬澄江学派针灸医学,发扬灸法特色而努力工作。

2009 年 8 月,山西省针灸学会授予谢锡亮"针灸泰斗"称号。

2011 年 6 月,北京中医药大学针灸推拿学院特邀谢锡亮担任针灸特色疗法推广培训班讲习专家。

2016 年 5 月,山西省卫生和计划生育委员会授予谢锡亮首批"山西省名老中医"称号。

2017 年 10 月,谢氏艾灸列入山西省非物质文化遗产。

2018 年 1 月因病逝世,享年 93 岁。

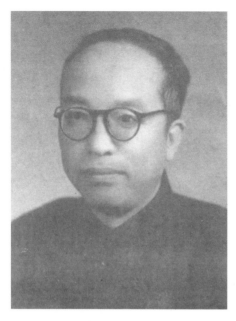

承淡安先生(1899—1957)

原中国科学院学部委员
南京中医药大学首任校长

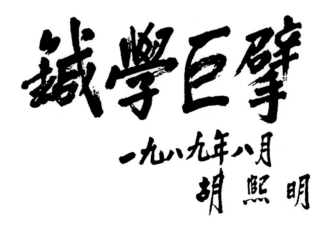

原国家卫生部副部长、国家中医药管理局局长题字

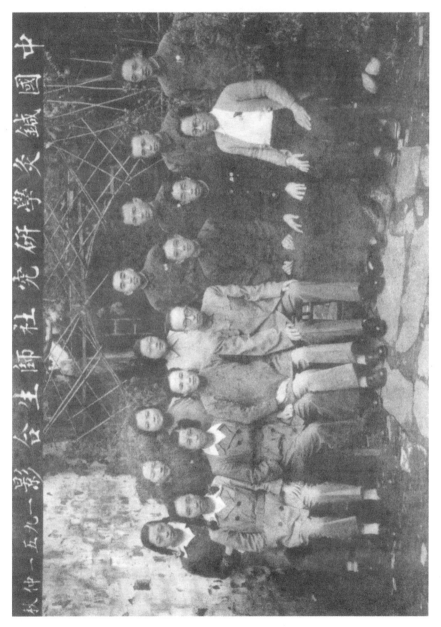

中国戏学研究社师生合影—一九五五

前排左起：承为奋、华梅隶、姜怀琳、承淡安、王野枫、庄定来、申书文

后排左起：徐爱芬、杨福祥、吴克庆、姜湘华、谢锡亮、徐哲夫、刘养然、王绍文

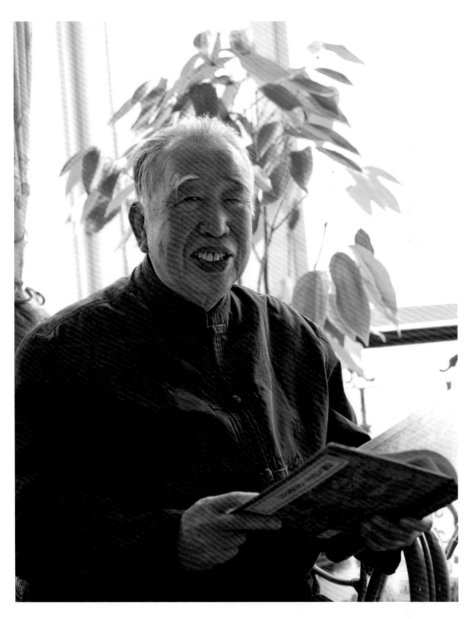

耄耋之年的谢锡亮仍在学习和研究灸法

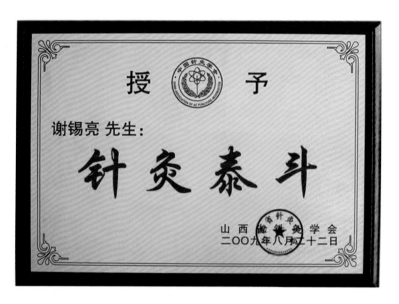

2009年8月，山西省针灸学会授予谢锡亮"针灸泰斗"称号

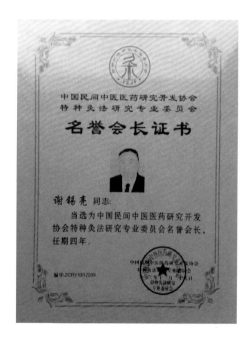

2003年，谢锡亮当选为中国民间中医医药研究开发协会特种灸法研究专业委员会名誉会长

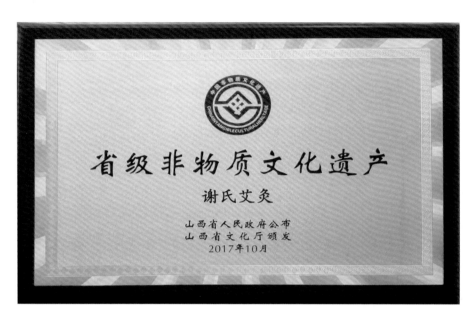

谢氏艾灸列入山西省非物质文化遗产

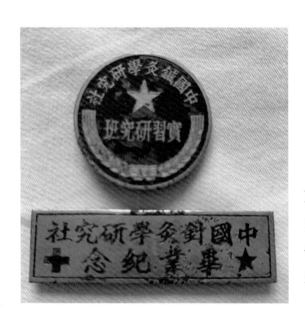

1951 至 1953 年，谢锡亮在承淡安创办的中国针灸学研究社实习研究班的校徽和毕业纪念章

灸法可以养生
延年治疗为种
疾病

谢锡亮赠
时年八十有六

二〇〇二月

谢锡亮手迹

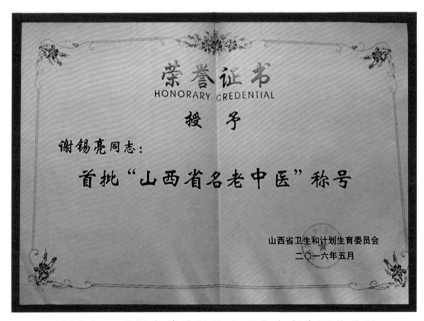

2016年，谢锡亮获首批"山西省名老中医"称号

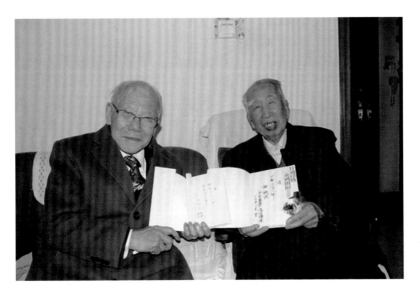

2013 年 12 月 14 日，韩国著名针灸师金南洙来侯马拜访谢锡亮并交流学术。图为两人互赠著作

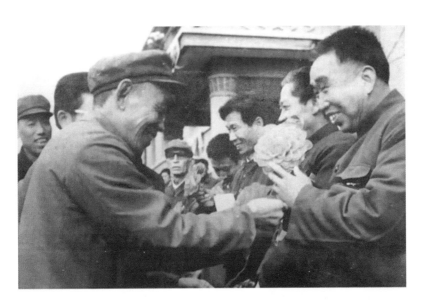

1984 年，山西襄汾县县委书记为优秀知识分子代表谢锡亮戴红花

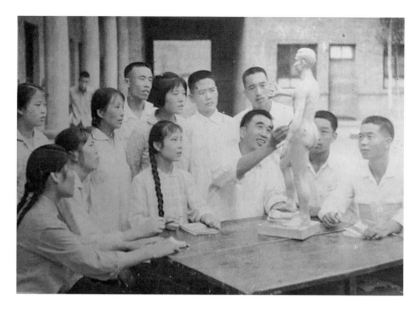

1984年,谢锡亮受山西省卫生厅委托,在曲沃县举办"山西省针灸提高班",任班主任并担任主课

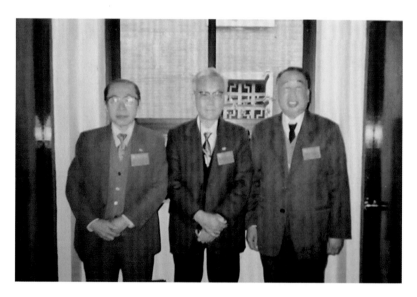

谢锡亮与台湾省自然疗法学会理事长陈绅艺(中)合影

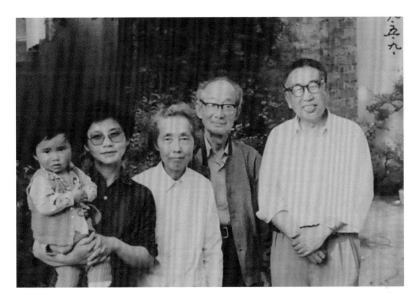

谢锡亮与承淡安女儿承为奋（左三），女婿梅焕慈
（右二）及他们的女儿合影

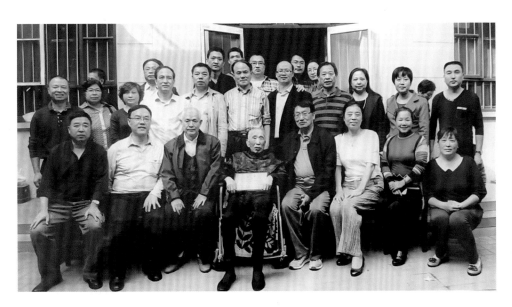

2014年农历九月十六，谢锡亮九十寿诞，北京中医药大学针灸
推拿学院院长赵百孝（前排左二）及谢锡亮学生弟子前来祝寿
合影

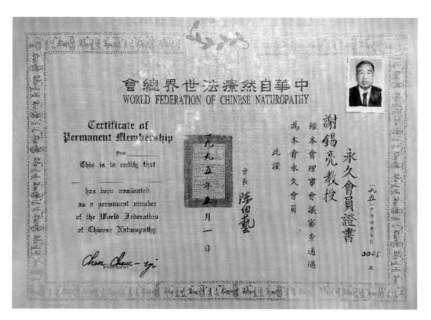

1995 年 5 月,台湾省中华自然疗法世界总会为谢
锡亮颁发的永久会员证书

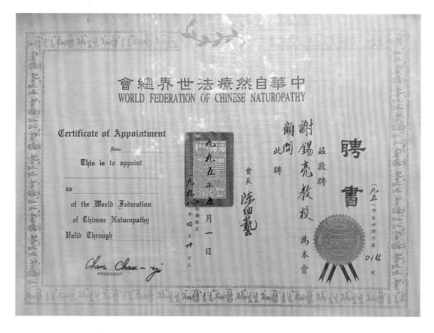

1995 年 5 月,谢锡亮被台湾省中华自然疗法世界总会聘为顾问

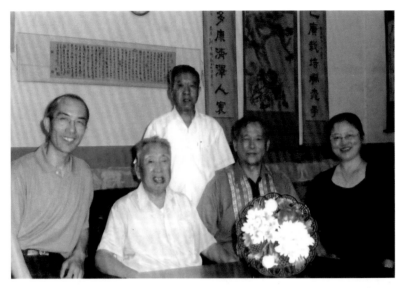

2010 年 8 月，美国普林斯顿中国针灸中心董事长蔡达木（左一）、院长谢小芬（右一）和福建泉州中医院张永树教授（右二）拜访谢锡亮并交流学术

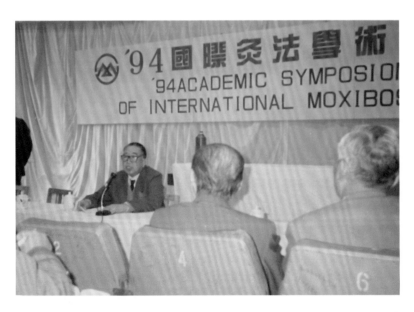

1994 年，谢锡亮在国际灸法学术研讨会（石家庄）上发言

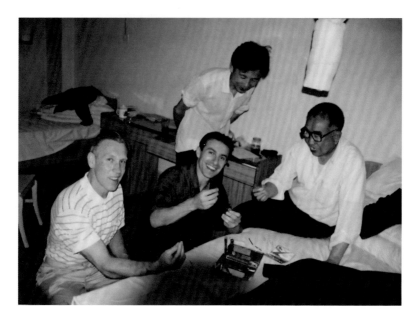

2002年,谢锡亮在广州中医药大学向英国医师传授小艾炷直接灸法

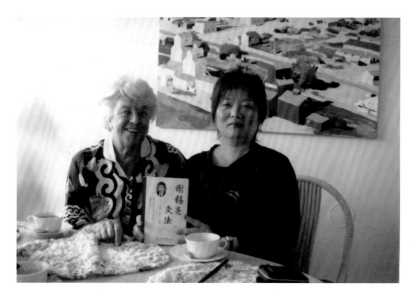

灸法传到法国巴黎

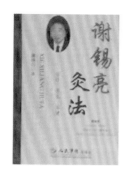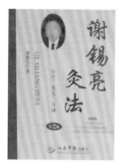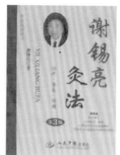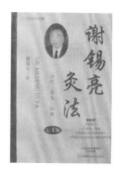

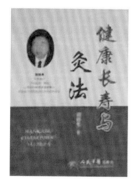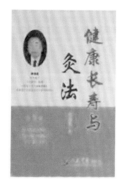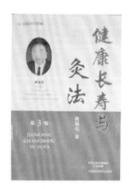

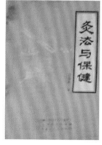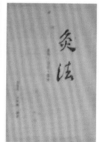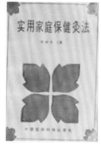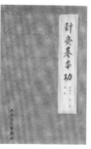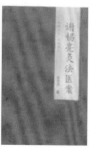

谢锡亮历年出版的灸法图书

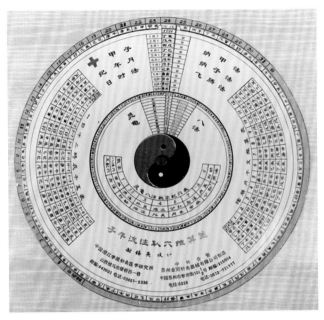

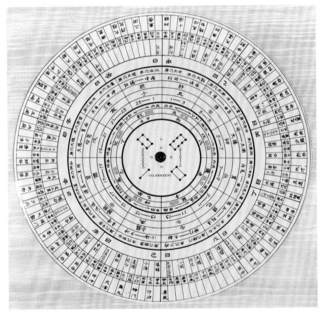

1987年,谢锡亮设计的第三代子午流注
推算盘(正反两面)

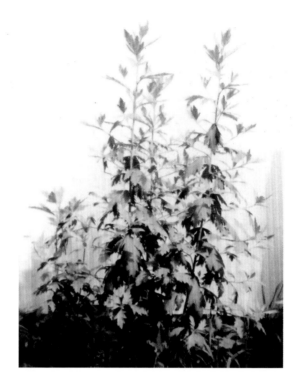

全艾株

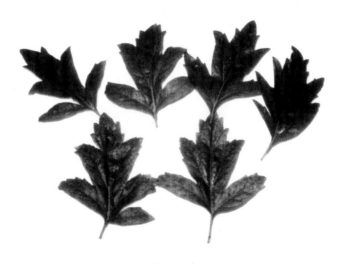

艾　叶

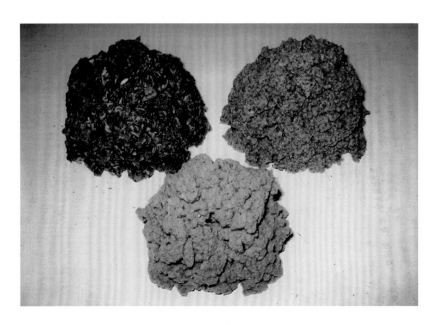

艾绒

上左,粗艾绒;上右:中艾绒;下:细艾绒。

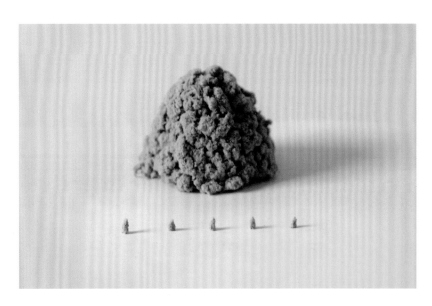

1 克细艾绒可做成 300～400 个小艾炷;上为 1 克细
艾绒,下为 5 个小艾炷。

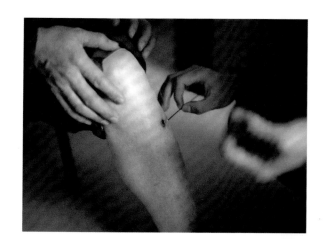

直接灸足三里

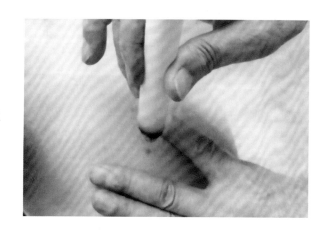

艾条温和灸

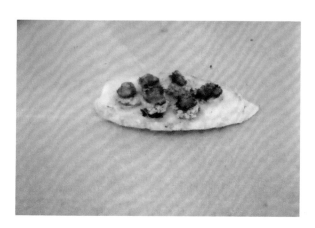

隔姜灸

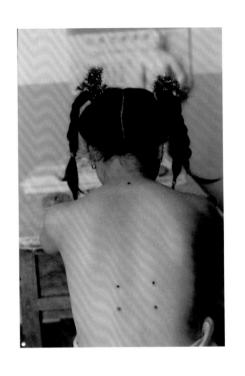

乙肝患者（肝硬化、肝纤维化）
灸肝俞、脾俞后之现象

大椎、肺俞灸后之现象

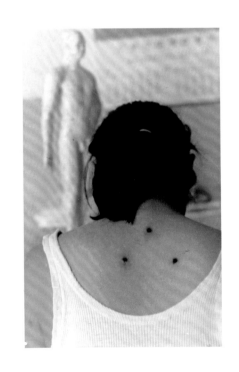

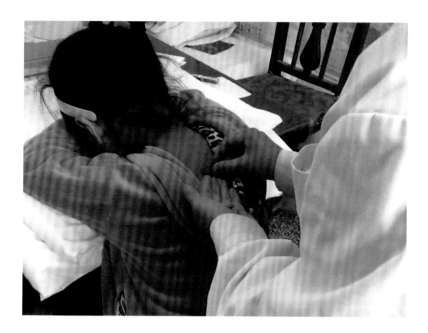

为患儿灸身柱穴

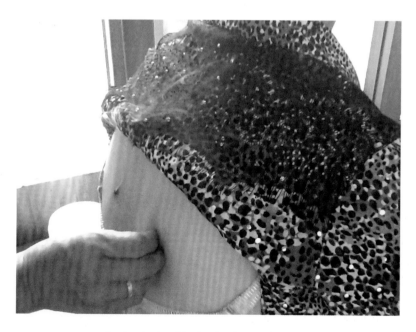

为血小板增多症患者灸膈俞

铺灸

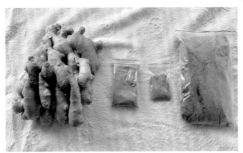

生姜和拌艾绒、拌姜泥的药粉

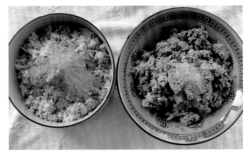

两种药粉分别拌入艾绒和打碎的姜泥中

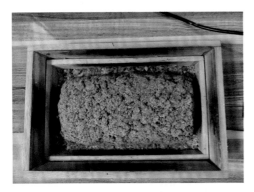

先将拌好药粉的姜泥铺入灸盒底部，上面再放上拌好药粉的艾绒压实

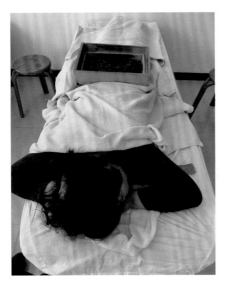

点燃艾绒放烟后，把灸盒置于患者背部

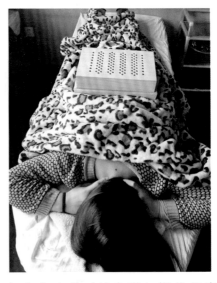

扣上灸盒盖（铺灸详细操作程序见第三章第五节铺灸）

经典·名医论灸法

针所不为,灸之所宜。

阴阳皆虚,火自当之。

——《黄帝内经·灵枢·官能》

火气已通,血脉乃行。

——《黄帝内经·灵枢·刺节真邪》

陷下则灸之。

——《黄帝内经·灵枢·经脉》

(五藏之腧)灸之则可,刺之则不可。气盛泻之,虚则补之。

——《黄帝内经·灵枢·背腧》

形乐志苦,病生于脉,治之以灸刺。

——《黄帝内经·灵枢·血气形志论》

以通其经,神气乃平。

——《黄帝内经·素问·调经论》

投一寸之针,布一丸之艾,于血脉之蹊,笃病有瘳。

——东汉·王充《论衡·顺鼓》

夫人之真气,乃一身之主宰,真气壮则人强,真气虚则人病,真气脱则人死。

保命之法,灼艾第一,丹药第二,附子第三。

——宋代窦材《扁鹊心书》

夫针须师乃行,其灸凡人便施。

——晋隋·陈延之《小品方》

医之治病用灸,如做饭需薪。

凡药之不及,针之不到,必须灸之。

· 23 ·

凡寒热虚实皆可灸之。

——明·李梴《医学入门》

火有拔山之力。

若病欲除其根,则一灸胜于药力多矣。

灸法去病之功,难以枚举。凡虚实寒热,轻重远近,无往不宜。

若年深痼疾,非药力所能除,必借火力攻拔之。

若能用心求得灸之,无疾不愈矣。

——明·龚居中《外科百效全书》《红炉点雪》

伟哉艾灸之力,诚非其他药石所能及。

——承淡安　1927年《医案选介》

俾我国数千年独特之医术得标扬于世界,岂个人之私幸也哉!

——承淡安《增订中国针灸治疗学自序》1933年5月

将针灸医学利溥寰宇,化国医为世界医。

——承淡安《针灸杂志》1933年10月创刊号

针灸之功效,既广且捷,针灸之施用,亦便亦廉,易于普及,宜于贫病,允为利民之国粹,实有推广之必要。

——承淡安《中国针灸学》1955年8月

灸的效力比针效持久而强。

——承淡安(1957年养病期间日记)

第6版前言

《谢锡亮灸法》自 2007 年由人民军医出版社出版以来,已经 4 次修订,多次印刷,累计发行 10 万余册,成为原军医版和现河南科技版畅销书之一。一些单位已将本书作为举办灸法培训班的教材,很多医务人员和灸法爱好者踊跃购买,在社会上一度出现了灸法热的现象,并流传海内外。本书第 4 版还被中国台湾购买了版权,在台湾地区出版发行。

在此期间,全国各地来函来电很多,客观上起到了学术交流和推广应用的作用;有的不远千里来咨询、求医,也促进我们对灸法的进一步深入研究;还有要来学习和实习的,有希望我们办学习班短期培训的。这些都说明爱好和使用灸法的人多了,用灸法治病、养生保健的范围广了,从各方面反馈的信息也增加了。为满足读者需求,在河南科技出版社的支持下,我们在保持前几版特色的基础上,躬行谢锡亮先生的遗愿,再次对本书进行了修订。

谢锡亮先生晚年曾语重心长地说:"我不厌其烦地宣传和推广灸法,就是想在我有生之年,把研究和运用灸法的心得和经验贡献出来,为更多的人解除病痛。""我已垂垂老矣,不忍见许多病人备受疾病折磨之苦。灸法得不到应用,实在可惜。"他推崇灸法,但不唯灸法,针、灸、药三者兼备,临证时宜针则针,宜灸则灸,不宜针灸者则用药物。为了热情回应读者的期盼,我们认真查阅了先生遗留的一些资料,根据他生前与我们谈及的一些重要文章和学术观点,以及他历年来在报刊上发表的文章,在有关学术会议上的发言材料和他本人编印的资料中,选出若干篇编入本书,以飨读者。

这次修订,主要做了以下工作:一是在第六章增加了"附 6B 谢锡亮先生麦粒灸治疗乙肝 30 年医案回顾分析"一文;二是在附录部分增加了谢锡亮相关文章选编,主要有"澄江学派创始人——承淡安先生的针灸学术思想及治学方法""珍视我们的宝贝——传统灸法""针灸并重 发展中医药""中医传统教学法——背诵歌诀""针灸治病广泛,不可忽视个案"等;三是调整增加了几幅图片;四是纠正了上版书中的错漏,在编排方面亦有一些调整,部分章节有删改。

本书 2007 年初版伊始,就得到原人民军医出版社的殷切关心和鼎力支持,策划编辑杨磊石编审亲起书名并给予许多具体指导。在本版书付梓之际,我们向所有关心支持本书出版和多年来为本书提供医案、信息的谢锡亮先生的朋友、学生弟子,以及热忱提出意见和建议的读者,一并表示衷心的感谢。

在本书修订完成的时候,我们更加怀念谢锡亮先生。2025 年是先生诞辰一百周年,谨以此书寄托我们的哀思。

由于我们的水平所限,修订版中如有错漏,诚望读者批评指正。

谢寅生　盖耀平

2023 年 1 月

第1版前言

用灸法防治疾病已有数千年的历史,它是中医学宝库中重要的组成部分。我国古典医籍《黄帝内经·灵枢》中说:"针所不为,灸之所宜。"说明灸法有独到之处。唐代医学家孙思邈说:"针而不灸,灸而不针,皆非良医也。"明代李梴在《医学入门》中说:"凡药之不及,针之不到,必须灸之。"可见灸法很早就被人们所重视。

本书这次出版,是在我编写的《灸法与保健》《灸法》《家庭实用保健灸法》的基础上,加以综合修订而成,算是第4次了,定名为《谢锡亮灸法》。执此一册,即可代表前3次了。

本书最早写于1978年,迄今近30年来,承蒙读者厚爱,每次一出即销售一空,尤其在2006年2月《中华养生保健》杂志介绍灸法之后,各地求购拙作者很多,一时函电应接不暇。因早已无书,未能满足读者的愿望,非常抱歉。因此,勉力从事,匆匆将近些年来临床实践的心得、感受补写进去,以飨读者。

近些年来,由于药物的不良反应,价格昂贵,群众看病不便,专业学者和有识之士不断呼吁,提倡自然疗法,调动人体自身潜能防治疾病。报纸期刊也经常报道灸法的特色。人们的养生保健意识不断提高,使传统灸法大有复兴之势。在科学研究方面,由血液成分的变化,到内脏功能的调整,提高到免疫学的检测。治疗范围也不断扩大,除养生保健之外,由治疗常见病、多发病到治疗传染病、内脏病。现在已进入治疗难治性疾病的研究。灸疗技术也不断改进,由常用的艾卷灸、间接灸、大艾炷灸到运用小艾炷直接灸。灸法简、便、廉、验的特色已渐渐被人们认可。

这次出版,特别怀念我的恩师承淡安先生,当年他耳提面命,亲身传授中医针灸,尤其重视灸法。至今,更加深刻理解了他的良苦用心。

参与本书编写、打字、校对等工作者有谢晋生、和玉玲、裴毓、孟献威、谢延杰等学子,对他(她)们的贡献表示感谢。

书中如有不当之处,希望同道不吝教益,多加指导为盼。

谢锡亮

2007 年 1 月

目　录

第一章 灸法概论

第一节 针灸医学简史

针灸医学是中医学的重要组成部分,它对我国民族的繁衍昌盛和保障人民健康起到了巨大作用,对世界医学也有很大的贡献。这门医学科学是我们的祖先在劳动中发明创造出来的。针与灸,是两种不同的治疗方法,它们作用的部位都是经络、穴位,既可以单独使用,也可以配合应用,一般习惯上把它们相提并论,总称针灸。针法起源于新石器时代,大约在 5000 年前就被人们所掌握了,那时候用的是石针,所以叫"砭石"。至于灸法的发明则更早,大约是在人类会利用火以后逐渐产生的。总之,不论灸法、针法都比汤药要早得多。

远在公元前 3 世纪左右,针灸就有系统的文字记载了。在《黄帝内经·灵枢》上,就已经详细阐述了经络、穴位、针灸等理论基础。此后历代都有所发展,针灸名家代有传人,战国时期的扁鹊,后汉三国的华佗,晋代的皇甫谧,唐代的孙思邈,宋代的王惟一,明代的杨继洲,都是当时的名医,且擅长针灸技术。他们有的留有许多生动的治验故事,传为医林佳话;有的留有大套的针灸著作,至今仍然有很大的实用价值。

这门学科发展到唐代已成为专科。当时太医署里设有针博士、针师。到公元 1027 年的宋仁宗时代,铸成铜人,作为考试和划经点穴之用,开世界模型教学之先河。

这种疗法具有易学易用、经济、安全效速、治病广泛的特点,深受广大劳动人民所喜爱。历朝历代,在民间广为应用。可是到了清代,由于封建思想特别浓厚,当时的上层人物认为针灸的时候要宽衣解带,赤身露体,有伤大雅,非奉君之道。于道光二年(1822 年),竟然下令,在太医院里取消了针灸科。这样一来,这门学术的发展就受到了一定的影响。可是在民间却受到广大劳动人民的喜爱,所以针灸医学一直流传下来了。

中华人民共和国成立前,统治者根本不关心人民的疾苦,再加上崇洋媚外、民族虚无主义及中医不科学等错误思想的影响,对祖国的文化遗产横加摧残,甚至于1929年要下令取缔中医,所以这门有效的医疗方法几乎被取消。在这一段时期内形成了湮没不彰、守旧不前的局面。此时,中医界有志之士纷纷奋起,据理力争,保护国粹。如江苏承淡安,秉承家传,擅长针灸,热心提倡,私人成立中国针灸学研究社,首创中国针灸专门学校,开办针灸疗养院,大力著述和培养人才,编辑《针灸杂志》《针灸医学》57期,曾东渡日本考察针灸医学,向全国及海外传播,颇有成效。

中华人民共和国成立后,党和国家领导人非常关心人民的健康事业,号召继承和发扬祖国医学遗产,针灸医学才得到空前的发展。我国除各中医院校设有针灸课或针灸系以外,还受世界卫生组织委托成立国际针灸进修学院,北京、南京、上海设有三个分院专门招收国外学员,有许多专家、博士、医师来我国学习针灸,目前已举办数十期。发表在各种报刊上的针灸文章已达上万篇,出版的针灸图书已达几百种。

远在北齐清河元年(562),祖国的针灸疗法就传到日本,1400多年来,他们一直在广泛应用,而且结合现代医学进行了大量的科学研究工作。日本现有针灸专科学校47所,还有两所针灸大学,全国约有5万多名针灸医师和不少学术团体,发行了许多汉方医学和针灸刊物。

据目前有关文献记载,公元541年中国医学传到朝鲜。他们历代都是以汉方针灸医学为主,防治疾病。1956年朝鲜民主主义人民共和国保健部通令全国卫生工作者,要重视汉方、汉药的研究,并派留学生来我国学习。300多年前中国医学又相继传到了法国、英国、德国、荷兰、瑞典、奥地利等西欧国家。20世纪初以来,许多国家都使用了中国的针灸疗法,如意大利、比利时、苏联、墨西哥、阿根廷、西班牙等。美国于1947年6月9日召开全美医业联合大会,各地医师代表1500名,专门讨论了中国针术。旧金山中医院成立后,也特设针灸治疗专科,到现在,他们发行《针刺法杂志》已有多年了。国外1973—1981年世界性的针灸会议就开过20次之多。

由此可见,针灸发展到现代已成为世界医学内容。经统计,目前已发展到160多个国家和地区,能治800多种病。

第二节　灸法的发展概况

前面已经说过,灸法是在人们懂得利用火以后逐渐发展起来的。当时,人们日常生活与火发生了密切关系,往往在不舒服的时候,或是身上感到寒冷,自然会偎火取暖,偶然被火灼伤,同时却也解除了某种疾病的痛苦,从而知道了此法可以治病。这些点滴经验,经过若干年代,慢慢相传下来,逐渐改进,不断总结,终于成为一种治病的方术。

灸法最早见于文字记载的是《左传》。鲁成公十年(公元前581),晋景公病,延秦国太医令医缓来诊,医缓说:"疾不可为也,病在肓之上,膏之下,攻之不可,达之不及,药不治焉。"这里所说的"攻"即灸法,"达"即针刺。春秋时期的孟轲(公元前372—前289)在《孟子·离娄上·桀纣章》中说:"今之欲王者,犹七年之病,求三年之艾也。"这句话虽然是比喻其他事物的,但也可看出那时候已经知道 7 年的久病,必求 3 年的陈艾了。比他稍晚一点的《庄子·盗跖篇》中也提到了灸法。

1974 年,我国文物工作者在湖南长沙马王堆发掘了三号汉墓,在出土的帛书中,记载经脉灸法的就有 3 篇,可能是《黄帝内经》前期的珍贵文献。

在医学专著中,最早见于《黄帝内经·素问·异法方宜论》:"北方者,天地所闭藏之域也,其地高陵居,风寒冰冽,其民乐野处而乳食,脏寒生满病,其治宜灸焫,故灸焫者,亦从北方来。"这说明灸法是由北方发明的。

此后历朝历代,随着针灸疗法的发展,出现许多涉及灸法的医学著作。晋代皇甫谧著有《针灸甲乙经》(256),将针灸并列,同等看待。唐代的孙思邈(581—682)著有《备急千金要方》,对灸法阐述尤详,而且大力提倡针灸并用。王焘著的《外台秘要》(753)中专门阐述灸法,而不用针法,可见当时对灸法的重视了。宋代王执中著的《针灸资生经》中,关于灸法叙述颇详。明代高武著的《针灸聚英》(1529)、杨继洲著的《针灸大成》(1601)、李时珍著的《本草纲目》(1578)和清代李学川著的《针灸逢源》、吴谦等著的《医宗金鉴·刺灸心法》(1742)、廖润鸿编的《针灸集成》等无不注重灸法。

随着灸法的发展,历代也出现了不少专门论述灸法的医学著作。远在公元 3 世纪就有曹翕编的《曹氏灸经》。4 世纪名医葛洪的妻子鲍姑就擅长灸法。唐代有"灸师"这个专业技术职称,还有崔知悌的《骨蒸病灸方》。宋代闻人耆年撰的《备急灸法》,其中就包括 22 种急性病症的灸法。庄绰著有《膏肓腧穴灸法》,

西方子编有《明堂灸经》,还有《外科灸法论粹新书》。元代窦桂芳著有《黄帝明堂灸经》(1311),明代叶广祚撰《采艾编》,清代吴亦鼎著有《神灸经纶》,雷丰校补《灸法秘传》等。

历代以方药著称的医学家们也有许多提倡灸法、使用灸法的。如汉代张机,晋代陈延之,宋代窦材,金元时代李东垣、罗天益,明代汪机、张景岳、龚居中、徐春甫,清代薛立斋、叶天士、陈修园等。特别是有些著作如宋代沈括的《梦溪笔谈》也写到灸法,在一些养生学著作中也有论述灸法的。至于民间,则不分南北,全国各地到处都有人使用。由此可见,灸法在我国各阶层中是被广泛利用的一种治病和保健方法了。

灸法传到日本以后,受到朝野普遍重视,代代相传不绝,他们也有许多关于灸法的专门著作。《灸法口诀指南》(1685,著者不明),曲直濑道三著的《秘灸》一卷(年代不明),香川后庵著的《灸点图解》(1756),后藤银山著的《艾灸通说》(1762)和气惟享著的《名家灸选》(1805)。明治维新后期,20世纪以来,针灸的运用日益推广,灸法专著陆续出版问世,如原志免太郎著的《灸法医学研究》(1930)、《万病奏效灸疗法》,代田文志著的《简易灸法》《灸法杂话》《肺结核灸疗法》,间中喜雄著的《灸与针的效用》《灸穴治疗法》,此外还有《灸法经验漫谈》《斗病和灸法》《灸点新疗法》等。研究论文更如雨后春笋,足以说明灸法应用之广、流传之盛了。

第三节　历代医家对灸法的论述

我国历代有许多医家对灸法都很重视,在他们的著作中有不少论述。有的认为灸法能通治百病,不论虚实寒热,无所不宜;有的认为只宜用于阴盛阳虚的寒证,不能用于阴虚阳盛的热证;有的认为实热证也可以用灸法;有的认为针法、灸法、药物要适宜选择或结合使用。所以,千百年来,在学术上引起了热烈的争鸣。这里,我们专门把各家学说要点汇集一起,并阐明我们的观点,请读者评论,以期促进学术交流和发展。

一、灸法,不论虚实寒热,无所不宜

葛洪,东晋著名医药学家,道家。字稚川,自号抱朴子。丹阳句容(今江苏省句容县)人。大约生于西晋3世纪后期,卒于东晋4世纪前期,享年81岁。他为人性钝口讷,形貌丑陋,言语率直,好炼丹之术,晚年隐居广东罗浮山。后

人尊称为葛仙翁。一生著述甚多。葛洪对针灸学方面的成就,突出表现在灸法方面,他所著《肘后备急方》中的隔蒜灸和隔盐灸,是隔物灸的最早记载。全书93类病证,有30多类采用灸法,包括内、外、伤、妇、五官及传染病等。所录针灸医方109条,其中有99条是灸方。他对灸法的作用效果、操作方法、注意事项等都有比较全面的论述,对疾病的记述和治疗,不少是世界医学史上最早的史料。《肘后方》中记载《救卒中恶死方》:"灸其唇下宛宛中承浆穴十壮,大效矣。"《治痈疽妒乳诸毒肿方》:"余尝小腹下患大肿,灸即差。多用之则可大效也。"

鲍姑,葛洪的妻子。他的父亲叫鲍靓,曾任南海太守。她受父亲和丈夫的影响热爱医学,成为我国历史上第一个著名的女灸法家。后来把技术传给弟子崔炜等。她在岭南一带行医,后世为了纪念她的功绩,在广州越秀山下开凿了一口井,名"鲍姑井";修建了一所道观,名"越岗院",后来改为"三元宫",塑有鲍姑像,历代供奉不绝,现在还有遗址,可见她是受人尊敬的灸法医师了。

陈延之,生卒时代不详,约为南北朝宋齐时期医家,长于针灸,尤重视灸法,他认为:"夫针须师乃行,其灸则凡人便施。为师解经者,针灸随手而行;非师所解文者,但依图详文则可灸;野间无图不解文者,但逐病所在便灸之,皆良法,但避其面目四肢显露外,以创盘(瘢)为害耳。"他大力提倡灸法,认为谁都可以使用。著有《小品方》,成书约在公元5世纪前半叶,今已亡佚,但从《备急千金要方》《外台秘要》《医心方》等书中可以看到引录他的许多原文,从而略知其概要。他的特点是取穴少,每次只1~3个穴;壮数多,每次50~100壮,或灸随年壮。

王焘(670—755),唐代医学家。陕西郿县(今称眉县)人,著有规模巨大的综合性医学著作《外台秘要》。此书几乎包括医学各科,其中有许多是已经佚散的医药文献材料,并收集了大量的民间单验方,可称是集唐以前方书之大成,其功不可泯。他说:"针能杀生人,不能起死人。"又说:"针法古来以为深奥,今人卒不可解。"他只言灸,不讲针,原因是"恐伤性命"。并举例说:"昔者华佗为魏武帝针头风,但针即差。佗死后数年,魏武帝头风再发。佗当时针讫即灸,岂头风可再发?只由不灸,其本不除。"《外台秘要》引《古今录验》曰:"疗热结小便不通利方……取盐填满脐中,作大艾炷,令灸热为度良。"《外台秘要》记载:"又扁鹊疗劳邪气热眼痛赤方,灸当容百壮,两边各尔。"

窦材,生于11世纪,宋,绍兴人,做过太医令,著《扁鹊心书》三卷。窦材受道家思想影响,提出"保扶阳气为本"的主张:"道家以消尽阴翳,炼就纯阳,方得转凡为圣。"故云:"阳精若壮千年寿,阴气加强必毙伤。"又云:"阴气未消终是死,阳精若在必长生。故为医者,要知保扶阳气为本。"强调阳气在人生命活动中的重大作用。他主张"保命之法,灼艾第一,丹药第二,附子第三"。又说:"医之治病用灸,如做饭需薪。"把灸摆在各种治法之上。《扁鹊心书》论述的病症和医案,几乎90%以上是用灸法。他在施灸中,有两大特点:其一,灸的壮数多,一般每穴数十壮、百壮,甚至五六百壮。曾有人问他:"人之皮肉最嫩,五百之壮,岂不烧焦皮肉?"他说:"否,已死之人,灸二三十壮,其肉便焦,无血荣养故也。若真气未脱之人,自然气血流行,荣卫环绕,虽灸千壮,何焦烂之有哉?"所以他认为要治大病、根治疾病,一定要大量施灸。其二,用的穴位少,而且多取于脾肾任脉诸经,特别是关元、命关(食窦)二穴。他认为:"脾为五脏之母,肾为一身之根……此脉若存,则人不死……若不早灸关元,以救肾气,灸命关以固脾气,则难保性命,脾肾为人一身之根蒂,不可不蚤图也。"又《扁鹊心书》中云:"妇人产后,热不退,恐渐成劳瘵,急灸脐下三百壮。"

窦材对华佗给曹操针头风的问题和王焘有同样见解,但窦材虽崇尚灸法,并非一律不言针。

龚居中,明代医家,字应圆,江西金溪县人,著有《外科百效全书》《红炉点雪》。他认为"火有拔山之力""若病欲除其根,则一灸胜于药力多矣"。他说:"病之沉痼者,非针灸不解,以其有却夺之功。第今之针法,得妙者稀,且见效少,若虚怯之体,倏致夭绝者有之。而灸法去病之功,难以枚举。凡虚实寒热,轻重远近,无往不宜。盖寒病得火而散者,犹烈日消冰,有寒随温解之义也。热病得火而解者,犹暑极反凉,犹火郁发之之义也。虚病得火而壮者犹火迫水而气升,有温补热益之义也。实病得火而解者,犹火能消物,有实则泻之之义也。痰病得火而解者,以热则气行津液流通故也。所以灸法不虚人者,以一灼为一壮,以壮人为法也。若年深瘤疾,非药力所能除,必借火力以攻拔之。"

在穴位上,龚居中特别推崇"四花六穴"和膏肓二穴。他说:"速与依法灸之,无有不效。"又说"膏肓之穴,无所不治""若能用心求得灸之,无疾不愈矣"。

二、热病不可灸

张机,东汉医学家,被尊为"医圣"。字仲景,南阳郡(今河南南阳)人,生卒年月不可确考,大约生于2世纪初,较华佗略晚。他博采众方,写成《伤寒杂病论》。首创对伤寒六经辨证和杂病的八纲辨证原则,奠定了中医辨证论治的基础。

他认为,灸法只宜用于阴盛阳虚的寒证而忌用于阴虚阳盛的热证,如《伤寒论》云："脉浮热甚,而反灸之,此为实,实以虚治,因火而动,必咽燥吐血。"又云："脉浮宜以汗解,用火灸之,邪无从出,因火而盛,病从腰以下必重而痹,名火逆也。"又云："微数之脉,慎不可灸,因火为邪,则为烦逆,追虚逐实,血散脉中,火气虽微,内攻有力,焦骨伤筋,血难复也。"不良后果还有发黄、谵语、惊痫、瘈疭、便血、衄血、口干、舌烂、烦躁等。

沈括(1031－1095),宋代科学家,字存中,钱塘(浙江杭州)人。仁宗嘉祐末进士,官至翰林学士,通天文、历法、物理、数学、地质等知识,所著《良方》后人增入苏轼医药杂论,改称《苏沈良方》。自称："久病虚羸,因此而愈。"(指灸法)

张从正,著名医学家,金元四大家之一。大约生于1156年,卒于1228年。字子和,号戴人,宋金时睢州考城(今河南兰考县东)人。著有《儒门事亲》15卷。他推崇出血疗法,善用铍针,以"血实宜决之"的观点大量放血。他认为疾病"非人所素有,速攻之可也",所以治病多用汗、吐、下三法,是有名的攻下派。他对当时的惟补论者给予批评,斥之为"鲧湮洪水"之徒,害人最深,反对窦材"常灸关元、气海、命关、中脘,更服保元丹、保命延寿丹,虽未得长生,亦可保百余年寿矣"的观点。对不论季节、不分部位大量施灸的做法,提出不同看法。他说："凡医人不明发表攻里,乱投汤剂,有误性命。"更大忌夏月燔灸中脘、脐下关元、气海、背俞、三里等。"燔灸千百壮者,全无一效,使病者反受其殃,岂不痛哉?"还说："大忌暑月于手腕足踝上著灸,以其手足者,诸阳之表,起于五指之外。《内经》曰:诸阳发四肢。此穴皆是浅薄之处,灸疮最难愈也。"

汪机(1463－1539),明代医学家。字省之,别号石山居士。安徽祁门人,初为诸生,后弃儒随父学医。行医数十年,终成名家。有《外科理例》《医学原理》《针灸问对》《素问钞》《本草汇编》《推求师意》《石山医案》等书。他认为针能治有余之病,不能治不足之病。古人充实,病中于外,故针灸有功;今人虚耗,病多在内,针灸不如汤液……《医学原理》卷十一指出:"若虚极之人,孤阳将绝,脉浮数而大,精神昏短,不能抵敌火气者,不可灸之,灸之即死。"他认为热证用灸,无异于"抱薪救火"。

陆以恬,清代人,在《冷庐医话》中说:"曾见,'邪症挟热'因灸而益重,是不可不慎也。"

1964年版全国中医学院试用教材《针灸学讲义》针灸准则中说:"……但阴虚阳盛患者,不宜于灸,恐助阳伤阴。"1979年版全国高等医药院校试用教材《针灸学》施灸的禁忌中也提到:"凡实证热证及阴虚发热者,一般不宜用灸法。"

三、热病也可以灸

王怀隐,宋代医家,睢阳(今河南商丘县)人,978年奉召和陈昭遇等编《太平圣惠方》(100卷),992年完成。他指出:"小儿热毒风盛,眼睛痛,灸手中指本节头三壮,名拳尖也。"

宋徽宗政和年间(1111—1117)编《圣济总录》中记载:"凡痈疽发背初生……须当上灸之一二百壮,如绿豆许大。凡灸后却似燋痛,经一宿乃定,即火气下彻。肿内热气被火夺之,随火而出也。"

王执中,宋代针灸学家。字叔权,浙江瑞安人,为南宋乾道己丑(1169)年进士,官从政郎澧州教授,著有《针灸资生经》。明代针灸家高武和《四库提要》对他评价很高。他批评当时知药不问灸的各种言论是"皆自文其过耳"。他在《针灸资生经》中记载:"今人或知针而不灸,灸而不针,或惟药不知针灸者,皆犯孙真人之所戒也。"又:"有士人患脑疼热,甚则自床投下,以脑拄地,或得冷水粗得,而疼终不已。服诸药不效,人教灸囟会而愈。热疼且可灸,况冷疼乎!"

刘完素(1110—1200),金代著名医学家,金元四大家之一。字守真,自号通玄处士。河间(今河北河间市)人,又称刘河间。著有《素问玄机原病式》《素问病机气宜保命集》《运气要旨论》《伤寒直格》等书。他在《素问病机气宜保命集》中说:"泄者……假令渴引饮者,是热在膈上,水入多,则下膈入胃中……此证当灸大椎五七壮立已。"

罗天益(1220—1290),元代医学家。字谦甫,河北正定人,从李东垣学医10余年,继承师说,结合自己的经验,著有《内经类编》和《卫生宝鉴》。他极力推崇灸法。《卫生宝鉴》虽以药物治疗为主,但从有关针灸疗法及《医验纪述》中的医案来看,其中大多数以灸法获效,表现了他对灸法的喜爱和独到之处。如在《中风灸法》中说:"凡治风莫如续命汤之类,然此可扶持疾病,要收全功,必须火艾为良。"又:"如素有风人,尤须留意此灸法,可保无虞。"

他取穴着重于中脘、气海、足三里三穴。他对一位有热证、食凉物、服寒药而"时复胃脘当心而痛"的病人,配合灸法,取得良好疗效。从中可知灸中脘、气海、足三里三穴的意义在于调理脾胃、培补元气。同时,他还记载气虚有热患者,除用甘温之外,并巧施灸法,而患得愈。

《卫生宝鉴》曰:"建康道按察副使奥屯周卿子,年二十三,至元戊寅三月间病发热,肌肉消瘦,四肢困倦,嗜卧盗汗,大便溏多……约半载余。请予诊之,诊其脉浮数,按之无力……先灸中脘……又灸气海……又灸三里……以甘寒之剂泻热,其佐以甘温,养其中气……"

魏之琇,清代医学家。字玉璜,别号柳州。浙江杭州人,世代业医,著有《续名医类案》。书中记载:"丹溪治一中年人,右鼻管流涕且臭,脉弦小,右寸滑,左寸涩。灸上星、三里、合谷,次以酒芩,苍术……分七贴服之痊愈。乃痰郁火热之症也。"又:"一儿十四,痘后腰脊痛,不能俯仰,午后潮热,此骨髓枯少,水不胜火,肾气热也。灸昆仑穴、申脉穴各三壮,又以六味丸加独活及补中益气汤间服而愈。"

四、针、灸、药要因病而施

孙思邈(581—682),隋唐时期著名医学家,京兆华原(今陕西省铜川市耀州区)人。号太白山人,博通经史百家,辞官不做,因病学医,精于斯术,著有《备急千金要方》《千金翼方》。系统地总结了我国唐代以前医学各科的成就。他重视医德,专论大医习业、大医精诚,他认为"人命至重,贵于千金,一方济之,德逾于此"。他擅长针灸,提出针法、灸法、药物因病而施的主张。他说:"其中须针者,即针刺以补泻之。不宜针者,直尔灸之;然灸之大法,但其孔穴与针无异,即下白针,若温针讫,乃灸之,此为良医。其脚气一病,最宜针之,若针而不灸,灸而不针,皆非良医也。针灸而不药,药而不针灸,尤非良医。但恨下里间知针者鲜耳,所以学者须解用针,燔针白针皆须妙解,知针知药,固是良医。"又:"良医之道,必先诊脉处方,次即针灸,内外相扶,病必自愈。何则?汤药攻其内,针灸攻其外。不能如此,虽有愈疾,兹有偶差。非医差也。"他认为当时的医家,"或有偏功针刺,或有偏解灸方,或有唯行药饵"都是偏见。如在《备急千金要方·风毒脚气·论风毒状》中曰:"凡脚气初得,脚弱,使速灸之,并服竹沥汤,灸讫可服八风散,无不差。"如持门户之见,灸不服药,或服药不灸,"如此者,半差半死,虽得差者,或至一二年更发动"。他要求医生临证"更候视病虚实平论之,行汤、行针,依穴灸之"。

《备急千金要方》:"五脏热及身体热,脉弦急者,灸第十四椎与脐相当五十壮。"

《千金翼方》:"胃中热病,灸三里三十壮。"

林亿,宋神宗熙宁年间(1068—1077),校正医书家。撰有《千金要方序》等,他在书中阐述:"苟知药而不知灸,未足以尽治疗之体,知灸而不知针,未足以极表里之变,如能兼是至贤之缊者,其名医之良乎!有唐真人孙思邈者,乃其人也。"

李杲(1180—1251),字明之,号东垣,真定人,金元四大家之一,学医于张元素,著作有《脾胃论》《内外伤辨惑论》《兰室秘藏》等。他认为土为万物之母,脾胃为生化之源。他在《脾胃论》上说:"真气名元气,乃先身生之精气也。非胃气不能滋之。"又说:"脾胃气既伤,而元气亦不能充,而诸病之所由生也。"所以,元气不足是致病之本,而元气不足是胃气不健的结果。因此,他除补中益气之外,还主张艾灸气海等穴,以振奋元气。

徐春甫(1520—1596),字汝元,安徽祁门人,明代嘉靖时名医。曾为太医官,学医于汪宦,博览医书,通内、妇、儿等科。著有《内经要旨》《妇科心镜》《幼幼汇集》《古今医统》等书。推崇李东垣学说,主张医师应通针灸和药学,认为用药不必拘泥古方,要因证化裁。他说:"是针灸药三者得兼,而后可与言医。可与言医者,斯医官之十全者也,曩甫谬以活人之术止于药,故弃针与灸而莫之讲,每遇伤寒,热入血室,闪挫诸疾,非药饵所能愈,而必俟夫刺者,则束手无策,自愧技穷。因悟治病犹对垒,攻守奇正,量敌而应之,将之良;针灸药因病而施治者,医之良也。"

高武,明代针灸学家。字梅孤。浙江鄞县(现浙江省宁波市鄞州区)人。嘉靖时(1522—1566)名医。四明人,好读书,曾中武举,精于针灸。著有《针灸聚英》,自制男、妇、儿三尊铜人。他有一定的独立见解,曾指出:"针灸药因病而施者,医之良也。"曾引《明堂下经》云:"热病汗不出,灸孔最三壮。"

吴昆,明代针灸家,著有《针方六集自序》曰:"语曰:不针不神,不灸不良,良有一也。"

张介宾(1563—1640),明代著名医学家。号景岳,字会卿。祖籍四川绵竹,明初迁居浙江会稽(今属绍兴)县。年轻时随名医金英学医,用30多年编成《类经》,还编有《类经图翼》《类经附翼》《质疑录》等书,最后辑成《景岳全书》。他提出"阳非有余""真阴不足""人体虚多实少"等理论,他赞成"虚则补之,实则泻之""实者宜针,虚者宜灸"。

杨继洲(1522—1620),明代著名针灸学家。字济时,浙江三衢(今浙江省衢州市衢江区)人。祖父曾任太医院太医,他承家学,曾任万历中医官。他临证经验丰富,博览各家著述,医理甚精,尤长于针灸。所撰《针灸大成》(1601)至今仍为针灸学的重要专著,有承先启后作用。

《针灸大成·诸家得失策》曰:"人之一身,犹之天地,天地之气,不能以恒顺,而必待于范围之功;人生之气,不能以恒平,而必待调摄之技。其故致病也,既有不同,而其治之,亦不容一律。故药与针灸,不可缺一者也。"又曰:"于是有疾在腠理者焉,有疾在血脉者焉,有疾在肠胃者焉。然而疾在肠胃,非药饵不能以济;在血脉,非针刺不能以及;在腠理,非熨焫不能以达。是针灸药者,医家之不可缺一者也。"

上述诸家各有所长,都有其经验根据,不宜定论是非,我们的态度是虚心学习,择其善者而从之,应根据辨证论治的原则具体分析,区别对待。一般来说,阴寒里虚诸证宜灸;阳热表实证不宜灸。而对疮疡、痈疽、痄腮、丹毒等阳证、热证也常用灸法;表证属阳不宜灸,但对某些皮肤病、伤风感冒却可以灸;里虚证可灸,但高热、神昏、谵语、急惊、抽风等里实证则不宜灸。

笔者以为,灸法是属于中医学治则八法中的"温法"范畴,多用于虚寒证。有时也用于热证,这是属于热因热用、温热散结的方法,不是常法是变法。要知常达变,不可拘泥。

总之,对于功能低下、退行性、衰弱、虚寒里阴诸证宜灸;对于功能亢进、进行性、壮实、表阳实热诸证不宜灸。如阳明腑实证的燥结、神昏谵语等阳盛热极之证,不能抱薪救火,所以忌灸。

第二章　灸法基本知识

第一节　灸法的概念与分类

一、什么是灸法

灸法古称灸焫（ruò 音若，同爇），是一种用火烧灼的治病方法，汉代许慎著的《说文解字》上说："灸，灼也，从火音'久'，灸乃治病之法，以艾燃火，按而灼也。""刺以石针曰砭，灼以艾火曰灸。"焫，烧的意思。艾火烧灼谓之灸焫。扼要地说明了什么是灸法。它是我国劳动人民发明创造之一，属于中医学的范畴。

灸法是利用菊科植物艾叶作原料，制成艾绒，在一定的穴位上，用各种不同的方法燃烧，直接或间接地施以适当的温热刺激，通过经络的传导作用而达到治病和保健目的的一种方法。清代吴亦鼎在《神灸经纶》上说："夫灸取于火，以火性热而至速，体柔而用刚，能消阴翳，走而不守，善入脏腑。取艾之辛香作炷，能通十二经，入三阴，理气血，以治百病，效如反掌。"概括地说明了灸法治病的特性和效果。

灸法不仅能治病，而且能防病。《备急千金要方》上说："宦游吴蜀，体上常须三两处灸之，勿令疮暂差，则瘴疠瘟疟之气不能著人。"这就是说到南方吴、蜀之地，在身上常常施灸，可以预防疫气传染疾病。近代日本医家曾在工厂、学校、军队等单位全体施以灸灼，作为一项保健措施。实验结果证实，灸法确有增强体质和预防疾病的作用。

针与灸都是在经络上施行的，有共同之处，两者往往结合使用。但是必须指出，灸法独具专长，不能以针代灸。明代龚居中在《红炉点雪》一书中说："灸法去病之功，难以枚举，凡虚实寒热，轻重远近，无往不宜。"可见灸法有广泛的应用范围，是值得大力推广的一种防治疾病的方法。

二、灸法的分类

灸法发展到明清,已经有许多种类了,仅灸的原料就有近 20 种,直接灸、隔物灸达 40 种之多。常用、易行的灸法如下。

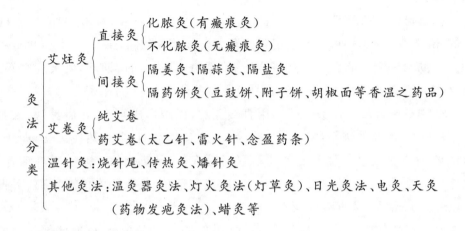

第二节 灸法的适应证、禁忌证及功用、主治

一、灸法的适应证

灸法的适应证也和针法一样,是很广泛的,各科都有它的主治病症。总的原则是:阴、里、虚、寒证多灸;阳、表、实、热证少灸。但有些实热证、急性病,如疔痈疮毒、虚脱、厥逆等,也用灸法。凡属慢性久病,阳气衰弱,风寒湿痹,麻木痿软,疮疡瘰疬久不收口,则非灸不为功;亦可用于回阳救逆、固脱,如腹泻、脉伏、指冷、昏厥、休克可急灸之,令脉起指温。

李梴《医学入门》上说:"寒热虚实,均可灸之。"可见其适应证很广,不能以虚实寒热截然分开。如《伤寒论》上说:"少阴病吐利,手足逆冷……脉不至者,灸少阴七壮。""下利,手足厥冷、无脉者,灸之。""伤寒六七日,脉微,手足逆冷,烦躁,灸厥阴。无脉者,灸之。"以上 3 种情况都是热性病过程中出现的阳气虚脱的垂危病人,用艾灸的方法治疗。总之,灸法的适应证是很广泛的。

二、灸法的禁忌证

古代文献记载灸的禁忌颇多,如日月、时辰、食物、气候、临时情况等均有禁忌,禁灸的穴位就有45穴之多。从现代的知识来看,有些是不需要禁忌的,在原来禁灸的穴位上施灸,反而有切实的效果。如鸠尾治癫痫,隐白治血崩,心俞治夜梦遗精,少商治鼻衄,犊鼻治关节炎等。但有些禁忌是有道理的,如哑门、睛明、攒竹、人迎等穴不宜灸,饥饱渴醉也不要施灸。现将一般禁灸的原则大致归纳如下。

1. 临时情况的禁忌 大体与针法相同,不宜在风雨雷电、奇寒盛暑、极度疲劳、情绪不安、大汗淋漓、妇女经期之际施灸(治大出血例外)。

2. 病症方面的禁忌 如有些传染病、高热、昏迷、抽风期间,或极度衰竭,形瘦骨立,呈恶病质之垂危状态,自身已无调节能力者,不宜施灸。

3. 部位的禁忌 凡颜面部不用直接灸法,以防形成瘢痕,妨碍美观。《肘后方》也主张面部勿烧伤:"口㖞僻者,灸口吻,口横纹间,觉火热便去艾,即愈,勿尽艾,尽艾则太过。"关节活动处不宜用瘢痕灸,以防化脓、溃烂、不易愈合。此外,大动脉处、心脏部位、静脉血管、肌腱浅在部位、妊娠妇女的腰骶部、下腹部以及乳头、阴部、睾丸等处均不宜施灸。

以上不过举其大概。如用变通办法,用艾卷灸、间接灸等,则有些部位仍可温灸。如遇急病、危症,应灵活机动,酌情施行,不可拘泥。

三、灸法的功用及主治

近代对于灸法的作用做过许多科学研究工作。根据国内外医学资料和临床实践证实:灸法能够增强脏腑功能,促进新陈代谢,产生抗体及免疫力。所以长期施行保健灸法,能使人身心舒畅,精力充沛,祛病延年。

施灸对于血压、呼吸、脉搏、心率、神经、血管均有调整作用;能使白细胞、血红蛋白、红细胞、血小板等明显增高;胆固醇降低,血沉沉降速率减慢,凝血时间缩短;对血糖、血钙以及内分泌系统的功能也有显著的调节作用。

据桂金水《上海针灸杂志》1990年9月《近十年来灸法的临床和实验研究》报道:灸法对心、脑血管、抗休克、抗感染、抗癌以及免疫力低下的桥本甲状腺炎、硬皮病、支气管哮喘、肺结核、乙型肝炎等均有良好的效果。

实验研究证明,艾灸可以改变体液免疫功能,同时还能够影响T淋巴细胞数目与功能,增强白细胞、巨噬细胞吞噬能力。特别是经灸后高值可以降低,低值可以升高,说明艾灸有双向调节免疫作用。

艾滋病(AIDS)是一种免疫缺陷性传染病,一旦被感染,T_4细胞就会不断下降,降至$200/mm^3$以下即将死亡了。人体T_4/T_8细胞比值失调,它的正常比值是 1.75～2.01,而艾滋病患者则小于 0.5。所以,灸法对于艾滋病的治疗能起到很好的辅助作用。

灸法的特点是既能抑制功能亢进,也能使衰退的功能兴奋而趋向生理的平衡状态,对人体是一种良性刺激,对增强体质大有裨益,不论病体、健体都可以使用,尤其对衰弱儿童有促进发育的作用,所以灸法的使用范围是很广泛的。归纳起来,灸法有下列作用及主治病症。

1. 回阳固脱,复脉救急　治疗虚脱,脉微欲绝的各种危急证候。

2. 疏风散寒,调和营卫　治疗风寒侵袭之外感,营卫气血失调诸证。

3. 活血化瘀,温通经脉　治疗跌打血瘀、经络阻滞及风寒湿痹各种关节病症。

4. 升提中气,固胎止漏　治疗中气下陷的脱肛、子宫脱垂、冲任虚损胎动不安、崩漏带下等。

5. 温经散寒,祛风止痛　治疗各种因风寒而致之痛症。

6. 固摄冲任,回转胎位　治疗各种冲任不固而致的横生倒产、胎位不正等妇产科病症。

7. 培补脾肾,增益二本　治疗脾胃虚弱、运化无力和肾虚阴亏、遗精早泄、阳痿、腰膝无力等症。

8. 强壮元阳,祛病延年　无病自灸,可预防疾病,增强抗病能力,使精力充沛,长寿不衰。

第三节　施灸壮数及疗程

每燃烧 1 个艾炷谓之 1 壮,每次少则灸三五壮,多则可灸数十壮、数百壮;如果是急性病、偶发病,有时只灸一两壮,隔日 1 次即可;如果是慢性病,可灸 1 个月、2 个月、3 个月,半年至 1 年以上;用于保健,则每月可灸三四次,终身使用,效果更好。

一般前 3 天每日灸 1 次,以后隔日或隔两三天灸 1 次。急性病每日也可灸二三次;慢性病隔 3～7 日灸 1 次亦可。要根据具体情况全面考虑,各适其宜,恰到好处,这也和用药的分量一样,无太过不足之弊为原则。

一般说直接灸之艾炷以麦粒大小为宜,普通成年人每穴灸 5～7 壮,小儿灸 3～5 壮,每次灸 3～7 穴为标准。《扁鹊心书》上说:"大病灸百壮……小病不过三五七壮。"临床上可适当伸缩其艾炷之大小及壮数。如用于外科灸阑尾炎或疗痈初发时,可在合谷、手三里、阑尾穴等,每次灸百壮左右,每日可灸两三次,会使炎症消散,促使其化脓,收到意外的效果。这是指特殊情况而言。

《医学入门》上说:"针灸穴治大同,但头面诸阳之会,胸膈二火之地,不宜多灸,背腹阴虚有火者,亦不宜多灸,惟四肢穴最妙,凡上体及当骨处,针入浅而灸宜少,下肢及肉厚处,针可入深,灸多无害。"这是说头面及胸膈以上,均不宜多灸,下部肉厚处,多灸无妨。在临床上,凡肌肉菲薄之处,骨骼之上,以及大血管和活动关节,皮肤褶皱等部位,均避免直接灸法;凡肌肉肥厚之处,任何灸法均可使用。

至于灸的程度,前人有成熟的经验。如《医宗金鉴》上说:"皮不痛者毒浅,灸至知痛为止;皮痛者毒深,灸至不知痛为度。"这是指外科灸疗疖疮毒而言。更具体地说"凡灸诸病,必火足气到,始能求愈。然头与四肢皮肉浅薄,若并灸之,恐肌骨气血难堪,必分日灸之,或隔日灸之,其炷宜小,壮数宜少。有病必当灸巨阙、鸠尾二穴者,必不可过三壮,艾炷如小麦粒,恐火气伤心也;背腰下皮肉深厚,艾炷宜大,壮数宜多,使火气到,始能去痼冷之疾也"。

以上说法使我们领会到:灸法既然是一种温热刺激,就必须达到一定的温热程度,绝不能浮皮潦草。用艾烟熏烤,表热里不热,结果是施行了灸法却未达到治疗的目的,还误以为灸法无效,这才真正是"灸不三分,是谓徒冤"(白吃苦头)。关于灸疮化脓不化脓的问题,古人多主张用直接灸,如《针灸资生经》上说:"下经云,凡著艾得灸疮发,所患即差,不得疮发,其疾不愈。"这是说每灸必须化脓,病才能痊愈。现在,我们除有意识地使其化脓以外,一般灸法也可以不要烧伤皮肤,成为灸疮,也同样有效。

日本针灸学家本间祥白在他著的《经络治疗讲话》里说:"如能用最小的治疗量(刺激量)而能收最大的效果,乃最理想之事,也是医生最艰苦最费心之事。因此,用的艾炷与壮数不一。艾炷之大小,由拇指头大、豌豆大、黄豆大、小豆大、半米粒大,至艾丝为止。其壮数则由数百壮而年壮(年龄几岁灸几壮)、10壮、5壮、3壮,至1壮为止。依据是以知觉感受敏钝,老幼、男女、胖瘦、体力劳动与脑力劳动、城市人和乡村人、营养程度、治疗经验有无、慢性病与急性病、麻痹和亢进、寒与热、炎症性疾病等而区别使用艾炷之大小、壮数之多少。"以上在临床上可以借鉴。

[附] 关于壮数的解释

宋·江少虞《皇朝类苑》:"医言艾用一灼,谓之一壮,以壮人为法也。其言若干壮,壮人当依此数,老幼羸弱量力减之。"

《东医宝鉴》云："着艾一炷,如人丁壮之力,故谓之壮。"

壮数:多以单数计算,七壮以下者称一、三、五、七壮。七以上者称二七、三七、四七……单数属阳,"七"为阳之初生少阳。灸从火,灸法乃补阳助阳之法,五七即三十五壮,三七即二十一壮……所以,总是称奇数,但五十、一百、二百、三百壮就是例外了。

古书记载,凡百壮、千壮不是一次灸完,如《备急千金要方·卷七》说灸脚气八穴,"轻者不可减百壮,重者乃至一处五、六百壮,勿令顿灸,三报之佳"。又云:"凡此诸穴,灸不必一顿灸尽壮数,可日日报灸之,三日之中,灸令尽壮数为佳。"意思是说:不要一次灸完,可每日重复施灸。报,复的意思,三报之,即重复3次。三报不效者,复三报。就是灸3次不效再灸3次。三日报灸三,即每日复灸1次,连灸3天。

还有随年壮,《素问·骨空论》有灸"随年壮"之说,即随病人的年龄而定壮数。病人多大年龄,一次灸多少壮。

第四节　灸的原料及制法

通过长期实践,人们在很早以前就知道艾是一种灸用最好的原料。

艾,是一种中药,学名是 *Artemisia argyi* Levl. et Vant,为多年生草本,菊科类植物,叶似菊,表面深绿色,背面灰色有茸毛。性温芳香,五月采集,叶入药用。以湖北蕲州者佳,叶厚绒多,称为蕲艾。

艾叶的功用:性温热,味苦无毒,宣理气血,温中逐冷,除湿开郁,生肌安胎,利阴气,暖子宫,杀蛔虫,能通十二经气血,能回垂绝之元阳。用于内服,治宫寒不孕、行经腹痛、崩漏带下;外用能灸治百病,强壮元阳,温通经脉,驱风散寒,舒筋活络,回阳救逆。现代研究认为,艾灸对于调动一切内在积极因素,增进机体防卫抗病能力,具有十分重要意义。它有温养细胞,使循环旺盛,增加抗体,改变血液成分,调整组织器官功能的作用。

总之,艾火的温热刺激能直达深部,经久不消,起到温通经脉、驱散风寒的作用;若以普通火热,则只觉表层灼痛,而无温煦散寒之作用。灸法也和针法一样,能使衰弱之功能旺盛;也能使亢进之功能得到抑制。虚寒者能补,郁结者能散,有病者治,无病者健身延年。

一、艾绒的制法

明代药物学家李时珍在《本草纲目》里说:"凡用艾叶,须用陈久者,治令软细,谓之熟艾;若生艾,灸火则易伤人肌脉。"因此,必须用陈久的艾叶,而且越陈越好。古云:"七年之病,必求三年之艾",确有其理,因新艾含挥发油多,燃之不易熄灭,令人灼痛;陈艾则易燃易灭,可以减少灼痛之苦。

艾绒必须预先备制。取陈艾叶经过反复晒杵,筛拣干净,除去杂质,令软细如棉,即称为艾绒(图2-1),方可灸用。而艾绒又有两种:以上法炮制者为粗艾绒,一斤可得六七两,适用于一般灸法。如再精细加工,经过数十日晒杵,筛拣数十次者,一斤只得二三两,变为土黄色,为细艾绒,可用于直接灸法。现在用灸法的人渐多,苏州市、河南南阳市等地开设有制艾厂,用机器加工生产,快速、量大,有粗、中、细几个等级艾绒,各种艾卷及艾制品,有些城市药店也有销售。

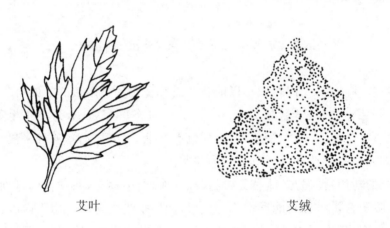

艾叶   艾绒

图 2-1　艾叶和艾绒

艾绒分粗、中、细三种,粗的可用于艾卷灸;中等的可用于间接灸;最细的则用于直接灸,其特点是易燃速灭,痛苦小,疗效高。

二、艾卷的制法

艾卷是从太乙针、雷火针演变而来的。因为使用简便,不起疱,不发疱,无痛苦,病人还可以自灸,所以近年来一般针灸医师都乐意使用。

1. 原料及用具

(1)取粗艾绒 20g 为一支量。

（2）选薄、软、柔、韧、拉力大的纸张。南方多用桑皮纸，北方多用绵纸或麻纸。

（3）备硬而厚的牛皮纸，为搓艾卷时使用。

（4）长约1尺的细竹签1根。

（5）长方形搓板1块，为1尺左右，上安手把。

（6）鸡蛋清或糨糊若干。

（7）药粉（处方附后）6～7g。

2. 制法 将薄纸裁成1尺见方，把艾绒匀铺成6寸方块，然后可以将药粉撒布均匀或不撒药粉。再将左、右、下三面的余纸折起来，放上竹签作为轴心，慢慢卷起，以手轻轻搓转，使成圆柱状。再将硬皮纸裹绕两三圈，然后用搓板由轻到重搓转数匝，艾卷即渐坚实，抽出竹签，再搓几下即成。脱去外边硬皮纸，再用薄软纸卷包一二圈，用蛋清或糨糊封口即成长约六七寸如蜡烛状之艾卷，阴干或晒干备用（图2-2）。

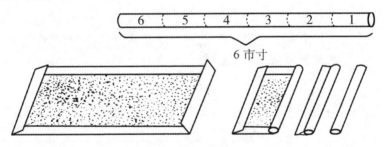

图 2-2 艾卷的制法

不加药者为纯艾卷，加什么药即名为什么艾卷。下列处方可任意选用：

（1）药艾卷处方：肉桂、干姜、丁香、木香、独活、细辛、白芷、雄黄、苍术、没药、乳香、川椒各等份，研为细末备用。

（2）太乙针处方：硫黄、麝香、乳香、没药、丁香、檀香、桂枝、雄黄、白芷、杜仲、枳壳、皂角刺、独活、细辛、穿山甲（代）各等份（硫黄加倍）研细末备用。

（3）雷火针处方：沉香、木香、乳香、茵陈、羌活、干姜、穿山甲（代）各等份，麝香少许，研末和匀备用。

三、艾炷的制法

艾叶经过加工以后，称为艾绒。艾绒做成一定形状之小团，称为艾炷。艾炷燃烧1枚，称为1壮。

艾炷之形状大小,因用途不同而各异。如用于直接灸,必须用极细之艾绒,一般如麦粒大,做成上尖底平不松不紧之圆锥形,直接放在穴位上燃烧;用于间接灸法,可用较粗之艾绒,做成蚕豆大或黄豆大、上尖下平之艾炷,放在姜片、蒜片或药饼上点燃;用于温针灸法则做成既圆又紧、大小及形状如枣核样之艾炷,缠绕针柄上燃烧。

每次灸之壮数及艾炷之大小,以病人、病程、病情、病性、病位、补泻、穴位,有无受灸经验。是否要求化脓及气候等条件而定,大致区分如下。

成人体壮者		妇女儿童老年体弱者	
新病者		久病者	
病重病急	艾炷宜多宜大	病轻病缓	艾炷宜少宜小
实热疼痛		虚寒麻木	
病在脏腑		病在四肢头项	
用泻法		用补法	
穴位在腹背四肢		穴位在头项手足末梢	
有受灸经验		无受灸经验	
化脓灸		非化脓灸	
气候寒冷		天气炎热	

第五节　施灸时的感传

一、感传与嗜热点

灸法和针法一样,当刺激穴位时,会循着经络发生感传现象,即平常所说的"得气",日本人谓之"针之响"。根据临床实践感传越敏感效果越好。《灵枢·九针十二原》篇说:"刺之要,气至而有效,效之信,若风之吹云,明乎若见苍天。"这说明气至是非常重要的。金元时针灸家窦汉卿在《标幽赋》中说:"……轻滑慢而未来,沉涩紧而已至。既至也,量寒热而留疾。气未至也,如闲处幽堂之深邃。气速至而速效,气迟至而不治。"这是指医者持针刺入穴道,运用手法以后使之得气的感觉,来判断疗效之迟速。

灸法,使用灸法时医者的手下并没有像针法那样的感觉,而病人却有感传出现,必须一定时间或一定的次数以后,才会有各种各样的感传现象,但不是每个人都有这种感传现象。如循经感传、逆经感传、向深部感传、向病灶感传。感传的速度或快或慢,感传的宽度或宽或窄,或者是某一片发热等,因人因病而异,有许多现象难尽描述。一般说敏感的人感传现象发生得快,发生率高;较迟钝的人发生感传较慢发生率低,也和针法一样,敏感的人效果好,不敏感的人效果较差。可是有些人虽然不太敏感,只要长期施灸,也会有效。所以医生也不要一味追求感传,只要灸热就会产生效果。

嗜热点,有的穴位特别喜欢温热,称嗜热点。灸几次以后,这个热点就不太敏感了,这是有效的表现;有的穴位不敏感,灸几次以后就敏感了,这也是向愈的表现。

总之,灸从火从久,以热足气到为要,要耐心施灸,灸后热力经久不散,会有很舒适的感觉。常常遇到病人,灸到一定程度以后主动要求加大灸量,提高温度,才感到满意,但必须控制灸疮面,不要无限扩大,徐徐为之,日久见功。

二、古今医家对施灸感传的发现与研究

南宋嘉定年间(公元1208年),王执中著的《针灸资生经·心痛篇》有:"它日心疼甚,急灸中管数壮,觉小腹两边有冷气自下而上,至灸处自散,此灸之功矣。"

南宋宝庆年间(公元1225年),闻人耆年著的《备急灸法》中说到,"其艾火及随流注先至尾闾,气热如蒸,又透二外肾,俱觉蒸热,移时复流注足涌泉穴,自上而下,渐渐周遍一身。"这就是说灸法的感传现象。

蔡耀明(广东省汕头市澄海区新溪中学卫生室校医)从20世纪60年代,就发现施灸时有嗜热点,以后20多年,经过800多个病例的临床实践,总结出一种新灸法,先用艾条熏灸检查拟用经穴或压痛点,选择其中特殊灸感最强的点施灸,病情就会随着特殊灸感的减弱或消失而好转和痊愈。他把特殊灸感呈片状的称为"嗜热区",呈条状的称"嗜热线",呈点状的称"嗜热点"。他用这个办法为群众治病,获得许多成功病例。1984年,他把自己近20年积累的重5.7千克的原始资料寄给安徽省针灸医院灸法专家周楣声,经周推荐,1985年,他在安徽省针灸医院用8个月时间验证他的新疗法,证实有普遍意义。《中国针灸》1985年第2期、1986年第6期分别发表了他的《灸法治疗跌打损伤后遗症76例》《温和灸法治疗风湿病199例》,都是他用新灸法临床实践的总结。1987年10月,他又编写了《特殊灸感现象临床应用典型病例》。他和澄海区科委直接

联系十多年,得到大力支持,澄海区科协专门成立了灸法研究会。1994 年 9月,中国民间中医医药研究开发协会特种灸法研究专业委员会在石家庄市召开首届国际性灸法学术会议,他发表了论文"新灸法的创立与应用"。

李绮芳对 122 例 445 穴次进行艾灸,观察感传现象,结果感传通过部位与经脉不符合者仅 6 穴,占 1.35%。艾灸感传存在个体差异,不同穴位的艾灸感传亦有差异。[艾灸感觉传导现象的观察与体会.北京医学,1981(2)]

周楣声(安徽省针灸医院针灸科,老中医)对 856 例患者进行艾灸感传观察,结果感传阳性者 727 例,感传的自觉征象以温度上升和痛阈提高为主。凡病理体征愈明显,感传作用也随之明显,随着病情的好转与消退,感传作用也随之减弱与消失。[灸法对经络感传作用的探讨——856 例观察总结.中国针灸,1982(3)]

蒋幼光等对一例接受针灸治疗的哮喘患者观察,艾灸十四经有关穴位均可出现该经感传现象,其表现为:如一股条状热流上行下达,宽 2~3mm,部分区域呈明显增宽的片状;热流感传速度较之针刺有时出现的触电感为慢;感传的走向与经络的循行路线基本一致,某些部位有偏高,少数在经交会穴时转入另一经的路线;完成一经的感传时间需要 3~4 壮,与经络长度关系不大。[艾灸十四经出现经络感传一例报告.北京中医,1986(1)]

陈克勤等(陕西中医药研究院)以 249 例病人为对象,应用不同的艾灸方法,观察了 1211 穴次的循经感传现象。结果:出现循经感传现象者占75.05%。灸法的感传性质以温热感传为多,占 60.4%,其次为沉重、麻木、灼痛、抽痛、痒、胀、酸困、蚁行等,感传气至病所者占 19%。(灸法循经感传规律的初步研究.第一届世界针灸学术大会论文选,1987)

陈日新(江西省中医院)1988 年开展"开通经络灸疗术"课题研究,2006 年提出了"热敏化艾灸"。他认为艾灸治疗可以产生经络感传现象。人体经穴存在敏化态与静息态两种状态,人体发生疾病时能使体表经穴发生敏化,处在敏化态的经穴对外界相关刺激呈现出经穴特异性的"小刺激大反应"。临床观察总结出了腧穴热敏化后出现的一些现象。比如透热(灸热从经穴皮肤表面直接向深部组织穿透,甚至直达胸腹腔脏器);扩热(灸热以施灸点为中心向周围扩散);传热(灸热从施灸点开始循经脉路线向远部传导,甚至达病所);局部不热远部热、表面不热深部热;还有其他非热感传(酸、胀、压、重、痛、麻、冷感觉);以及施灸部位产生的感传到达病所,病症随之缓解。"热"敏化穴的最佳刺激为艾灸热刺激,在艾热刺激下极易激发灸性感传(70%的出现率)乃至气至病所,达

到治疗目的。[中国中医药报，2006-05-11(12)]

从上述资料我们得知，古今学者特别是灸法专家对施灸时的感传都非常关注，有的花费多年工夫，深入研究，都有不同的发现，对提高灸法的疗效有重要意义，值得我们学习。

第六节　施灸的注意事项

1. **医师的责任和态度**　使用灸法和用针一样，医师首先要有坚强的自信心，耐心细致地宣传灸法的好处，做好病人的思想工作。说服病人相信灸法，鼓励病人树立革命的乐观主义精神，要有信心和毅力，坚持下去，长期和疾病作斗争。医生的态度要严肃认真，专心致志，手眼并用，切勿掉以轻心，草率从事，防止灸不好，徒伤皮肉，而于病人无益。《灵枢·官针篇》上说："语徐而安静，手巧而心审谛者，可使行针艾。"由此可见，对针灸医师的要求是很严格的，首先要举止稳当，安详而持重，其次是手巧而心细。这样的医师才能使用针法和灸法。

2. **要注意空气冷暖和安全**　施灸时不免要有烟熏和艾味。艾本来具有芳香气味，有的人很爱闻，有的人则嫌有气味，因此在避免风吹病人的情况下，可以开窗调换空气，保持清新。施灸时要脱衣服，应特别注意室内的温度和内外隔离。尤其在冬季严寒、夏令酷暑之际，更应注意使病人舒适。灸法最易落火烧灼皮肤和衣服，应小心处理，当心失火。

3. **要注意灸料的质量**　艾绒的粗细好坏，与施灸关系极大，务必考究。特别是直接灸，必须用极细之艾绒，最好买成品，久贮之，密藏之。因艾绒最易受潮，用时晒干，以便点燃。艾卷要粗大、结实、均匀、干燥。

4. **必须做到姿势端正**　《备急千金要方》上说："凡点灸法，皆须平直，四肢勿使倾侧。灸时恐穴不正，无益于事，徒破皮肉耳。若坐点则坐灸之，卧点则卧灸之……"可见对体位非常重视。这是很有道理的，应该严格端正姿势，然后施灸。灸膝以下也以正坐为宜。尤其要注意体位自然，肌肉放松，勿取勉强体位。因为直接灸往往需经多次反复施灸，第一次要打好基础，否则穴位不准，再行更换则又要从头灸起，使患者多受些痛苦。在施灸中发现穴位不准，要随时修正。

5. **灸法与消毒**　在皮肤上施灸，一般对消毒要求不太严格。不过直接灸时，应用75%乙醇棉球消毒，擦拭干净，面积要大些，防止灸后皮肤破溃，继发感染。至于灸的原料，则不需消毒，只要将艾绒晒干即可。

6. **灸疮的处理**　用直接灸法，往往发生起疱、结痂、溃烂等灸疮现象。为了防止摩擦,保护痂皮,预防感染,必要时可以用消毒敷料或膏药覆盖;再灸时揭开,灸后再盖上。如发生继发感染,可用消炎膏或生肌玉红膏涂贴。一般溃烂面不大,可以听其自然,任其结痂即可。

生肌玉红膏配方及制法:玉红膏为治痈疽发背、烧伤溃烂、灸疮之要药。

处方:当归、白蜡各60g,白芷15g,甘草36g,紫草6g,血竭(研细)、轻粉(研细)各12g,芝麻油500ml。

配法:先将当归、白芷、紫草、甘草四味药放入油内浸泡3日,再放入锅内慢火熬,使药微焦枯,去滓,入血竭,次下白蜡,微火化开,即行离火,待稍凉将凝时,入轻粉,搅匀即成红色之软膏,收贮备用。

用法:外用。摊贴患处,或涂抹后以敷料盖之。

7. 要注意穴位和禁灸的部位　不经考虑,不定穴位,随便施行艾炷灸,是不妥当的,必须根据选定的穴而施行。对于颜面部及后头部,不应使用直接灸,以免残留丑陋灸痕和衣领摩擦。万一非灸不可时,可应用极小的灸炷非化脓灸,或用艾卷温灸法。再者,皮下静脉亦应尽量避开为宜。

8. 施灸的程序　《备急千金要方》记载:"凡灸当先阳后阴……先上后下。"这是说施灸的程序。如果上下前后都有配穴,应先灸阳经,后灸阴经;先灸上部,再灸下部,也就是先背部,后胸腹,先头身,后四肢,依次进行。取其从阳引阴而无亢盛之弊,所以不可颠倒乱灸。如果不讲次序,后灸头面,往往有面热、咽干、口燥的后遗症或不舒适的感觉。即便无此反应,也应当从上往下灸,循序不乱,省事省时间,也免得病人反复改变姿势。

9. 晕灸的防治　晕灸者虽然罕见,但发生晕灸时和晕针一样,也会出现突然头晕、眼花、恶心、颜面苍白、脉细手冷、血压降低、心慌出汗,甚至晕倒等症状;多系初次施灸、空腹疲劳、恐惧、体弱、姿势不当、灸炷过大、刺激过重所致。一经发现,要立即停灸,让病人平卧,急灸足三里3~5壮可解,一般无危险。但应注意施灸的禁忌,做好预防工作,在施灸中要不断留心观察,争取早发现早处理,防止晕灸。

10. 施灸与保养　要乐观愉快,心情开朗,静心调养,戒色欲,勿过劳,清淡素食,以助疗效。附灸后调养口诀,应当牢记。

　　　　灸后风寒须谨避,七情莫过慎起居。

　　　　切忌生冷醇厚味,唯食素淡最适宜。

11. 要耐心长期施灸,勿急于求成　使用灸法要有耐心。灸从久,必须长期坚持下去;艾炷宜小些,宁可多灸几次,以免苦楚不堪,使人畏惧,而不愿意接受灸法。必须耐心长期灸下去才能收效。

12. 施灸的时间　上午、下午均可，一般阴晴天也不须避忌。失眠症可在临睡前施灸。出血性疾病，随时灸之。止血后还应继续施灸一段时间，以免复发。或依病情何时发病就在何时施灸，或按子午流注每日十二时辰配合脏腑腧穴施灸。

13. 施灸不良反应　一般无任何反应。但由于体质和病状不同，开始施灸可能引起发热、疲倦、口干、全身不适等反应，一般不需顾虑，继续施灸即能消失。必要时可以拉长间隔时间。如发生口渴、便秘、尿黄等症状，可服中药加味增液汤。

处方：生地黄、麦冬、玄参、肉苁蓉各 15g，水煎服。

14. 关于灸后洗澡问题　凡非化脓灸，可以正常洗澡。如有灸疮，擦澡时则应小心疮面，不要过久浸泡，当心不要洗脱灸痂。一般来说，洗洗澡是无关紧要的。

15. 施灸配穴的原则　凡灸上部以后，必须在下部配穴灸之，以引热力下行。凡是全身性和内脏疾病，或做健身灸，都是双侧取穴。局部病或一个肢体的病，只取一侧的穴位。当然，属于任、督二经的穴位自然是取单穴了。凡起初施灸，必须注意掌握刺激量，一般原则是：其壮数先少后多，其艾炷先小后大，逐渐增加，不可突然大剂量施灸。

16. 使用经穴要少而精　杨继洲说："故三百六十五络，所以言其烦也，而非要也；十二经穴，所以言其法也，而非会也。总而言之，则人身之气有阴阳，而阴阳之运有经络，循其经而按之，则气有连属，而穴无不正，疾无不除……故不得其要，虽取穴之多，亦无以济人；苟得其要，则虽会通之简，亦足以成功，惟在善灸者加之意焉耳。"可见选用经穴在于精要、准确，而不在杂乱过多。所以，取穴要准，用穴要精，操作要巧，配穴要妙。

近代针灸学家承淡安主张："取穴中肯，精简疏针，灸穴勿多，热足气匀。"也就是说，取穴必须准确，用针要精简，灸穴勿太多，热力应充足，火气宜均匀，切勿乱刺暴灸使人难耐，这是很有道理的。

17. 关于施灸是否安全的问题　回答是肯定的。我们在医学杂志上经常可以看到针刺发生医疗事故的报道，但从未见到使用灸法发生事故的消息。只是在 800 年前的宋代，宋洪迈《夷坚志》卷三十七曾载鄂州于通判灸伤致死 1 例："宋，绍熙癸丑年（公元 1193 年）四月鄂州通判背痛暴起……即命捣蒜艾，铺四旁，几于满背。追火尽，肿定。而医者军中武士，习技粗猛，所灸处太阔，火疮遂大作,不可收敛,不三日竟亡。"这是滥用灸法的野蛮行为,致伤人命的惨痛教训。实际上这不能算灸疮,而可能是把活人活活烧死了,不应归咎于灸法。一般一个灸疮应和种一颗牛痘一样,不宜过大。因此,要经常把疮控制在比黄豆大些的程度,注意施灸的艾炷、次数,自己掌握,勿使过量,绝无危险。

现在用小艾炷直接灸法,多不见化脓,原因是人们讲究卫生,艾炷又小,注意保护灸疮,其效果仍然很好。

第三章　常用灸法及技巧

第一节　直接灸法

即将艾炷直接放在穴位上燃烧,温度约达70℃。此法又分为两种,一为化脓灸,一为不化脓灸(图 3-1)。

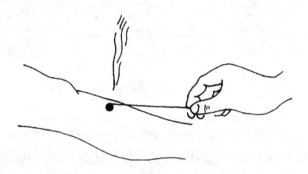

图 3-1　直接灸(着肤灸)

一、化脓灸(重直接灸)

化脓灸也称瘢痕灸、着肤灸、打脓灸。古代多用此法。因艾炷大如枣核,要求下广三分,一两次灸成,令发灸疮,致皮焦肉烂,痛苦不堪,人多畏惧,不愿接受。现代仍有沿用此法者。如有些地方防治哮喘、慢性气管炎,专门在三伏天,炎热季节,灸背部腧穴,大炷烧灼,致令成疮,称为打脓灸。效果虽好,但一般医者多不主张急于求成,而改为小炷多次的缓和方法,代替了大炷灸法。徐徐灸之,日久见功。

操作技巧:首先做好病人的思想工作,安置体位,审定穴道,用75%乙醇棉球消毒,也可以用甲紫药水或红药水点个小点,打个记号,取极细之艾绒,做成麦粒大小(比麦粒稍大也可以)圆锥形之艾炷,然后把它直立放置于穴位之上,再用线香从顶尖轻轻接触点着,使之均匀向下燃烧(图3-2)。第1壮燃至一半,知热即用手指按灭,或快速捏掉;第2壮仍在原处,燃至大半,知大热时即按灭或捏掉;第3壮燃至将尽,知大痛时即速按灭或捏掉,同时医师可用左手拇、示、中三指按摩或轻叩穴道周围,以减轻痛苦。经灸数次,然后再灸,就不太痛了。耐心灸至10余次后感觉一热即过,却无甚痛苦了。连续施灸,不数日即能达到化脓之目的。若不化脓,只要这样长期灸下去也同样收效,如此可免炮烙之苦,现在多采用此法。

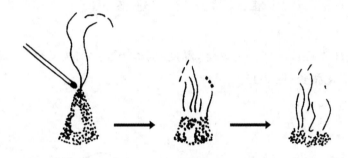

图 3-2　艾炷点燃之情况

使用直接灸法,必讲技巧,才能减少灼痛,灸得舒适。每当患者觉大热时,术者要立即用示指将火压灭,或用拇、示二指迅猛捏掉。压灭的好处是等于又刺激一次,缺点是患者会感到更加热痛一下;迅猛捏掉,患者就会立即消除热痛感,而术者亦不觉烧灼,两者任选一法。如果无经验,一见火就胆怯、犹豫、动作缓慢,则术者必觉手指烧灼;动作迅速,大胆压灭或捏掉就没有多大感觉。当患者喊疼之际,切忌慌忙将火擦掉,因为猛一擦会损伤皮肤,不如压灭或捏掉合适。

临床上灸关元穴治缩阳症、遗精、早泄,一次可灸两三百壮。用小艾炷灸至三百壮时,约有 3cm×3cm 皮肤起红晕,2cm×2cm 组织变硬,1cm×1cm 即中心部被烧黑。初灸时尚觉灼痛,以后一热即过,没有痛苦,反觉舒服。

用这种灸法,初灸之后,局部变黑、变硬、结痂。下次再灸就在痂上施灸。如果化脓,可以按压排出脓液再灸。如果痂皮脱落,可以用敷料覆盖,等结痂后再灸,或用艾绒烧灰敷上再灸。

至于灸疮化脓,多属无菌性,无须顾虑,这和一般疮疖或创伤性炎症不同,未见发生过什么问题。只要溃疡面不弥漫扩大，只管连续施灸。如果化脓过多，溃疡不断发展，脓色由淡白稀薄，变为黄绿色的脓液，或疼痛流血，而且有臭味，即为继发性感染，可以用外科方法处理，很快就会痊愈。化脓灸属于良性刺激，能改善体质，提高免疫功能，增强抗病能力，从而达到防病治病的目的。千万不要一见化脓就顾虑重重，影响施灸。通常灸疮不加治疗，20～30 天就自然痊愈了。但化脓灸面积扩大时要用敷料保护，以防继发感染和摩擦。

《医心方》引《小品方》云："灸得脓坏，风寒乃出；不坏，则病不除也。"《太平圣惠方》说："灸炷虽然数足，得疮发脓坏，所患即差；如不得疮发脓坏，其疾不愈。"可见灸疮化脓是提高疗效的好事，并不可怕。

化脓灸适应证：哮喘、慢性胃肠病、体质虚弱、发育不良、高血压、动脉硬化、高脂血症、心血管病、慢性气管炎、肺结核、阳痿、遗精、早泄、缩阳症、妇产科病、其他慢性病、顽固病均可使用，也可以灸治癌症、艾滋病及其他免疫功能低下的疾病。现在经验，凡心、肝、脾、肺、胰、肾、胆囊等内脏疾病均可灸之。但不要在面部或活动多的部位用化脓灸法。

关于直接灸法，宋代闻人耆年在《备急灸法》上说："要之富贵骄奢之人，动辄惧痛，闻说火艾，嗔怒叱去，是盖自暴自弃之甚者，苟不避人神，能忍一顷之灸，便有再生之理。自当坚壮此心，向前取活，以全肤体，不致枉夭，岂不诚大丈夫欤。"这是鼓励人们要有勇气，敢于使用灸法治病。笔者多年来一直使用此法。直接灸足三里，亲身体会到，日久之后，不仅没有痛苦，而且有温热舒适，直达深部放散远方的感觉，好像刺入一根热针，同样有感传作用。灸足三里后 5 年来不曾感冒，自觉身心舒适，精力充沛。没有经过实践的人是体会不出来的，正如陆游诗里所言："纸上得来终觉浅，绝知此事要躬行。"

二、非化脓灸（轻直接灸）

取麦粒大小之艾炷，如上述方法放在穴位上燃烧，知痛即捏掉或按灭。每穴一般灸 2～3 壮，局部发红为止，最多起小水疱，一般不至于化脓，无须处理。如果施灸过重，起大水疱，可用消毒针穿破放水。如需连续施灸，可在原处或稍移位置再灸。用这种方法比较方便，治慢性病必须常灸，每次多灸几穴，才能收效。现代日本医者多用此法，应用很广，凡是灸法之适应证，均可用此法施灸。根据我们临床实践的体会，化脓灸和不化脓灸，只是程度上的不同，酌情使用，亦无须严格区别。此法的优点是：人体各处均可使用。痄腮、咽痛、崩漏、月经过多、面神经麻痹等一些病一两次即愈。

1. 关于直接灸法烧伤程度及现象

第一度烧伤:(充血期)40～45℃之热力,灸后发红发热,一会即过,此为轻度。

第二度烧伤:(水疱期)约50℃之热力,灸后发热发痛,经久不消或起水疱,此为中度。

第三度烧伤:(焦化黑色期)60～70℃之热力伤,灸后烧黑,结痂或化脓,此为重度。

一般化脓灸,即等于第三度烧伤。

2. 关于灸疮愈合后的组织变化　停灸后3～4周,灸疮即脱痂,出现赤褐色创面,逐渐缩小变成白瘢。其表皮、真皮、皮下结缔组织、乳头、毛囊、汗腺、皮脂腺均消失,形成永久性平滑的皮肤表面,即灸疮之瘢痕。这种瘢痕灸法对组织破坏较重,但因其面积很小,对人体是无害的。

第二节　间接灸法

间接灸法也叫隔物灸、间隔灸,即利用其他药物将艾炷和穴道隔开施灸。这样可以避免灸伤皮肤而致化脓。另外,还可以借间隔物之药力,和艾炷的特性发挥协同作用,取得更大的效果。此法早已被广泛利用,常用的有以下几种。

一、隔姜灸法

隔姜灸即用姜片作间隔物施灸。生姜辛温无毒,升发宣散,调和营卫,祛寒发表,通经活络,治风邪寒湿。取新鲜姜和艾炷结合起来施灸,既能避免直接灸遗留瘢痕的缺点,又能和生姜发挥协同作用,有相得益彰之效(图3-3)。

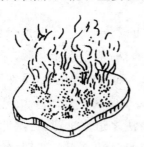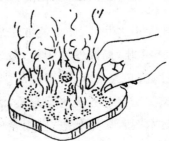

图3-3　隔姜灸

操作技巧:要掌握以下几点要领。首先要选择大块新鲜生姜切成比五分硬币略厚的大片(约一分多厚,太厚不易传热,太薄易烧伤),厚薄要均匀。用针点刺许多孔,以便热力传导。艾炷不宜太大,如蚕豆或黄豆大即可。否则艾炷过大,先燃上部,下边不热,后来接近姜片则热力剧增,超过 45℃,就会发疱。隔姜灸发疱,是技术错误。艾炷勿过紧或过松,过紧则燃烧时间长,热度过高;过松则燃烧太快,易脱散掉火星。每点燃一个,尚未烧完就在旁边接续一个,使之引燃不必再点火,这样,面积不断扩大,就产生连续不断的温热刺激,热一大片。

每次可放 2～3 个姜片,灸 2～3 个穴道,灸妥后再换新穴,多则忙不过来。如果灰烬和残艾积累过多,则予以清理,重新上艾炷施灸。在施灸过程中,应不时拿起姜片看看颜色,移动姜片,因为有些病人局部神经麻痹,知觉迟钝,最易施灸过度,发生水疱。一般每片姜烧过二三壮觉热以后,即应勤动勤看,以局部大片红晕汗湿,病人觉热为度。

施灸后宜暂避风吹,或以干毛巾覆之轻揉,促使汗孔闭合。如灸"面神经麻痹",则应在灸后 1 小时内少说话,不喝水,不吃食物,安静休息,以利恢复。

隔姜灸的适应证:治呕吐、泻痢、腹痛、肾虚遗精、风寒湿痹、面瘫、麻木酸痛、肢体痿软无力等。尤其对面神经瘫痪更为适宜,疗效优于针法。但宜讲究技巧,每日或间日施灸 1 次,将瘫痪部位之主要穴道,灸红灸热才能收到良好效果。

二、隔蒜灸法

隔蒜灸即用蒜作间隔物施灸。大蒜辛温喜散,有消肿化结、拔毒止痛之功。施灸时取独头紫皮大蒜,切一分厚数片,或用蒜数瓣,略捣碎,呈泥状,铺于局部(厚度同前),将艾炷放上施灸。最好放在疮头上,即炎症区之顶点。如果漫肿无头,可贴湿纸,先干者为疮头,此即施灸之中心。艾炷如黄豆大,松紧适度,火力由大而小。灸的程度:不知痛灸到知痛为止,知痛灸到不知痛为度。每日灸1～2 次。初发者可消散,化脓者亦大大加快化脓速度,缩小范围,不但能减轻炎症期、化脓期的痛苦,还能促使早日愈合。

隔蒜灸适应证:治阴疽流注,疮色发白,不红不痛,不化脓者,不拘日期,宜多灸之。对疮疗疖毒、乳痈、一切急性炎症,未溃者均可灸之。亦治虫、蛇咬伤和蜂蝎蜇伤,在局部灸之,可以解毒止痛。治瘰疬、疮毒、痈疽、无名肿毒等外科病症有奇效。临床上也有治肺痨者。蒜有刺激性,灸后应用敷料遮盖,防止发疱,摩擦溃烂。

据宋·张杲《医说》称,江宁府(《备急灸法》作江陵府)紫极观掘得石碑载葛仙翁隔蒜灸法。碑文说:"凡人初觉发背,欲结未结,赤热肿痛,先以湿纸伏其上,立视候之,其纸先干处则是结痛头也。取最大蒜切成片,如三钱厚薄,安其头上,用大艾炷灸之,三壮即换一片蒜。痛者灸至不痛,不痛者灸至痛时方住。最好要早觉早灸为上。一日二日十灸十活;三日四日六七活;五六日三四活;过七日不可灸矣。若有十数头作一处生者,即用大蒜研成膏,作薄饼铺头上,聚艾于蒜饼上烧之,亦能活也。若背上初发赤肿一片,中间有粟米大头子,使用独蒜头,切去两头,取中间半寸厚薄,正安于疮上。却用艾于蒜上灸三七壮,多至四十九壮。"

三、隔附子饼灸法

隔附子饼灸即用附子饼作间隔物施灸。附子辛温有毒,走而不守,消坚破结,善逐风寒湿气,以灸溃疡、气血虚弱、久不收敛者为佳。用附子研成细粉,加白及粉或面粉少许(用其黏性),再用水调和捏成薄饼,一二分厚度,待稍干,用针刺许多孔,放在局部灸之。或治外科术后、疮疡溃后久不收口,肉芽增生。流水无脓及臁疮等,频频施灸能祛腐生肌,促使愈合。一饼灸干,再换一饼,以内部觉热为度。可以每日或隔日灸之。

四、隔盐灸法

将纸浸湿,铺脐孔中,用碎盐填平,上放艾炷灸之。觉痛即换艾炷,不拘壮数,遇急病可多灸。对霍乱吐泻致肢冷脉伏者,有回阳救逆之效,连续施灸,以指温脉起为度;对寒证腹痛、痢疾、中风脱症、四肢厥冷以及虚脱休克急救亦有良效,宜多灸。

第三节　温针灸法

此法最早见于《伤寒论》,又名传热灸、烧针尾。明代高武《针灸聚英》上说:"近有为温针者,乃楚人之法。其法针于穴,以香白芷作圆饼套针上,以艾蒸温之,多以取效。"可见此法流传已很久了。多年来江浙一带颇为盛行,现在全国各地都有人使用。此法有一举两得之妙,既达留针之目的,又加热于针柄,借针体而传入深部。其适应证很广,南方有些针灸医师,几乎每针必温,不扎白针(干针、冷针)。

操作技巧:要温针时,应选略粗之长柄针,一般在 28 号以下最好,长短适度,刺在肌肉深厚处,进针得气后,留针不动,针根与表皮相距二三分为宜。将硬纸片剪成方寸块,中钻一孔,从针柄上套入,以保护穴道周围之皮肤,防止落下火团烧伤。取粗艾绒,用右手示、中、拇三指,搓如枣核之形状大小,中间捏一痕,贴在针柄上,围绕一搓,即紧缠于针柄之上。然后用火柴从艾炷之下面周围点燃,待其自灭,再换艾炷,一般三五壮后,穴道内部觉热为止(图 3-4)。

施灸中如果不热,可将艾炷放得靠下一些,过热觉痛时可将艾炷向上提一些,以觉温热而不灼痛为度。一次可烧三五壮或更多。此法方便易行,应大力提倡,但必须小心,防止折针。因烧过多次之针,最易从针根部折断。医生应在平时反复练习缠绕艾炷的手技,熟练者一触即妥,几秒钟就能牢固地放在针柄上。温针灸的艾炷要光圆紧实,切忌松散,以防脱落。

温针灸适应证:寒性的风湿疾病,关节酸痛,冷麻不仁,便溏腹胀等虚弱之症均可用之。

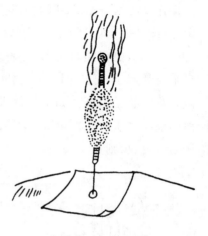

图 3-4　温针灸法

第四节　艾卷灸法

一、实按温热灸法

多用于太乙针和雷火针。其法是用棉布或绵纸折叠数层如手掌大,放在穴位上,再用两支艾卷点着(不起火苗),每次一支,实按穴位上稍停即起,起来再按,几次之后艾卷将灭,另换一支,交替按压,垫物将烧焦黄,而不能使烧着起火,反复数次之后,穴位上即出现大面积的温热和红晕现象,热力深入久久不消。此法优点是灸得快,省时间,面积大。但这两种针要自己按方配制,市场上现在不见成品出售。具体的配制方法和药艾卷基本相同,处方及制法见前。

二、悬起温和灸法

此为常用法,一般有药无药之艾卷均能使用,比较方便易行。

操作技巧:将一二支粗大坚实艾卷点着,术者左手中、示二指放于被灸的穴道两旁(图 3-5),其目的是通过术者的感觉探查热度高低,可以测知患者受热程度;万一落火,便于随时扑灭;患者发痒、发热,觉痛时予以揉、搓、按摩。右手持艾卷垂直悬起于穴道之上,离皮肤 3~4cm,直接照射,以病人觉得温热舒服,以至微有热痛感觉为度。如果觉得太热,即可缓慢做上、下、左、右或回旋之移动,使温热连续刺激。每次可灸三五穴,每穴 10 分钟左右,以 30~60 分钟为度,过多则易疲劳,少则达不到热的程度。

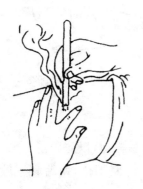 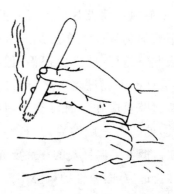

图 3-5　艾卷悬起温和灸

施灸中要注意,艾卷积灰过多时,则离开人体吹去后再灸。病人体位要舒适,方能耐久;同时要防止冷风直接吹拂。施灸后患者觉温热舒畅,直达深部,经久不消,停灸多时,尚有余温,才算到家。一般病每日灸 1 次,急病可灸 2~3 次,连续 15~30 次为 1 个疗程。灸后要慎起居,节房事。发生口渴可多饮水。此即所谓灸后调养之法。

灸后尤其要注意把火闷灭,以防复燃,最好把艾卷着火之一端,插入口径合适之小铁筒或小瓶内,自然就会熄灭,留下焦头,便于下次点燃。此法可以教给病人自己灸,或带回家里灸。此法容易操作,但必须有耐心,按照上述操作要求,认真细致地长期灸下去,多灸常灸,才能达到治病的目的。

艾卷灸适应证:凡是应该施灸的疾病,大都可以用此方法,不受更多的条件限制。

三、温灸器灸法

早在古代,我国就用陶制品灸盏等作灸疗工具。20世纪初期(1900),日本医生发明了铜制罐形温灸器,有甲、乙两种。

1930年,浙江宁波四明人张俊仪,起初学习中医,嫌中医理论玄奥,改学西医,发现西医基础理论很复杂,生理、解剖、病理、诊断、细菌等,而临床效果不佳,于是提倡针灸疗法,成立了"东方针灸研究社",编写讲义,招收函授学员,因针法师资缺乏,改招温灸学员,引进和仿制日本温灸工具,因时局关系,没有大发展起来就休止了。

此后,国内不断有人研究,进行改造,直到现在,市场上灸疗用具多种多样,有灸盒、灸架、灸筒、灸罐、滚筒等,有木制、竹制的,内部有铁丝网防护。这些灸具的特点,以安全、耐用、冒烟少、保温时间长、简单易用为佳,适合自灸,可根据自己需要选择。直接灸时一对一,用灸具节省了时间和人力。凡灸法适应证,都可以自由使用,避免了直接灸的疼痛、结痂、留瘢痕。但是在治疗难治性疾病方面,不如直接灸来得快,直接灸热力直达深部,激发免疫功能,产生积累而持久的效果。

第五节　铺　灸

铺灸,灸法之一。铺灸疗法是把中药与艾灸相结合的一种治疗方法。谢锡亮在多年临床实践中发现,有些人对直接灸法有畏惧感或怕留有疤痕影响美观,就尝试对传统铺灸做些改进。传统铺灸操作复杂不易掌握,在身体部位固定不能移动,艾灰容易脱落造成烫伤。做个简易木框,在底部固定绷紧纯棉布,底层放一层鲜生姜泥拌上中药粉,上放粗艾绒,等艾绒燃着基本无烟后,艾绒余火和姜泥就达到一定温度,把灸盒放在需施灸部位,根据患者对不同温度的耐受情况,可以端起灸盒移动,调换穴位。最先在他夫人身上体验,进一步探索改进。后来在他的指导和启发下,多位学生弟子经过长期临床使用和不断改进,灸盒的制作更趋于实用,也增强了疗效。有人称这种灸法是"可挪动的铺灸"。

一、铺灸的特点和功效

(一)铺灸的特点

铺灸是灸法中施灸范围大、穴位多、时间长、效果佳的一种方法。热力足而柔和,药物多而渗透力强,通达全身,非常舒适。铺灸顺序是先背部后腹部。从施灸部位来看,后背是督脉和膀胱经,可谓阳光普照,四末可及;腹部是任脉、脾经、肾经,可谓百川归海,前后相通。陈艾绒和姜泥加中药,芳香走窜,直达深部,择经而行,各归其所。铺灸有专用灸盒,方便,舒适,无烟,灸感强且疗效好。

(二) 铺灸的功效

(1)补气血,壮元阳。
(2)温通督脉,通经活络,祛风除湿,温经散寒。
(3)活血化瘀,强筋壮骨,通利关节。
(4)增强免疫功能,阻遏骨质增生,促进病情康复。
(5)抑制炎性反应,消炎止痛,改善水肿、痉挛、粘连等。

二、铺灸的适应证、疗程与禁忌

(一)适应证

1. 颈椎病、腰椎间盘突出、背肌筋膜炎、骨质增生、风湿、类风湿。
2. 强直性脊柱炎、肩周炎、腰肌劳损。
3. 免疫力低下、易感冒、鼻炎、哮喘。
4. 慢性肠胃炎、慢性肝炎。
5. 失眠、神经衰弱、亚健康。
6. 乳腺增生、妇科(月经不调、痛经、闭经、盆腔炎)。
7. 男科(性功能低下、前列腺炎、前列腺增生)、痛风、肥胖等症。

(二)疗程与禁忌

疗程:15次为1个疗程。
禁忌:对生姜、中药过敏者禁用,约占1/‰。

三、铺灸的材料准备和操作方法

(一)材料准备

1. 拌姜药粉50g,由沉香、苏合香、没药等具有芳香走窜、穿筋透骨的名贵中药炮制而成。

2. 拌绒药粉 10g,用石菖蒲、安息香、藿香等芳香辟秽、散风通窍的中药精制而成。

3. 生姜 500～900g,打成姜泥。

4. 艾绒 150g。

(二)操作方法

1. 将铺灸盒放在一个干净平整的地方,打好的生姜泥 800g 和拌姜药粉搅拌均匀,铺在灸盒内,要求中间稍厚,四边稍薄,压实。

2. 将艾绒 150g 与拌绒药粉搅拌均匀,放在灸盒内姜泥上边,四周距盒框各 1cm 左右,压紧艾绒,使周边圆润。

3. 用注射器抽 5ml 95％酒精喷洒在艾绒上,由下往上环形喷匀,用火柴从下方点着,放于室外或抽油烟机下。

4. 15～20 分钟,艾烟排放至极少时,灸盒下面发热了,放于患者背部。

5. 先放于腰部,觉烫时放在骶部,斜着放下面不空,觉烫后再往上放,上下循环放着灸,不少于一个半小时;然后放于腹部,也是从下往上灸,烫了就移动,约 1 个小时,直至不热了,铺灸完成。

四、铺灸的治疗强项

颈椎病:一疗程,每日 1 次,以后疗程隔日 1 次。15 次为 1 个疗程。每次时间 2.5 小时为宜,肩颈部多灸,轻者 1 个疗程,之后再巩固 1 个疗程,效佳。

腰椎病:一般 1 个疗程有明显效果,做两个疗程,再巩固 1 个疗程较好。

强直性脊柱炎:两个疗程见效,不少于 5 个疗程。盛夏伏天做效力大。

类风湿:同强直性脊柱炎。

哮喘:两个疗程见效,不少于 5 个疗程。盛夏伏天做效力大。

慢性肝炎:两个疗程见效,不少于 6 个疗程。

失眠:一个疗程见效,不少于 3 个疗程。

闭经:一个疗程见效,不少于 3 个疗程。

减肥:两个疗程见效,不少于 3 个疗程。晚餐控制饮食。

痛风:同减肥。控制肉酒类。

第六节 其他灸法

一、烧灯火灸法

烧灯火灸又叫灯草焠、神灯照,是民间沿用已久的简便灸法,操作容易,治病效验,对急性腮腺炎,往往一两次就能治愈,所以此法很受欢迎。

操作技巧:取三四寸长的灯芯(即灯草)或用纸绳,蘸芝麻油或其他植物油少许,浸透半寸至一寸长左右,点燃起火苗,用快速的动作,对准选好的穴位,猛一接触,听得"叭"的一声迅速离开,即为成功。如无此音响,当即重复1次。使用此法要注意蘸油不要过多,取穴要准,操作要快,不能停留,一经烧后,局部皮肤有一点发黄,偶然也会起小水疱,就算恰到好处。如果水疱破裂,可涂些甲紫药水,预防感染。一次未愈,次日可以再烧。

烧灯火灸适应证:主要是对急性炎症,如急性流行性腮腺炎,往往发生于小儿,吃药、打针都不方便,而且疗程长,痛苦大,用此法灸"角孙穴"效果极佳。一侧有病灸一侧,两侧有病灸双侧。灸时让病人侧头伏案,露出穴位;小儿要助手固定,勿使乱动。其次是扁桃体炎,灸少商、合谷、风池;急性结膜炎,灸太阳、合谷、光明;急性胃肠炎灸中脘、足三里;呕吐灸上脘、内关;腹泻、消化不良灸胃俞、大肠俞、天枢;麻疹透发不快,灸大椎或项背隐现之点上选2~3个灸之,促使麻疹出透。

二、天灸与电热灸

天灸也叫自灸、发疱灸。用斑蝥、巴豆、大蒜泥任选一种,涂在穴上覆盖包扎,让其局部发疱,即谓之天灸。一般常用于炎症,多在远处取穴。如咽痛、口疮,取合谷。此法民间多用。现在也有人用此法治疗肝炎。

用电吹风机,使局部发热,即为电热灸。

第四章　保健灸法

第一节　保健灸法概述

保健灸法是自古以来的防病治病之术,明代高武在《针灸聚英》上说:"无病而先针灸曰逆,逆,未至而迎之也。"使用灸法保健防病称为"逆灸"。俗话说:"若要安,三里常不干。"就是说若要身体健康平安,常灸足三里穴,勿使灸疮干燥、结痂愈合。这是古人在长期实践中得出来的经验总结。我国古代的人们很重视健身灸,往往把灸疗当成生平大事,有的定期施灸,终生不渝,以促进身体健康。

现代中外学者利用医学科学知识,进行实验研究,证明灸后可以调整脏腑功能,促进新陈代谢,改变血液成分的量,增加白细胞、红细胞、血红蛋白,增强白细胞吞噬能力及免疫力,提高健康水平。因此,更引起人们对保健灸法的重视。

保健灸法既经济节约,又简单方便,只需由针灸医师点穴,自己就可以施灸。这要比进参茸补药、吃珍贵补品等保养身体经济实惠得多。许多医学家认为:"尽信药不如无药,药补不如食补。用药如用兵,不得已而为之。靠医药不如靠自己,医药能治病,亦能致病。是药都有毒,有利必有弊……"

这些话真是经验之谈,肺腑之言,值得注意。由于现代医学科学飞速发展,新技术、新疗法、新药品日新月异,不断出现,给人们带来许多福音。但目前已被人们渐渐察觉,有些药品对人体是有害的,造成医源性疾病和药源性疾病的越来越多,即所谓"医药公害"。因此,不得不寻找更理想的方法——无药治病之术。太极拳、矿泉浴、择地疗养、饮食疗法、针灸疗法等,这正符合我国古代《易经》上说的:"无妄之疾,勿药有喜。"就是说,得了病不胡思乱想,心情舒畅,安心静养,不吃药也可自愈。这种哲学思想,也是当前医学发展的新趋向。因此,为了提高人民的健康水平,我们要大力提倡保健灸法,大力推广保健灸法。

但要提一下的是,笔者并不是故意贬低药物的作用,而是说对药物要合理使用,不要迷信,不能滥用和过多地使用。

第二节　保健灸的实效

我国历代针灸著作中,散见有许多用灸法防治疾病的验案,为了节省篇幅,这里不多收载。直至现在,还有人仍然在继续使用灸法养生保健。我们在临床上也经常应用灸法,确实收到了良好效果,有的甚至是出乎意料的实际例子很多,不胜枚举。

保健灸法传到日本以后,颇为盛行,如他们的民族谚语中有"勿与不灸足三里之人做旅伴""旅行灸三里,健步行如飞"。他们也主张长期施灸,如日莲上人给他的信徒书札中写道:"请注意珍摄,并于三年间始终善为灸治。"

日本德川幕府,将三里灸列入政府健民政策的内容,曾于庆长 2 年颁发文告说:"春秋施灸,以防疾患。人固应勤于所业,然有所患则业废身蔽,不可不知,妇孺亦然。"《云锦随笔》上记载:德川幕府时代,江户(现在的东京市)的永代桥建成时,曾召三河国的百姓万兵卫进行"初渡",按当时习惯,每一座新桥建成,都要邀请年龄最高的长者第一个踏桥渡河。万兵卫因此而见召。在举行初渡时,德川将军(当时日本的实际统治者)曾问万兵卫有何长生之术。万兵卫答道:"这事不难,我家祖传每月月初八天连续灸三里穴,始终不渝,仅此而已。我虚度一百七十四岁,妻一百七十三岁,子一百五十三岁,孙一百零五岁。"三里长寿之灸,因此而日益盛行,并且灸法也日益成为日本人日常生活中的一项内容。日本习俗在养生灸中提倡:婴儿期灸身柱,以促进健康发育;十七八岁灸风门,以预防感冒;二十四五岁灸三阴交,以下毒使生殖系统健康;30 岁以后灸足三里,以健胃强身,防止衰老,预防一切疾病;到了老年则增加曲池之灸,以防止视力减退,抵抗病邪,使耳聪目明,牙齿坚实,血压降低,预防中风。

20 世纪,日本医学科学日益发达,对于民间流传的保健灸法又进行了医学实验和临床实践。据东京小儿研究所砂田博士的研究报告:对儿童进行身柱灸的结果,比之不灸的孩子,发育显著良好,夜哭也在数日后痊愈。在日本的山阴、四国等地,人们普遍认为小儿出生后百日内灸身柱可以无病成长,因而几乎所有小儿都进行了身柱灸。为了增强国民体质,1937 年元旦又掀起了国民三里灸健康运动,主张在民族医学、工厂医学、学校医学中提倡集体养生灸法。

1929 年,原志免太郎在东京成立了三里灸实行会,当时的一些政府公务员和知名人士如外务大臣宇垣一成、铁路大臣永田秀次郎等也参加了该组织。该组织以保健灸增进会员健康,会员可以免费接受保健灸。另外,还有一些大规模的灸疗运动对日本社会产生较大影响。1938 年,加藤完治等对 3 万人进行了以保健和治疗为目的的灸疗。

昭和 13 年(1938 年),驹井一雄出版《三里の灸》,被作为足三里灸的专业书使用。当时的文部大臣桥田邦彦个人对灸法有很深的理解,他提出"灸疗会培养原气"的观点。此外,掌权者近卫文磨首相、松岗洋右外务大臣、田边治通大臣等也喜欢灸法,提倡和鼓励灸法用于强身健体,这体现了政府对提高国民身体素质的迫切需要。

日本针灸医学家代田文志,1938 年 4 月在长野县下伊那郡神稻国民学校对学童集体施灸,这所学校的 1200 名学生中,有虚弱儿童 70 名。对这 70 人详细诊查,结果都是筋骨薄弱,大多营养不良,腭扁桃体肥大,颈腺肿胀,还有不少人有慢性胃肠病,肺门淋巴结肿大等,也有患眼科、耳科疾病的。代田医师采取的措施是:以身柱、风门、灵台、孔最等穴为基础,以半米粒大的艾炷,每穴各灸 3 壮,连续灸治 1 个月以后,效果很好。孩子们饮食增加,精神饱满,起床早,不发热,不尿床,贫血好转,体重胸围显著增加。又经过半年以后,不少人疾病痊愈,营养普遍良好,体格由丙级跃升为乙级,乙级跃升为甲级者为数不少。于是,学校和家长都认识到学童施灸的显著疗效,施灸者陆续增加,第 2 年达到 300 人以上,第 3 年达到 500 人以上,每隔半年检查 1 次,痊愈者每次约上升 10%。3 年成绩调查统计结果,证明了学童施灸是使虚弱儿童增进健康的极好办法。仅长野县,实行学童施灸的学校就达 40 所以上,施灸总人数累计达到数万名。

1940 年以来,代田医师又在女学校、农学校、师范学校等处也开展了健康灸,效果都很好。中等学校学生患病中,最多的是肺门淋巴结结核、肺浸润,其次是头痛、蓄脓症、神经衰弱、慢性肠胃病,此外还有脚气、膝关节痛、肋间神经痛、坐骨神经痛。在学生中施行健康灸可以预防这些病,同时也可以对症治疗。同年,代田医师还在长野县的 6 座 500 人左右的工厂进行了集体施灸,也取得了治病和保健的好成果。

原志免太郎,医学博士,一生极力提倡灸法,著书立说,多方研究,提出灸法能治各种疾病,尤其对肺结核有特效,引起社会重视。以自身体验,证明灸法对身体有保健作用,他本人就天天施灸,因而成为日本男性长寿老人。在世 108

岁(明治 15 年至平成 2 年,1882－1991),在百岁以后,还给人施灸治病,创造了
奇迹。

第三节　保健灸的方法和主要穴位

保健灸在国内外实践中已经取得了相当好的效果。其所以能够得到广泛
应用,一个重要的原因是简便易行,效果明显。灸法比针法还要容易,只烧皮
肤,不触内部重要组织。保健灸尤其容易,因为取穴不多,便于掌握,只要经过
医师指点,或者按图取穴,就可以自己操作,或者家人、同志互相操作,达到保健
的目的。其中关键问题在于取穴和操作技术。现将保健灸的 12 个主要穴位的
取法、特性、作用及有关文献记载分述如下。

一、大　　椎

1. 取穴法　大椎穴在第 7 颈椎与第 1 胸椎棘突之间,恰好与肩相平。使病
人正坐平肩,略低头,在第 7 颈椎下、第 1 胸椎上陷凹处取穴。当低头时,颈后
与肩平处,出现一个高凸,即第 7 颈椎,其下即大椎穴。有的人出现 2 个高凸,
下面最大的、会活动的是第 7 颈椎。

2. 特性　大椎在项下背上正中,属督脉经,手足六条阳经皆会于此。督脉
上通于脑,有总督诸阳的作用,称为阳脉之海,有解表通阳、清脑宁神之功效。

3. 作用

(1)呼吸系统疾病:治上呼吸道感染、肺结核、肺气肿、咳嗽、哮喘、支气
管炎。

(2)神经系统疾病:治癫痫、精神分裂症。

(3)血液系统疾病:可增加白细胞。

(4)主治发热:为全身退热穴。

(5)对疟疾有特效:但要在发作前 2 小时内治疗。

(6)其他:亦治衄血、呕吐、黄疸、小儿诸疳、中暑、荨麻疹、角弓反张、项背及
脊中拘急、疼痛等,还有强壮全身和解尿毒的作用。

4. 文献记载

(1)主治:主肺胀胁满,呕吐上气,五劳七伤。乏力,温疟,痃疟,气注背膊拘
急,颈项强不得回顾,风劳食气,骨热,齿燥。

(2)摘要

《行针指要歌》:或针劳,须向膏肓及百劳(大椎)。

《伤寒论》:太阳少阳并病,心下鞕,颈项强而眩者当刺大椎肺俞肝俞,慎勿下之。

《神农本草经》:治小儿急慢惊风。

《备急千金要方》:小儿羊痫之为病,喜扬目吐舌,灸大椎上三壮。

又:凡灸疟必先问其病之所发者,先灸之。从头项发者,于未发前予灸大椎尖头,渐灸过时止。

又:短气不得语,灸大椎随年壮。

《外台秘要》:备急疗瘴疟,服药后灸法:灸大椎三四十壮,无不断者。

《针灸甲乙经》:伤寒热盛,烦呕,大椎主之。

又:脊强互引,恶风时振栗,喉痹,大气满,喘,胸中郁郁,气热,眩,目䀮䀮,项强寒热,僵仆不能久立,烦满里急,身不安席,大椎主之。

又:灸寒热之法,先取项大椎,以年为壮数。

《类经图翼》:主治五劳七伤乏力,风劳食气,痎疟久不愈。肺胀胁满,呕吐上气,背膊拘急,项颈不得回顾。

又:一云能泻胸中之热及诸热气,若灸寒热之法,先大椎次长强,以年为壮数。

又:一云治衄血不止,灸二三十壮,断根不发。

《寿世保元》:治疟如神……先点记,待将发,急以火灸三七壮,其寒热自止,此法曾遇至人传授,妙不可言,名曰背蓝穴也。

《治疗汇要》:如疔生于督脉经行之地,若后项之正对口,头顶下之天庭,眉心中之印堂,鼻柱下之人中等处。最好刺百劳穴以泄毒。生头面者俱可刺。如患对口项强不能转侧,刺后片时,即能活动。再刺委中穴,毒必解而转轻。刺法用三棱针轻刺挤出紫血,随以麻油食盐搽穴上,俾毒可透泄。

二、风　门

1. 取穴法　风门穴在第 2 与第 3 胸椎之间旁开 1 寸 5 分。

2. 特性　风门属足太阳膀胱经,与督脉经交会。所谓风门即风邪之门户,出入之要道。又名热府,是热气聚集之意。此穴能泻诸阳经热气,亦泻胸中之热,所以不论内伤外感,一切风症皆主之,它有宣通肺气、疏散风邪、调理气机之功效。

3. 作用

(1)防治感冒:风门穴既是感冒的预防穴,也是治疗穴。多灸风门,可以预防感冒。如果觉得项背发冷,似有感冒的征兆时,可即在风门穴灸 20 壮,同时灸身柱穴,就会觉得脊背发暖,感冒可以避过,即使避不过,也可以减轻;如果感冒以后总觉得没有痊愈,迁延时日,则灸风门,即可痊愈。感冒被称为百病之源,容易引起许多疾病,因此,应用风门穴预防和治疗感冒,是重要的保健措施。

(2)呼吸系统疾病:风门穴对于防治小叶性肺炎、肺门淋巴结核、初期肺浸润、哮喘、支气管炎、胸膜炎、百日咳等,都是重要的穴位。日本将风门穴称为"打肩",灸风门穴称为"打肩灸"。民间习俗,人到 20 岁,要"打肩灸",有利于预防肺结核。

(3)预防脑出血:灸风门能预防中风。脑出血昏倒时,可在风门穴上放血,会缓和脑部充血或出血,可以急救。

(4)耳鼻咽喉科疾病:鼻炎、鼻窦炎、咽喉炎、腭扁桃体炎等。

(5)医治背部蜂窝织炎:即中医外科的痈疽搭背,灸风门能有预防发痈疽的作用。

(6)其他:肩酸痛、肩背软组织劳损、头痛、颈部痉挛。一般头痛,只灸风门、身柱即可痊愈。

4. 文献记载

(1)主治:主发背痈疽、身热上气、喘气、咳逆、胸背痛、风劳吐呕、鼻衄出清涕、伤寒头项强、目眩、胸中热、卧不安。

(2)摘要

《玉龙歌》:腠理不密咳嗽频,鼻流清涕气昏沉,须知喷嚏风门穴,咳嗽宜加艾火深。

《行针指要歌》:或针嗽,肺俞、风门须用灸。

《神农本草经》:伤风咳嗽,头痛鼻流清涕,可灸十四壮。治头疼风眩、鼻衄不止。

《明堂灸经》:若频刺泄诸阳热气,背永不发痈疽,灸五壮。

《备急千金要方》:治诸风灸风门二处,各七壮。

《针灸甲乙经》:风眩头痛,鼻不利,时嚏,清涕自出,风门主之。

《类经图翼》:此穴能泻一身热气,常灸之,永无痈疽疮疥等患。

《针灸说》:治伤寒,寒热往来,上火气短,咳逆,胸背彻痛。

《和汉三才图会》:善能泻火。常灸之可永不痈疽、疮疥之患。

《医心方》:主治头痛、风眩、鼻不通,有时喷嚏,鼻涕自流。

三、身　柱

1. 取穴法　身柱穴在第3与第4胸椎棘突之间。取穴时,使病人自然正坐平肩,略向前低头,在第3胸椎下陷中取之。

2. 特性　身柱穴为督脉之脉气所发,在上背部正中,第3胸椎下,接近肺脏,属督脉经,通于脑髓,名为身柱,含有全身之柱之意,它有理肺气、补虚损、解疗毒、宁神志之功效。

3. 作用

(1)灸身柱可以健全神经系统:因而可以防止疲劳和促进疲劳的恢复,可以防止神经衰弱、不眠症、头痛等。对脑出血、精神病、癔症、小儿麻痹、癫痫、舞蹈病也有疗效。日本针灸医家代田文志,在长野县40所学校对学龄儿童进行保健灸的报告说:"灸过身柱穴之后,不伤风了,食欲增加了,发育也好了,总之,健康状况改善了。所以,虚弱儿童的家长,应该格外注意长期给孩子灸身柱。身柱是学龄儿童施灸的重要穴位。身柱灸对于成年人,也是必要的灸穴,是保健上不可缺少的。"

(2)通治儿科百病:对于婴儿消化不良、吐乳、泄泻、食欲缺乏、精神萎靡、夜不眠、夜哭、哮喘、支气管炎、百日咳、抽风、发育不良、面黄肌瘦,都有预防和治疗的作用。可将艾绒搓成铅笔尖或更细一些,在身柱穴灸3壮。像吐乳之类,2~3天即可痊愈;由于泻吐、消化不良而引起乳幼儿病危者,灸身柱可以转危为安;对于哮喘、支气管炎、百日咳也都疗效明显。对于3岁以上的小儿哮喘,除灸身柱外,可加灸灵台穴(第6椎下陷中)。由于身柱灸对于上述小儿各病都有明显疗效,所以是保证小儿健康成长的重要措施,应该成为妇幼保健工作的重要内容和一般家庭常识,要大力推广。

(3)防止呼吸系统疾病:身柱灸可以预防和治疗感冒,对于小叶肺炎、肺门淋巴结核、初期肺浸润、胸膜炎、哮喘、支气管炎等,是必不可缺的灸穴。

4. 文献记载

(1)主治:主腰脊痛、癫病狂走、瘛疭、怒欲杀人、身热妄言、妄见、小儿惊痫。凡一切疗疮,颇有特效。

(2)摘要

《百症赋》:癫疾必身柱本神之令。

《玉龙歌》:忽然咳嗽腰背痛,身柱由来灸便轻。

《内经·刺热论》:三椎下间主胸中热,四椎下间主膈中热。

《备急千金要方》：治卒中恶,若不能语,灸第 3 椎下百壮。

《外台秘要》：备急疗得中风不能语者方,灸第 3 或第 5 椎下百五十壮。

《针灸甲乙经》：身热狂走,谵语见鬼,瘛疭、身柱主之。

又：癫疾怒欲杀人,身柱主之。

《乾坤生意》：膏肓、陶道、身柱、肺俞,治虚损五劳七伤之紧要穴。

《少林拳术秘诀》：点按致死九穴之一。

《针灸说约》：可治头、项、颈、背、肩疼痛,癫痫、暴怒以及小儿惊风。

《日用灸法》：身柱穴在第 3 椎下,灸治癫狂、劳瘵、小儿惊痫、疳气。习俗称为身柱灸,小儿必灸者也。出生七十五日以后灸之,如若疳疮满身,或患惊悸,虽七十五日以内亦可灸之。

《养生一言草》：小儿每月灸身柱、天枢,可保无病。有虫气之小儿,可不断灸之,比药物有效。

四、脾 俞

1. **取穴法**　脾俞穴在第 11 与第 12 胸椎棘突之间旁开 1 寸 5 分。使病人正坐或俯卧,按第 11 椎下脊中穴旁开 1 寸 5 分取穴。简便取法,可先摸到肩胛骨下角平为第 7 胸椎下。

2. **特性**　"脾胃者,仓廪之官,五味出焉",为后天之本。脾主运化水谷,主四肢、肌肉,能统摄血液,开窍于口唇;胃司受纳,通主水谷。故皆为仓廪之官,主宰中焦、脾、胃、十二指肠、小肠、胆、胰等的消化和吸收作用。所以这里说的脾脏,具有运化五谷精气及输布津液于全身的功能,是供给五脏六腑营养的源泉。在精神方面是意与智之所藏,故有智慧囊之说。凡属诸虚胀满皆为脾病。

脾俞穴在背部的中部,是十二脏腑背俞穴之一,属足太阳膀胱经。它有调理脾气、运化水谷、渗利除湿、和营统血之功效。

3. **作用**

(1)消化系统可治急慢性胃炎、胃及十二指肠溃疡、胃下垂、消化不良、食欲缺乏、急慢性肠炎、痢疾、泄泻、肝炎、黄疸、肝脾大、胃痉挛。

(2)治慢性出血性疾病、贫血、子宫下垂。

(3)治营养不良、水肿、四肢沉重、失眠、喘息。

(4)治湿疹、荨麻疹等。

4. **文献记载**

(1)主治:主多食身瘦、痃癖、积聚、胁下满、泻痢、寒热、水肿、气胀引脊痛、黄疸、善欠、不嗜食。

(2)摘要

《百症赋》:脾虚谷兮不消,脾俞膀胱俞觅。

又:听宫脾俞,祛残心下之悲凄。

《备急千金要方》:泻痢食不消,不作肌肤,灸脾俞随年壮。

又:治胞转小便不得方,灸脾俞百壮。

又:虚劳尿血白浊灸百壮。

《针灸甲乙经》:咳而呕,膈寒食不下,寒热皮肉骨痛,少气不得卧;胸满支两胁,膈上兢兢,胁痛,腹膜,胸脘暴痛,上气,肩背寒痛,汗不出,喉痹,腹中痛,积聚,默然嗜卧,怠惰不欲动,身常湿,心痛,脾俞主之。

又:脾胀者苦哕,脾俞主之,亦取太白。

又:腹中气胀,引脊痛,食饮多而羸瘦,名曰食㑊。先取脾俞,后取季胁(章门)。

又:大肠转气,按之如覆杯,热引胃痛,脾气寒,四肢急,烦不嗜食,脾俞主之。

又:黄瘅善欠,胁下满欲吐,脾俞主之。

《卫生宝鉴》:脾俞二穴治小儿胁下满,泻痢,体重,四肢不收,痃癖积聚,腹痛不嗜食,痎疟寒热,又治腹胀引背,食饮不多;渐渐黄瘦,灸十一椎下两旁相去各一寸五分七壮。小儿黄疸灸三壮。

《类经图翼》:此穴主泻五脏之热,与五脏俞同。

又:一传治水肿鼓胀,气满泄泻年久不止及久年积块胀痛。

又:久疟不愈,黄瘦无力者,灸脾俞七壮即止,盖疟由寒湿饮食伤脾而然,故此穴甚效。

五、肾　俞

1. 取穴法　肾俞穴在第2与第3腰椎棘突之间,旁开1寸5分。使病人正坐或俯卧,从第2腰椎之下命门穴,旁开1寸5分取之。简便取法,使病人正坐直腰,由医者两手中指按其脐心,左右平行移向背后,两指会合之处即为命门穴(此穴正对脐中),由此旁开取之,但此法对于胖人腹壁下垂者不甚准确。

2. 特性　"肾者作强之官,伎巧出焉"。肾藏精与志,通于脑。肾主水,其华在发,开窍于耳。肾为先天之本,受五脏六腑之精而藏之,为人身精气出入之源泉,又主宰一身之元气。肾与膀胱、生殖系统、神经系统、消化系统、呼吸系统均有关系。如果肾气足,则人体精力充沛,强劲有力,生殖力强,脑功能也精巧灵敏,消化旺盛。

肾俞穴在腰间,是十二脏腑背俞穴之一,属足太阳膀胱经,有调理肾气,强健脑脊,聪耳明目,健身体、壮元阳之功效。

3. 作用

(1)泌尿生殖系疾病可治急慢性肾炎、肾绞痛、肾下垂、遗精、遗尿、阳痿、月经不调、盆腔炎、不孕症、膀胱炎、膀胱麻痹、糖尿病、淋病。

(2)治腰痛、腰肌劳损、腰神经痛、下肢麻痹。

(3)治贫血、身体虚弱、面色㿠白、畏寒、四肢不温、慢性腹泻、耳鸣、耳聋、脱发、毛发干枯、多梦、失眠。

(4)肾虚引起的支气管哮喘。

4. 文献记载

(1)主治:主虚劳羸瘦,肾虚耳聋,心腹胀满急,两胁满胀,小腹急痛,小便淋漓,目视䀮䀮,少气,溺血,小便浊,滑精梦泄。肾中风,踞坐腰痛,消渴,五劳七伤,脚急,膝拘急,腰寒如水,头重身热,振栗,食多羸瘦,面黄黑,肠鸣,洞泄食不化,身肿如水,乘经交接成劳,寒热往来。

(2)摘要

《针灸甲乙经》:寒热,食多身羸瘦,两胁引痛,心下贲痛,心如悬,下引脐,少腹急痛,热,面黑,目䀮䀮,久喘咳,少气,溺浊赤,肾俞主之。

又:骨寒热,溲难,肾俞主之。

又:肾胀者腹满引背怏怏,腰髀痛,肾俞主之。

又:肾胀者,肾俞主之,亦取太溪。

《备急千金要方》:治肾寒方,灸肾俞百壮。

又:治诸风灸肾俞二处各七壮。

又:疟从腰脊发者灸肾俞百壮。又治肾风虚寒方,灸肾俞百壮。

又:丈夫梦失精及男子小便浊难,灸肾俞百壮。

又:消渴小便数,灸肾俞二处三十壮。

又:肾俞主寒中洞泄不化。

又:主咳喘少气百病。

又:主头身热赤振栗,腰中、四肢淫泺,欲呕。

又:治胞转小便不得方,灸肾俞百壮。

《外台秘要》:肾俞主腰痛不可俛仰反侧,头痛如破,足寒如水,腹鼓大寒,洞泄食不化,骨寒热引脊不得息。

《扁鹊心书》:肾俞二穴,凡一切大病,于此灸二三百壮。盖肾为一身之根蒂,先天之真源,本牢则不死。又治中风失音,手足不遂,大风癞疾。

《胜玉歌》:肾败腰疼小便频,督脉两旁肾俞除。

《通玄指要赋》:肾俞把腰疼而泻尽。

《类经图翼》:此穴主脏之热,与五脏俞同。一传治色欲过度,虚肿,耳痛耳鸣。

《玉龙歌》:肾弱腰疼不可当,施为行止甚非常,若如肾俞二穴处,艾火多加体自康。

又:肾败腰虚小便频,夜间起止苦劳神。命门若得金针助,肾俞艾灸起沉疴。

《席弘赋》:更有三间肾俞妙,善治肩背浮风劳。

六、中脘(太仓)

1. 取穴法　中脘穴在上腹部之中央,腹白线上。使病人仰面平卧,自胸歧骨(胸骨体、剑突联合处)至脐中心 1/2 处取穴。

2. 特性　中脘穴,又名太仓,位于中焦中点,适在胃上,"胃为水谷之海,主腐熟水谷"。为手太阳经、手少阳经、足阳明经三脉之所生。任脉经之所发,手太阴经之所始,足厥阴经之所终。又为胃经之募,六腑之会,凡腑病皆治之,又为回阳九针之一,主暴亡诸阳欲脱之疾。由此可见,中脘一穴与小肠、三焦、胃、肺、肝、任脉等六经均有关系,故有中脘为上纪之说。它有调胃和中、补虚益气、纳谷化湿、降逆止呕之功效。

3. 作用

(1)治急慢性胃炎、腹部胀满、呕吐、呃逆、胃痛、胃下垂、胃溃疡、胃扩张、消化不良、腹泻、便秘、肠梗阻、胃酸缺乏或过多、食欲缺乏、痢疾、肝炎。

(2)治高血压、神经衰弱、胃肠神经官能症、精神病。

(3)对子宫左屈、后屈有调整作用。

(4)治心下痞满、中气不足、气短。

4. 文献记载

(1)主治:主五膈,喘息不止,腹暴胀,中恶,脾疼,饮食不进,反胃,赤白痢,气心痛,伏梁,心下如覆杯,膨胀,面色萎黄,天行伤寒,热不已,温疟,先腹痛后泻,霍乱,泻出不知,食饮不化,心痛,身寒,不可俯仰,气逆发噎。

（2）摘要

《针灸甲乙经》：心下大坚，中脘主之。

又：胃胀者腹满胃脘痛，鼻闻焦臭妨于食，脘主之，亦取章门。

又：腹胀不通，寒中伤饱，食饮不化，中脘主之。

又：胃胀者，中脘主之，亦取章门。

又：伤忧悁思气积，中脘主之。

又：小肠有热，溺赤黄，中脘主之。

又：心痛身寒，难以俯仰，心疝气冲胃，死不知人，中脘主之。

又：溢饮胁下坚痛，中脘主之。

《备急千金要方》：小儿脾痫之为病，面黄腹大，喜痢，灸胃脘三壮。

又：治小儿暴痫者，身体正直如死人，及腹中雷鸣，灸太仓及脐中上下两旁各一寸凡六处。

又：积聚坚大如盘，冷胀，灸胃脘一百壮，三报（3次）。

又：虚劳吐血，灸胃管三百壮，亦主呕逆吐血，少食多饱，多唾。

又：心痛坚烦气结，灸太仓百壮。

又：狂癫风痫吐舌，灸胃脘百壮。

又：吐逆食不下，灸胃脘百壮，三报。

又：心腹诸病，坚满烦痛，忧思结气寒冷，霍乱心痛，吐下食不消，肠鸣泻利，灸太仓百壮。

又：治中恶方，灸胃脘五十壮愈。

又：中脘主胁下坚满痛。

又：主腹胀不通，疰大便坚，忧思损伤甚痛，作脓肿，往来上下，目黄振寒。

《外台秘要》：肘后疗霍乱先腹痛者，灸脐上十四壮，名太仓，在心厌下四寸更度之。

《扁鹊心书》：急慢惊风灸中脘四百壮。

又：产后血晕，灸中脘五十壮。

又：尸厥不省人事，又名气厥，灸中脘五十壮。

《玉龙歌》：脾家之症有多般，致成翻胃吐食难，黄疸亦须寻腕骨，金针必定夺中脘。

《百症赋》：中脘主乎积痢。

《行针指要歌》：或针痰，先针中脘三里间。

又：或针吐，中脘气海膻中补，翻胃吐食一般医。

《类经图翼》:孕妇不可灸。

七、关元(丹田)

1. **取穴法**　关元穴在下腹部之正中线上,使病人仰卧,由脐中至骨联合上缘折作 5 寸,在脐下 3 寸处取穴。

2. **特性**　关元为一身元气之所在,属任脉,为手太阳小肠之募穴。在脐下胞宫之上,为生化之源,当人体上下四旁之中,名为"大中极",为男子藏精、女子蓄血之处。又为足太阴脾经、足少阴肾经、足厥阴肝经与任脉之会。

别名丹田,是生命之田的意思,脑为上丹田,关元为下丹田。又是冲脉、督脉、任脉所起之所,此三脉者同发于胞中,称为一源三歧。《难经六十六难》集注云:"丹田者,人之根元也,精神之所藏,五气之根元,太子之府也。男子藏精,女子主月水,以生养子息,合和阴阳之门户也。"故有关元为下纪之说。它有培肾固本、调气回阳、主生殖、主原气之功效,长期施灸元气充足,虚损可复。所以能主治诸虚百损,壮一身之气。

3. **作用**

(1)可治泌尿生殖器疾病肾炎、睾丸炎、尿道感染、膀胱炎、膀胱麻痹、急性尿潴留、前列腺炎、慢性子宫病、夜尿、遗精、早泄、阳痿不举、缩阳症、月经不调、痛经、盆腔炎、赤白带、功能性子宫出血、不孕症、子宫下垂。

(2)可治慢性腹泻、腹胀、元气不足、虚喘、休克、虚脱、肠绞痛、痢疾。

(3)可治全身衰弱、少气乏力、精神不振、下腹部虚寒。常灸关元能防病保健、强壮体质。

4. **文献记载**

(1)主治:主积冷虚乏,脐下绞痛,渐入阴中,发作无时,冷气结块痛,寒气入腹痛,失精,白浊,溺血,暴疝,风弦头痛,转胞闭塞,小便不通、黄赤,劳热,五淋,泻利,奔豚抢心,妇人带下,月经不通,绝嗣不生,胞门闭塞,胎漏下血,产后恶露不止。

(2)摘要

《针灸甲乙经》:奔豚寒气入小腹,时欲呕,伤中,溺血,小便数,背脐痛引阴,腹中窘急欲凑,后泻不止,关元主之。

又:胞转不得溺,少腹满,关元主之。

又:暴疝痛少腹大热,关元主之。

又:女子绝子,衃血在内不下,关元主之。

《备急千金要方》：妇人绝子不生，胞门闭塞，灸关元三十壮报之。

又：一切痢灸关元三百壮，十日灸，并治冷痢腹痛。

又：脐下绞痛，流入阴中，发作无时，此冷气也，灸关元百壮。

《外台秘要》：肘后疗霍乱苦绕脐痛急者法，灸脐下三寸三七壮，名关元，良。

《行针指要歌》：或针虚，气海丹田委中奇。

《神农本草经》：治疝癖气痛，可灸二十一壮。

《扁鹊心书》：绍兴间，刘武军中步卒王超者，本太原人，后入重湖为盗，曾遇异人，授以黄白住世之法，年至九十，精彩腴润……后被擒，临刑监官问曰：汝有异术信乎？曰无也，惟火力耳，每夏秋之交，即灼关元千炷，久久不畏寒暑，累日不饥。至今脐下一块如火之暖。岂不闻土成砖，木成炭，千年不朽，皆火之力。死后刑官令剖其腹之暖处，得一块非肉非骨，凝然如石，即艾火之效耳。故《素问》云，年四十阳气衰而起居乏，五十体重，耳目不聪明矣，六十阳气大衰，阴痿，九窍不利，上实下虚，涕泣皆出矣。夫人之真元，乃一身之主宰，真气壮则人强，真气虚则人病，真气脱则人死。保命之法，灼艾第一，丹药第二，附子第三。人至三十，可三年一灸脐下三百壮，五十可二年一灸脐下三百壮，六十可一年一灸脐下三百壮。令人长生不老。余五十时，常灸关元五百壮，即服保命丹，延寿丹，渐至身轻体健，羡进饮食，六十三时，因忧怒忽见死脉于左手寸部，十九动而一止，乃灸关元命门各五百壮，五十日后，死脉不再见矣。每年常如此灸，遂得老年健康。

又：中年以上之人，口干舌燥，乃肾水不生津液也，灸关元三百壮。

又：人于无病时常灸关元、气海、命关（食窦）、中脘，虽未得长生，亦可保百余年寿矣。

又：一年辛苦惟三百，灸取关元功力多；健体轻身无病患，彭篯寿数更如何！

又：中年以上之人，腰腿骨节作疼，乃肾气虚惫也。邪所乘之证，灸关元三百壮。

又：腿荶间发赤肿，乃肾气虚邪著骨，恐生附骨疽，关元二百壮。

又：老人气喘，乃肾虚气不归海，灸关元二百壮。

又：老人大便不禁，乃脾肾气衰，灸左命关、关元各二百壮。

又：破伤风，牙关紧急，项强直，灸关元穴百壮。

南宋吴曾《能改斋漫录》卷十八载一事："有寇魁年八十，筋力绝人，盛寒卧地饮冰，了不为异"，"岁灸丹田百炷，行之盖四十余年"。

古代谚语云："若要安，丹田、三里不会干。"

《针灸资生经》:根据《难经疏》指出:"老医与人灸,皆从此说(指丹田穴),多者千余壮,少亦三二百"。

《医学入门》:关元主诸虚损,乃老人泄泻,遗精白浊,令人生子。

《类经图翼》:主治积冷,诸虚百损,脐下绞痛,渐入阴中,冷气入腹,小腹奔豚,夜梦遗精,白浊五淋、七疝,溲血,小便亦涩,遗沥,转胞不得溺,妇人带下瘕聚,经水不通,不妊,或妊娠下血,或产后恶露不止,或血冷月经断绝,但是积聚虚乏皆宜灸。

又:阴证阳寒及小便多,妇人赤白带下,俱当灸此(指关元),多者千余壮,少亦不下二三百壮,活人多矣,然须频次灸之,仍之兼三里,故曰若要安,丹田、三里不曾干。

又:此穴处人身上下四旁之中,故有名大中极。乃男子藏精,女子蓄血之处。

八、曲 池

1. **取穴法** 曲池穴在肱骨外上髁与桡骨小头之关节间,当肘窝横纹之端。屈肘略成直角,手心向里,在肘窝横纹头下陷中即是穴位。

2. **特性** 曲池,为手阳明大肠经合穴,合穴为五输穴之一。合治内腑,为上肢主要穴之一,有调节全身的功能,是整体疗法中不可或缺的穴位。因为"大肠者,传导之官,变化出焉"。本腑有传送运输的职责,它与肺经相表里,有治理调节的作用。所以曲池穴祛风解表,清热利湿,调和营卫,强壮明目,有主泻逆气之功效。

3. **作用**

(1)治疗眼科疾病:古代认为曲池是"目灸"名穴,灸曲池可使眼睛清亮,治眼睑炎、结膜炎等,容易奏效;对于角膜白斑、睑腺炎(麦粒肿、偷针眼)及虹膜炎、角膜实质炎等也可减轻症状。

(2)治疗皮肤病:对于荨麻疹、湿疹、汗疹,可灸曲池,再灸肩髃;对于疔、痈、疖,除灸曲池外,可并灸手三里、合谷;对于痈疽,除曲池外,还可在患部附近施灸。

治瘰疬除曲池外,再灸肘尖。治腮腺炎,除曲池外,可灸角孙。

(3)上肢疼痛。用于肱桡神经痛、臂肘神经痛、肩胛神经痛及肩胛关节周围炎、风湿痛、肘关节炎、上肢神经麻痹。

(4)各种发热、血压亢进、面赤头胀、半身不遂。

(5)胸膜炎、腭扁桃体炎、牙痛、鼻炎、口腔炎、头痛等。

4. 文献记载

(1)主治:主绕踝风,手臂红肿,肘中痛,偏风,半身不遂,恶风邪气,泣出,善忘,风瘾疹,喉痹不能言,胸中烦满,臂膊疼痛,筋缓捉物不得,挽弓不开,屈伸难,风痹肘细无力,伤寒余热不尽,皮肤干燥,瘰疬癫疾,举体痛,痒如虫啮,皮脱作疮,皮肤痂疥,妇人经脉不通,统治一切癫狂病。

(2)摘要

《马丹阳十二穴歌》:曲池拱手取,屈肘骨边求,善治肘中痛,偏风手不收,挽弓开不得,筋缓莫梳头,喉痹促欲死,发热更无休,遍身风癣癞,针著及时瘳。

《百症赋》:半身不遂,阳陵远达于曲池。

又:喉痹不能言,温溜及曲池主之。

《肘后歌》:腰背若患挛急风,曲池一寸五分攻。

《通玄指要赋》:但见两肘之拘挛,仗曲池而平扫。

秦承祖:主治大人小儿遍身疹痂疥。

《神农本草经》:治手肘臂膊疼细无力,半身不遂,发热,胸前烦满,可灸十四壮。

《针灸甲乙经》:伤寒余热不尽,曲池主之。

又:胸中满,耳前疼,齿痛,目赤痛,颈肿、寒热渴饮、辄汗出,不饮则皮干热,曲池主之。

又:肩肘中痛,难屈伸,手不可举重,腕急,曲池主之。

又:目不明,腕急,身热,惊狂,臂痿痹重,瘰疬,曲池主之。

又:癫疾吐舌,曲池主之。

《备急千金要方》:治瘰恶气,诸瘾疹,灸随年壮。又主身湿淫,时时寒。

《类经图翼》:肩髃、曲池,此二穴乃治病秘法也。

《杂病穴法歌》:头面耳目口鼻病,曲池、合谷为之主。

九、郄 门

1. 取穴法　郄门穴在前臂内侧面,掌横纹直上5寸,当桡侧腕屈肌和掌长肌之间。使人屈肘或伸肘仰掌,从掌后横纹至肘横纹折作12寸,由掌后横纹向上5寸处即是穴位。

2. 特性　郄门为手厥阴心包经之郄穴。郄穴为特要穴之一。它有救急作用,多用于顽固性病和急性病。它位于前臂内侧之中部,居手三阴经中间,对三阴经皆有影响,善治胸部诸疾。属心包经,心包即膻中,《素问·灵兰秘典论》说:"膻中者,臣使之官,喜乐出焉。"心包是心脏的外围,有传达心主命令和意志的职责,可以代心行事,代心受邪。所以郄门穴有宁心安神、理气宽膈、解痉镇痛之功效。

3. 作用

(1)治疗心血管系统疾病:可用于冠心病、心绞痛发作或预防风湿心悸亢进、心律不齐、心包炎、心动缓慢。

(2)治疗胸膜炎、胸痛、胸闷、休克、乳腺炎。

(3)治疗神经系统疾病:可用于膈肌痉挛、癔症发作、精神刺激性休克、肋间神经痛、前臂神经痛或麻痹。

4. 文献记载

(1)主治:主呕血,衄血,痔疾,心痛,呕哕,惊恐畏人,神气不足。

(2)摘要

《备急千金要方》:犯疔疮方,灸掌后横纹后五指,男左女右七壮即瘥,已用得效。疗肿灸法虽多,然此一法甚验,出于意表也。

又:郄门主衄血、吐血。

《针灸甲乙经》:心痛,衄哕呕血,惊恐畏人,神气不足,郄门主之。

又:呕血大陵及郄门主之。

十、足 三 里

1. 取穴法　足三里在小腿外侧之前上部,胫、腓两骨间。让病人正坐自然屈膝,以足掌放平为度,用本人之手虎口围住膝盖,示指放于膝下胫骨前缘,四指并拢,当中指尖着处是穴位。适在外膝眼直下 3 寸,胫骨外缘,当胫骨前肌与伸趾长肌之间;又法是伸足取之,适当膝下胫骨粗隆最高点下 1 寸,外开 1 寸处。以上尺寸以按骨度法从外踝尖至膝眼折作 16 寸计算。

2. 特性　足三里为足阳明胃经之合穴,是五输穴之一,其性属土经土穴,"合治内腑",凡六腑之病皆可用之。"胃者五脏六腑之海也。水谷皆入于胃,五脏六腑皆禀气于胃"。所以,胃为水谷之海,能包容五谷,荣养四旁。胃和脾相表里,均为仓廪之官。主要职责是受纳、运化水谷,输布精气、津液于全身。足三里为胃经之主要穴位,它有理脾胃、调气血、主消化、补虚弱之功效。

灸足三里能调整消化系统使之功能旺盛,吸收营养增加能源,对全身各系统都有强壮作用。金元时代,四大医学家之一李东垣特别注重脾胃,认为脾为后天之本,是生化的源泉,是生命的根本。灸足三里有温中散寒,健运脾阳,补中益气,宣通气机,导气下行,强壮全身的作用。是成年人保健灸的名穴,亦为回阳九针穴之一。

3. 作用

(1)常灸足三里可以养生保健:能增强体力,解除疲劳,强壮神经,预防衰老,对结核病、伤风感冒、高血压、低血压、动脉硬化、冠心病、心绞痛、风心病、肺心病、脑出血及其他病症都有防治作用。三里之灸能祛病延年,所以古来把三里灸称为长寿灸。

(2)防治肠胃病:足三里是胃经的穴位,主消化系统疾病,有"肚腹收于三里"之说。对于腹部疾病,如胃肠虚弱、功能低下、食欲缺乏、羸瘦、腹膜炎、肠雷鸣、腹泻、便秘、消化吸收不良、肝脏疾病、胃痉挛、急慢性胃炎、口腔及消化道溃疡、急慢性肠炎、胰腺炎、腹水膨胀、肠梗阻、痢疾、胃下垂等,灸足三里穴相当有效。但胃酸过多空腹时胃灼热感者,不宜灸足三里,灸其邻近处阳陵泉有良效。

(3)灸足三里有健步作用:能加强下肢体力,防治四肢肿满、倦怠、股膝酸痛、软弱无力诸症。对胫腓骨神经痛、坐骨神经痛、小儿麻痹、脚气、末梢神经炎等灸之亦效。

(4)有补益肾气的作用:对耳鸣、眩晕、腰痛、尿频、遗尿、小便不通、遗精、阳痿、早泄、哮喘等有效。

(5)其他:头痛、失眠、贫血、神经衰弱、乳痈、气臌、半身不遂等均可灸足三里。

(6)慢性病:如眼疾、视力减退、鼻病、耳病、过敏性疾病都可取用此穴。

4. 文献记载

(1)主治:主胃中寒,心腹胀满,肠鸣,脏气虚惫,真气不足,腹痛食不下,大便不通,心闷不已,卒心痛,腹有逆气上攻;腰痛不得伏仰,小肠气,水气蛊毒,痃癖,四肢满,膝酸痛,目不明,产妇血晕,不省人事,五劳七伤。

(2)摘要

《针灸甲乙经》:狂歌,妄言,怒恐,恶人与火,骂詈,三里主之。

又:风痉身反折,先取足太阳及腘中及血络出血。腘中有寒,取三里。

又:五脏六腑之胀,皆取三里。三里者,胀之要穴也。

又:水腹胀,皮肿,三里主之。

又:邪在脾胃,则病肌肉痛。阳气有余,阴气不足,则热中善饥;阳气不足,阴气有余,则寒中肠鸣腹痛;阴阳俱有余,若俱不足,则有寒有热。皆调其三里。

又：胃病者，腹膜胀，胃脘当心而痛，上肢两胁，嗝噎不通，食饮不下，取三里。

又：腹中雷鸣，气上冲胸，喘，不能久立，邪在大肠也，刺肓之原，巨虚、上廉、三里。

又：腹中不便，取三里。盛则泻之，虚则补之。

又：肠中寒，胀满善噫，闻食臭，胃气不足，肠鸣腹痛泻，食不化，心下胀，三里主之。

又：少腹肿痛，不得小便，邪在三焦。取之足太阳大络，视其络与厥阴小络结而血者；肿上及胃脘，取三里。

又：霍乱，遗矢失气，三里主之。

又：阴气不足，热中，消谷善饥，腹热身烦，狂言，三里主之。

又：胸中瘀血，胸胁楷满，膈痛，不能久立，膝痿寒，三里主之。

又：乳痈有热，三里主之。

华佗：三里主五劳羸瘦，七伤虚乏之疾，胸中瘀血，乳痈。

《千金翼方》：主腹中寒，胀满肠中雷鸣，气上冲胸，喘不能久立，腹痛，胸腹中瘀血，小腹胀，皮肿，阴气不足，小腹坚。伤寒热不已，热病汗不出，喜呕口苦，壮热，身反折，口噤，肿痛不可回顾，喜悲，口僻，乳肿，喉痹不能言，胃气不足，久泻痢，食不化，胁下支满，膝痿寒热，消谷善肌，腹热身烦，狂言，乳痈，喜噫，恶闻食臭，狂歌妄笑，恐怒大骂，霍乱，遗矢失气。阳厥，凄凄恶寒，头眩小便不利，脚气。

《千金要方》：身重肿坐不欲起，风劳脚疼，灸五十壮，刺五分补之。

《外台秘要》：凡人年三十以上，若不灸三里，令人气上眼暗，所以三里下气也。

《类经图翼》：小儿忌灸三里，三十外方可灸，不尔反生疾。

《卫生宝鉴》：治乳痈肿痛，诸药不能止痛者三里穴针入五分，其痛立止，如神。

《席弘赋》：虚喘须寻三里中。

又：手足上下针三里，食癖气块凭此取。

又：耳内蝉鸣腰欲折，膝下明存三里穴。

《马丹阳十二穴歌》：三里膝眼下，三寸两筋间。能通心腹胀，善治胃中寒。肠鸣并泄泻，腿肿膝酸。伤寒羸瘦损，气蛊及诸般。年过三旬后，针灸眼便宽。

《杂病穴法歌》：泄泻肚腹诸般疾，三里内庭功无比。

又:小便不通阴陵泉,三里泻下溺如注。

《胜玉歌》:两膝无端肿如斗,膝眼三里艾当灸。

《通玄指要赋》:三里却五劳之羸瘦。

又:冷痹肾败,取足阳明之土(合穴三里)。

《行针指要歌》:或针痰,先针中脘三里间。

《四总穴歌》:肚腹三里留。

秦承祖:诸病皆治,食气、水气,蛊毒、疟癖、四肢肿满、膝酸痛、目不明。

《神农本草经》:治心腹胀满,胃气不足,饮食不化,疟癖气块、吐血,腹内诸疾,五劳七伤,灸七壮。

《灸法口诀指南》:膈症,腹胀,水肿,便血,上火,目眩。胃气虚弱,不思饮食均可治。凡灸过上部者,必少灸此处,以减火气。此外,凡灸四华、膏肓、百会等上部穴位时,尤须灸此。又,人过四十以后,阴气渐衰,火气易于上冲,常灸此穴三五壮可防上逆。

《医说》:若要安,三里莫要干。患风疾人,宜灸三里者,五脏六腑之沟渠也。常欲宣通,即无风疾。

《经穴摘要歌》:足三里治气上攻,诸虚牙痛及耳聋,噎膈膨胀水肿喘,寒湿脚气兼痹风。

日本·泽田健:"足三里为胃病及鼻病的要穴。"

又:古时称为长寿灸,日本民间有八日灸,即每月初一灸一次,每隔八日灸一次。

又:三里治脾胃肾有效,故名三里,里同理亦即三理。能治委中强硬及膀胱疾病。三里养先天之气,灸三里可使元气不衰,故称长寿之灸。

又:小儿灸三里,会妨碍成长。

《江间式心身锻炼法》:无病长寿法。每月必有十日灸足三里穴,寿至二百余岁。

《针灸大成》:中风预防灸,若有中风先兆时,便宜急灸三里,绝骨四处,各三壮,春交夏时,夏交秋时,俱宜灸,常令二足有灸疮为妙。按:"二足"即两个足三里穴。

《医宗金鉴》:小儿忌灸(三里穴)恐眼目不明。

总之,根据古今文献记载,足三里为主治一切脾胃疾病的总穴,应用极广,治疗范围上达头面,下及脚趾,深入脏腑,一切劳损瘦弱慢性疾病。凡有胃肠失调,运化失职,上中下焦部位,不论虚实寒热各种胃肠疾病针灸足三里,能收健脾养胃,温中散寒,解痛止吐,促进食欲的疗效。对于外科手术后引起的腹痛、腹胀、不排气等症,急灸三里或针三里、内庭、公孙等穴能行气止痛通便消胀,效果显著。

十一、阳陵泉

1. 取穴法　阳陵泉在腓骨小头之前下部凹陷处。使病人正坐屈膝,将足自然放平,从膝外侧关节之下,按取腓骨小头和胫骨粗隆两点向下呈等边三角形,其下尖端是穴位。恰在足三里斜上一横指处。

2. 特性　阳陵泉为足少阳胆经之合穴,亦属五输穴之一。合治内腑。又为八会穴之一,筋会于阳陵,为下肢主要穴位。属胆经,"胆者,中正之官,决断出焉",有刚正果决、直而不疑,不偏不倚,判断正确、处理适当之职责,亦有参与运化食物之功能。

阳陵泉有清肝利胆、驱除湿邪、强壮筋骨、健胃制酸之功能。

3. 作用

(1)治肝胆系统疾病:对急慢性肝炎、胆囊炎、胆结石、胆道蛔虫症、黄疸有治疗作用;同时可以改善肝功能,有降低转氨酶的效能。

(2)对胃酸过多者,针灸此穴有良效,可促进胆汁分泌,帮助消化;治习惯性便秘。

(3)治高血压、偏头痛、半身不遂、胸膜炎、肋间神经痛。

(4)治肩关节周围炎、膝关节炎、坐骨神经痛或麻痹、下肢痉挛及麻木不仁、小儿麻痹后遗症、脚气。

(5)青年妇女常灸可能停经或推迟,必与三阴交同用。

4. 文献记载

(1)主治:主膝伸不得屈,髀枢、膝骨冷痹,脚气,膝股内外廉不仁,偏风半身不遂,脚冷,面无血色。苦嗌中吩然,头面肿,足筋挛。

(2)摘要

《针灸甲乙经》:胆胀者,阳陵泉主之。

又:胁下支满,呕吐逆,阳陵泉主之。

又:髀痹引膝股外廉痛,不仁,筋急,阳陵泉主之。

又:胆病者,善太息,口苦,呕宿水,心下澹澹,善恐,如人将捕之,嗌中吩吩然,数唾,候在足少阳之本末,亦视其脉之陷下者灸之。其寒热者取阳陵泉。

《备急千金要方》:治诸风灸阳陵泉二处各七壮。

又：阳陵泉主失禁遗尿不自知。

《马丹阳十二穴歌》：阳陵居膝下，外廉一寸中。膝肿并麻木，冷痹及偏风。举足不能起，坐卧似衰翁。针入六分止，神功妙不同。

《玉龙歌》：膝盖红肿鹤膝风，阳陵二穴亦堪攻。

《席弘赋》：最是阳陵泉一穴，膝间疼痛用针烧。

又：脚疼膝肿针三里，悬钟二陵三阴交。

《百症赋》：半身不遂，阳陵远达于曲池。

又：胁痛只须阳陵泉。

又：脚连胁腋痛难当，环跳阳陵泉内杵。

又：冷风湿痹针环跳，阳陵三里烧针尾。

《通玄指要赋》：胁下肋边者，刺阳陵而即止。

《神农本草经》：治足膝冷痹不仁，屈伸不得，半身不遂痛，胁肋疼痛，可灸十四壮至二十一壮。

《类经图翼》：主治偏风半身不遂，足膝冷痹不仁无血色，脚气、筋挛、筋软、筋缩、筋痛，寒热头痛，胸胁胀满，心中怵惕。

十二、三　阴　交

1. 取穴法　三阴交穴在内踝直上约 3 寸处，胫骨后缘。从内踝至阴陵泉折作 13 寸，当内踝正中直上三寸之处取穴。

2. 特性　三阴交为足三阴经之交会穴，所以有主治肝、脾、肾三个脏腑疾病的作用，亦为回阳九针穴之一。穴属脾经，脾经直抵腹内属脾络胃。重点在脾，有健脾和胃化湿、疏肝益肾、调经血、主生殖之功效。

3. 作用

(1)消化系统疾病：腹部胀满、消化不良、食欲缺乏、腹痛、腹泻、下痢、脾胃虚弱、肠鸣、食物不化、便血、便秘。

(2)泌尿、生殖系统疾病：夜尿、小便不利、膀胱炎、急慢性肾炎、阳痿、遗精、睾丸炎、月经不调、痛经、带下、经闭、功能性子宫出血、不孕症、难产、子宫收缩无力、死胎不下、胎盘滞留。

(3)神经精神系统疾病：神经衰弱、心悸、失眠。

(4)心血管疾病：高血压、冠心病。

(5)其他疾病：下肢内侧神经痛及麻痹、小儿麻痹后遗症、足外翻、神经性皮炎、湿疹、荨麻疹、风湿性紫斑。

4. 文献记载

（1）主治：主脾胃虚弱，心腹胀满，不思饮食，脾痛身重，四肢不举，腹胀肠鸣，溏泻，食谷不化，疝癖，腹寒，膝内廉痛，小便不利，阴茎痛，足痿不能行，疝气，小便遗失，胆虚，食后吐水，梦遗失精，霍乱手足逆冷，颊车蹉开，张口不合，脐下痛不可忍；小儿客忤，妇人临经行房羸瘦，癥瘕，漏血不止，月水不止，妊娠胎动，横生，产后恶露不行。出血过多，血崩晕，不省人事，经脉闭塞不通，经脉虚耗不行者，补之，经脉益盛则通。

（2）摘要

《针灸甲乙经》：足下热胫痛，不能久立，湿痹不能行，三阴交主之。

又：飨泄补三阴交。上补阴陵泉，皆久留之。热行乃止。

又：惊不得眠，善断水气，上下五脏游气也。三阴交主之。

《肘后方》：治霍乱先手足逆冷者，灸足内踝上尖骨是也。两足各七壮，不愈加数。（指三阴交）

《备急千金要方》：治白崩方，灸小腹横纹当脐孔直下百壮，又灸内踝上三寸左右各百壮。

又：三阴交主足下热，胫痛不能久立，湿痹不能行，腹中热，苦寒膝内痛，心悲，气逆腹满，小便不利，厥气上及巅。脾病者身重苦饥，足痿不欲行，善瘈脚下痛，虚则腹胀肠鸣，溏泻食饮不化，脾胃肌肉痛。

又：女人漏下赤白及血，灸足太阴五十壮。穴在内踝上三寸，足太阴经，名三阴交。

又：梦泄精，灸三阴交三七壮，梦断神良。又劳淋灸足太阴百壮，穴在内踝上三寸三报之。又……食后吐水，灸三阴交随年壮。

又：胆虚寒灸三阴交各二十壮。

《外台秘要》：集验灸丈夫梦泄法，灸足内踝上名三阴交二七壮。

《杂病穴法歌》：脾病气血先合谷，后刺三阴针用烧。

又：呕噎阴交不可饶，死胎阴交不可缓。

《针灸聚英》：宋太子出苑，逢妊妇诊曰女，徐文伯诊曰一男一女，太子性急欲视。文伯泻三阴交，补合谷，胎应针而下，果如文伯之诊。

《胜玉歌》：阴交针入下胎衣。

《备急千金要方》：内踝上三寸绝骨宛宛中，灸五十壮。主咳逆，虚劳寒损，忧恚，筋骨挛痛。又心中咳逆，溲注腹满，喉痹，项颈满。肠痔、疝气、痔血、阴急、鼻衄、骨疮、大小便涩、鼻中干燥，烦满狂易，走气，凡二十二种病，皆当灸之也。

《针灸则》：臁疮不愈，灸三阴交七壮至三十壮，则再不发。

《眼科锦囊》：上睑低垂轻证者，灸三阴交。

《类经图翼》：妊娠禁忌。

第四节　保健灸的配穴处方

前述 12 个主要穴位(图 4-1～图 4-5)，都是常用于保健灸的穴位。应用时，可根据个人的身体素质和脏腑功能的偏盛偏衰，以纠偏补弊的原则，有重点地选择配方。现举例配方如下。

1. 呼吸系统　风门、身柱、足三里、肺俞。

2. 心血管系统

(1)高血压：风门、曲池、足三里、绝骨。

(2)冠心病：身柱、郄门、三阴交、膻中、内关。

3. 消化系统　脾俞、中脘、足三里、阳陵泉(胃酸过多)、胃俞。

4. 神经系统　大椎、身柱、肾俞、足三里。

5. 泌尿生殖系统　肾俞、关元、三阴交、足三里、命门。

6. 一般强壮　作为一般强壮施灸者，可取足三里、中脘、关元，或单灸足三里就有很好的健身作用。小儿灸身柱穴。

以上介绍保健灸的六组基本穴位，可以因人因病选择使用，每组用三四穴即可，不必全用。灸的日期、时间，根据具体情况而定，如为强壮保健之目的，可以三五日或 1 周施灸 1 次，每次每穴灸 3～5～7 壮，艾炷如麦粒大小即可。如遇急性病或疾病发作时，可以每日施灸或一日灸数次，艾炷及壮数亦可加大加多。其中有些穴位，对动脉硬化、高血压、心绞痛有效，有预防中风的作用，有心血管疾病的人，更应坚持施灸。

保健灸法，每次不过 10 分钟，既无多大痛苦，又不费事，长期施灸，坚持下去可以提高健康水平，值得大力推广。

保健主要选穴见图 4-1 至图 4-5。

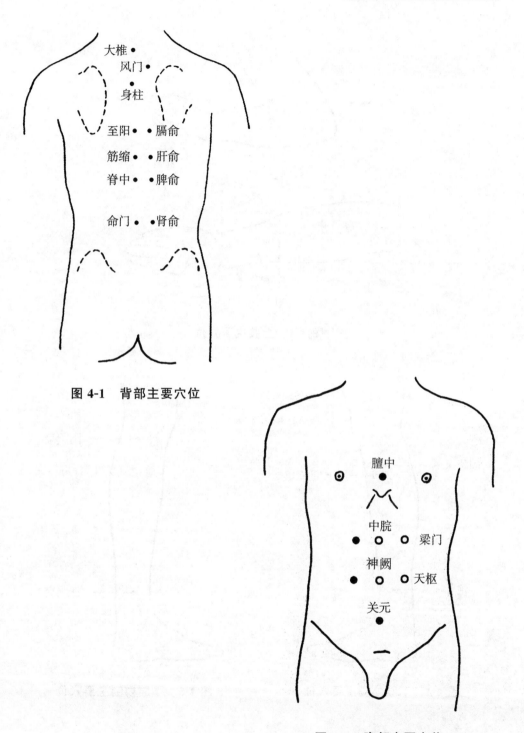

图 4-1 背部主要穴位

图 4-2 腹部主要穴位

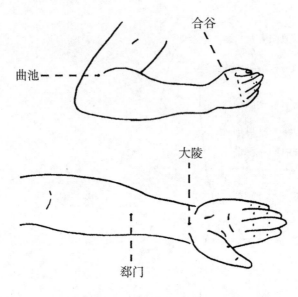

图 4-3　上肢主要穴位

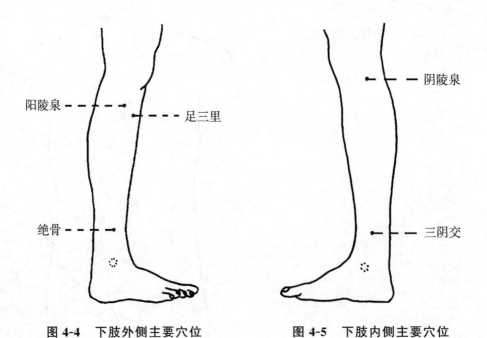

图 4-4　下肢外侧主要穴位　　　　图 4-5　下肢内侧主要穴位

第五章　经络和穴位

第一节　经　络

经络学说是中医学理论基础之一。经络的功能是运行气血，联系脏腑，通达表里，贯穿上下，依次传注，运行不息，所以不论在生理、病理、诊断、治疗上均有重要作用。《内经·经别篇》说："人之所以生，病之所以成，人之所以治，病之所以起，学之所始，工之所止也。"这就说明经络是运行气血维持人体生理活动的通路，也是发生病理变化的传注系统，并且是临床诊断和决定治疗措施的重要依据。《内经·本脏篇》说："经脉者所以行气血而营阴阳，濡筋骨利关节者也。"指明经脉是人体气血运行的道路。气血为人生命之要素，必须通过经脉这个循环体系才能发挥作用。凡人体脏腑、筋骨、皮肤、肌肉等一切组织器官都是靠经脉输送营养，补充供给，进行新陈代谢。所以经络学说有很大的实用价值，不仅针灸医学需要经络，而且中医其他各科理论基础也都与经络学说分不开。明代喻嘉言在《医门法律》中说："凡治病不明脏腑经络，开口动手便错。"可见经络是非常重要的。

一、经络的含义

所谓"经"即有径的意思，直行的主要干线，称为经脉；"络"有网络的意思，横行旁而出的分支，有联络它经的作用，称为络脉。二者合称为经络。

关于经脉的发生来源，据《内经·海论篇》："十二经脉者，内属于脏腑，外络于肢节。"说明经脉导源于五（六）脏六腑，外络于肢体关节，通达五官七窍，把皮毛、筋肉、血脉等组织器官联络起来，使人体内外、上下、左右、前后像网络一样互相贯通，成为一个有机的整体。

二、经络的命名

经络的命名是结合脏腑、手足、阴阳而定的。脏,有储藏人体内一切精微物质的作用,属阴,共有六,即肝、心、脾、肺、肾、心包;腑,有进行消化、传导、排泄的活动功能,共有六,即胆、胃、大肠、小肠、三焦、膀胱。六脏六腑,各发出一条经脉,因为它直接发源于脏腑,起主导作用,所以叫十二正经,称为十二经脉。经脉和脏腑一样,分为阴阳两个属性。根据一切事物的发生、发展、毁灭等规律,把阴阳也各分为三个阶段。阴气初生,叫少阴,阴气大盛叫太阴,阴气将尽叫厥阴;阳气旺盛叫太阳,阳气盛极叫阳明,阳气衰弱叫少阳。这样把阴经分为三个名称,即:少阴、太阴、厥阴;阳经分为三个名称,即太阳、阳明、少阳;共六个经名。

$$
阴经(内侧属里)
\begin{cases}
太阴 —— (前) —— 阳明 \\
厥阴 —— (中) —— 少阳 \\
少阴 —— (后) —— 太阳
\end{cases}
(外侧属表)阳经
$$

阴阳六经,在脏腑互为表里,在肢体也是阴阳配合(取立正姿势,凡循行在外的属阳,循行在里的属阴)。

三、经脉的循行部位

经脉在体表,走在上肢的称为手经,走在下肢的称为足经。而手、足又区分为阴、阳两面,就成了四个组,即手三阳经、手三阴经、足三阳经、足三阴经,成为十二经脉,在人体分左右对称循行,共二十四条。凡走在上肢外面的叫手阳经,走在上肢里面的叫手阴经;走在下肢外面的称足阳经,走在下肢里面的叫足阴经。走在最里面的叫太阴,走在最前面的叫阳明。走在后面的叫少阴和太阳,走在中间或侧面的叫厥阴和少阳。由哪个脏腑发出的就随哪个脏腑的名称。

四、脏腑经脉的分布规律

脏腑经脉的分布规律是:凡在横膈以上的脏,其经脉分布在手上,横膈以下的脏,其经脉分布在足上,且按表里关系,腑随脏走,即有表里关系的腑随有表里关系的脏分配,如大肠与肺相表里,肺脏在上,其经脉走在手上,大肠经也走在手上。脾与胃相表里,脾脏在下,其经脉走在足上,胃经也走在足上。

了解上面的分布规律,就可按脏腑手足阴阳分出经脉的名称。比如肺脏发出的经脉,走在上肢内侧最里面,就叫手太阴肺经,由胃腑发出的经脉走在下肢最前面,就叫足阳明胃经。十二经的全部名称如下。

$$手三阴 \begin{cases} 手太阴肺经 \\ 手少阴心经 \\ 手厥阴心包经 \end{cases} \quad 手三阳 \begin{cases} 手阳明大肠经 \\ 手太阳小肠经 \\ 手少阳三焦经 \end{cases}$$

$$足三阴 \begin{cases} 足太阴脾经 \\ 足少阴肾经 \\ 足厥阴肝经 \end{cases} \quad 足三阳 \begin{cases} 足阳明胃经 \\ 足太阳膀胱经 \\ 足少阳胆经 \end{cases}$$

五、经脉的循行规律

经脉循行有一定的规律,具体方向如下。

手之三阴胸走手　　手之三阳手走头

足之三阳头走足　　足之三阴足走胸

六、经脉的循行程序

人体气血在经脉中循行有一定的程序,气血来源于中焦水谷之气,化为精微,上布于肺,由肺经开始,至肝经而终,然后复注于肺经。所以,气血首先从肺经起始,逐次交接循行,其程序是:肺经→大肠经→胃经→脾经→心经→小肠经→膀胱经→肾经→心包经→三焦经→胆经→肝经→肺经。

如环无端,则循行不息。为了便于记忆,列口诀如下。

肺与大肠胃连脾　　心接小肠膀胱及

肾经走向心包络　　三焦胆肝循不已

七、脏腑的表里关系

十二脏腑,分为六对,即一脏配一腑,一阴配一阳,是按其属性分配的,也就是阴阳配偶关系。

肺与大肠　　脾与胃　　　心与小肠

肾与膀胱　　心包与三焦　肝与胆

八、脏腑经脉的属络关系

经脉从哪个脏腑发出,即属哪个脏腑,它另发出一条支脉,联络其配偶关系的脏腑,称为属络关系(表 5-1)。如肺经属肺络大肠,大肠经属大肠络肺;胃经属胃络脾,脾经属脾络胃;心经属心络小肠,小肠经属小肠络心;膀胱经属膀胱络肾,肾经属肾络膀胱;心包经属心包络三焦,三焦经属三焦络心包;胆经属胆络肝,肝经属肝络胆。

表 5-1　属络关系

经脉	肺经	大肠经	胃经	脾经	心经	小肠经	膀胱经	肾经	心包经	三焦经	胆经	肝经
属	肺	大肠	胃	脾	心	小肠	膀胱	肾	心包	三焦	胆	肝
络	大肠	肺	脾	胃	小肠	心	肾	膀胱	三焦	心包	肝	胆

这就是脏腑经脉的属络关系。脏腑之间是通过经脉的内在互相联络而沟通的,它的属与络和表里关系相同,这样就加强了脏腑之间的相互关系。

九、表里经脉交接

表里经脉的交接相传,都在手足末端,互相联络交接,其交接规律是:手阴经交于手阳经,足阳经交于足阴经。如手太阴经脉自大指后腕上,别出一支,走次指之端,交于手阳明经脉;足阳明经脉,自跗上别出一支,走足大趾交于足太阴经脉;手少阴经自小指末端,与手太阳经相交接。足太阳经,自小趾外侧尖端,与足少阴相交接;手厥阴经,有一支脉从掌内沿环指直达指尖,与手少阳经脉相交接;足少阳经有一支脉从足背走足大趾、三毛处,与足厥阴经相交接。

十、手足经脉相传

手足经脉相传,即手经与足经相互传注的关系。手三阳经交足三阳经都在头面:手阳明大肠经交足阳明胃经在鼻旁;手太阳小肠经交足太阳膀胱经在目内眦;手少阳三焦经交足少阳胆经在目外眦。足三阴经交手三阴经都在胸胁:足太阴脾经交手少阴心经在心中;足少阴肾经交手厥阴心包经在胸中;足厥阴肝经交手太阴肺经在肺内。

从以上关系可以看出,手足上下相传的部位,一是在头面,一是在胸胁,说明头面、胸胁都是经脉交接的重要部位。同时可以了解到脏与脏、腑与腑之间的关系,是有经脉交接的缘故。例如脾和心有关系,心包和肾有关系,小肠和膀胱有关系等,都是交接关系。经脉相通,在临床上很有实用价值,从这里也可以明白"胃不和则卧不安""心肾不交"的道理所在了。

从以上几种关系可见,经络分布无所不至,它能使脏与脏之间,腑与腑之间,脏与腑之间,脏腑与体表之间,体表与脏腑之间,都有联系,发生交会交叉,互相沟通,纵横交错,把人体内外上下,所有一切组织器官,紧密结合起来,成为一个有机的整体。

十一、十五(六)络脉

这里说的十五络脉,是经脉走行在体表上发出横斜的旁支,联络有表里关系的经脉,使之互相衔接,起纽带作用。例如:手太阴肺经在手腕上的列缺穴处,发出一条络脉,通向手阳明大肠经;手阳明大肠经,在手腕上偏历穴处发出一条支脉,通向手太阴肺经。这就加强了经脉在体表上的互相联系,使两经关系更为密切。十二经脉中有六对表里关系的经脉都是这样互相沟通的。

十二正经各发出一支络脉,再加上任、督脉之络脉和脾经之大络,总称为十五络脉;也有加胃之大络总称十六络者。它们的名称仍以十二经为主,各冠以本经名称,如手太阴络、手阳明络等,具体部位加上穴名就是它的全部名称。

(一)十五(六)络脉歌

人身络脉一十五　　各有其位须详记
手太阴络为列缺　　手少阴络即通里
手厥阴络为内关　　手太阳络支正居
手阳明络偏历当　　手少阳络外关地
足太阳络号飞扬　　足阳明络丰隆起
足少阳络为光明　　足太阴络公孙寄
足少阴络名大钟　　足厥阴络蠡沟系
阳督之络号长强　　阴任之络为尾翳
脾之大络名大包　　胃之大络名虚里

(二)十五络脉表

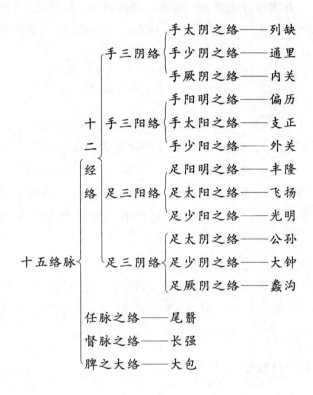

手三阴络
- 手太阴之络——列缺
- 手少阴之络——通里
- 手厥阴之络——内关

手三阳络
- 手阳明之络——偏历
- 手太阳之络——支正
- 手少阳之络——外关

足三阳络
- 足阳明之络——丰隆
- 足太阳之络——飞扬
- 足少阳之络——光明

足三阴络
- 足太阴之络——公孙
- 足少阴之络——大钟
- 足厥阴之络——蠡沟

十二经络 —— 十五络脉

任脉之络——尾翳
督脉之络——长强
脾之大络——大包

十二、奇经八脉

奇经八脉是相对正经而言的,古人发现除十二经脉之外,又有另外八条经脉,它不直接属于脏腑,又无表里配偶关系,所以称为奇经。奇经八脉的名称是督脉、任脉、冲脉、带脉、阴维脉、阳维脉、阴跷脉、阳跷脉。其作用是在十二正经之间,纵横交错,统帅阴阳,运行气血,对正经的运行起调节蓄溢作用。如果把正经比作江河,而奇经则如同沟渠湖泽了。如督脉循行在背部后正中线上,有独立的路线和穴位,有总督一身诸阳脉的作用,称为"阳脉之海";任脉经循行在前正中线,有独立的路线和穴位,有总任一身之阴的作用,称为"阴脉之海"。所以,把这两条经专列出来和十二经排在一起,合成十四经的循环体系,这就是十四经名称的由来。

其他六条脉均贯穿在十四经之间,也起着运行气血、维系阴阳的作用。它们没有专属的腧穴,其腧穴寄附于十二正经之中。

(一)奇经八脉总括歌诀

奇经八脉阴阳维　二跷冲带不相依

阳督阴任独行径　六脉无穴循经里

不连脏腑无配偶　纵横交错兼蓄溢

统帅阴阳运气血　调节经水比沟渠

(二)十四经脉循行与体内属络

手太阴肺经——属肺络大肠与胃联系:胸→手臂内侧前沿→
手拇指

手阳明大肠经——属大肠经肺:示指→手臂外侧前沿→肩→
颈→头面

┐互为表里

足阳明胃经——属胃络脾:头面→胸腹→腿外侧前沿→足次趾

足太阴脾经——属脾络胃与心舌联系:大趾→小腿内侧中
间→大腿内侧前沿——腹、胸

┐互为表里

手少阴心经——属心络小肠与眼联系:胸→手臂内侧后缘→
手小指

手太阳小肠经——属小肠络心与胃联系:小指→手臂外侧后
缘→肩→头面→眼、耳

┐互为表里

足太阳膀胱经——属膀胱络肾与脑联系:目内眦→头顶→
头后→背→腿后外侧→足小趾

足少阴肾经——属肾络膀胱与脊柱、肝、肺、心、喉、舌根联系:
小趾→足心→腿内侧后缘→腹胸

┐互为表里

手厥阴心包经——属心包络上、中、下三焦:胸→手臂内侧
中间→手中指

手少阳三焦经——属上、中、下三焦络心包:环指→手臂外侧
中间→肩→颈→头侧面→与耳、眼眶联系

足少阳胆经——属胆络肝:头侧→胸胁→腿外侧中间→足
第4趾

足厥阴肝经——属肝络胆与肺、胃、眼、头顶联系:大趾→腿
内侧→腹、胸胁

┐互为表里

督脉——胞中→长强→大椎→头顶→前额→鼻柱→龈交

任脉——胞中→脐中→胸→咽喉→口唇→前面部→目下

十三、经络在医学上的应用

经络在人体正常生理情况下,是气血循环,是维持生命活动的道路。在病理情况下,外邪也是通过经络来传导的。《内经·皮部论》中说:"凡十二经脉者皮之部也,是故百病之始生也,必先于皮毛,邪中之,则腠理开,开则入客于络脉,留而不去,传入经,留而不去,传入于腑,禀于肠胃。"说明外邪侵犯人体是从经络逐渐传入于脏腑,是由表向里相传的。相反,如果脏腑发生病变,也会凭借经络反映到体表上来。如肺病则膺痛,心病则胸痛,肝病则胁痛,脾病则身重腹泄,肾病则腰酸腿困,胆热则口苦耳聋。还有,体表的组织器官发生病变,也会循其经脉,影响到有关内脏中去。所有这些都是经络的传递作用。

因此,在临床上诊断疾病,也可以凭借经络的表现来判断病情。如《内经·官能篇》说:"察其所痛,左右上下,知其寒温,何经所在。"又如《内经·卫气篇》中说:"能别阴阳十二经者,知病之所生,候虚实之所在者,能得病之高下……"都说明根据经络表现诊察病情的重要性。临床上,常见心经有热,则生口疮,小便色赤;心胸痛,则上肢内侧心包经郄门穴处常常出现压痛点;外感风寒,往往鼻不通或流清涕;胃肠病发生泄泻,下肢内侧脾经的阴陵泉穴上也会出现敏感反应。

根据临床诊断结果,就可以利用经络的传导作用进行治疗。《内经·经脉篇》上说:"经脉者,所以能决生死,处百病,调虚实,不可不通。"说明通过经络可以调理虚实,治疗各种病症。中医各科都贯穿着经络学说,特别是针灸医学,更与经络有密切关系。因为经络是疾病在体表或皮下组织上所呈现的反应系统,经穴为经络上的反应点。凡用针灸疗法,必须在一定反应点——穴位上施行,才能得到良好效果,所以必须掌握经络和经穴的基本知识。

第二节 穴 位

临床上用针灸治病,最重要的条件是必须掌握某病取某穴,穴位在哪里,归属何经,如何取法及针法灸法等基本知识。这些知识必须事先掌握,而且要达到熟练的程度,应用时才能胸有成竹,左右逢源,得心应手。否则,临时再去思索查书,就来不及了。经穴比较复杂,只凭阅读,不易记住,必须熟读歌诀,才能记牢;为了解决这个难点,我们选编了十四经简要穴分寸歌 14 篇,计 187 穴、187 句、1309 个字,如肯下功夫,半月左右就能背诵了。

读歌诀的方法,最好在每天早晨,如同读古典文学、诗词、外语一样,高声朗诵,眼看耳听,手写默记,互相结合。逐句攻,分段读,有条不紊地依次熟读。念会一句,再念下句;念会一段再念下段;念会一经再念一经。每天都要从头念起,熟悉的一念就过,陌生的地方再努力"攻",生句绕口之处,要连念 10 遍,直至念熟,再往前念,勿贪多求快。总之,要不厌百遍千遍地念下去,最后达到快速流利,能背诵的程度。这就是循环往复的背诵法,先"死读"而后就能活用了。

读歌诀,首先要理解歌词的意思,对生字的读音要查字典读准确,歌中穴名要知道哪是本经的穴位,哪是借用别经的穴名;用来说明穴道位置的,凡是本经穴名要做个记号,以示为本经之穴。特要穴(原穴、络穴、俞穴、募穴、郄穴、八会穴等)也可以做记号,还要注意经脉的起止、转折和通过关节之处,以便了解经脉的循行路线。读完分寸歌,还要不时温习,以免遗忘。同时要实践划经点穴,才能确实掌握。读歌、点穴是重点,所以非下一番功夫不可,所谓"歌诀不厌千遍读,熟读深思妙自知"。

一、特　要　穴

(一)特要穴一览表

特要穴是十四正经腧穴中特别重要的穴位,称为特要穴,在治疗上有重要作用。读熟十四经简要穴分寸歌之后,还要熟悉一下特要穴,以便在临床上应用(表 5-2)。

表 5-2　特要穴一览表

经　脉	原穴	络穴	背俞穴	募穴	郄穴	下合穴	八会穴
手太阴肺　经	太渊	列缺	肺俞	中府	孔最		脏会章门
手阳明大肠经	合谷	偏历	大肠俞	天枢	温溜	上巨虚	腑会中脘
足阳明胃　经	冲阳	丰隆	胃俞	中脘	梁丘	足三里	气会膻中

经脉	原穴	络穴	背俞穴	募穴	郄穴	下合穴	八会穴
足太阴 脾经	太白	公孙、大包	脾俞	章门	地机		血会 膈俞
手少阴 心经	神门	通里	心俞	巨阙	阴郄		筋会 阳陵泉
手太阳 小肠经	腕骨	支正	小肠俞	关元	养老	下巨虚	脉会 太渊
足太阳 膀胱经	京骨	飞扬	膀胱俞	中极	金门	委中	骨会 大杼
足少阴 肾经	太溪	大钟	肾俞	京门	水泉		髓会 绝骨
手厥阴 心包经	大陵	内关	厥阴俞	膻中	郄门		
手少阳 三焦经	阳池	外关	三焦俞	石门	会宗	委阳	
足少阳 胆经	丘墟	光明	胆俞	日月	外丘	阳陵泉	
足厥阴 肝经	太冲	蠡沟	肝俞	期门	中都		
任脉		鸠尾					
督脉		长强					
阴维脉					筑宾		
阳维脉					阳交		
阴跷脉					交信		
阳跷脉					跗阳		

(二)特要穴的解释

1. 原穴　原穴是元气驻留之处,十二经各有一个原穴,都在手腕、足踝附近。它最能代表本脏腑经气盛衰和变动情况,用以诊断、治疗内脏疾病,它能影响整个经络,所以疗效显著。

2. 络穴　络,有联络的意思,是表里两经交通的要道,都在肘膝关节以下,刺一下可治两经疾病。除十二正经各有一个络穴以外,任脉经一个络穴鸠尾散于腹部,督脉经一个络穴长强上颈项散于头,脾经还有一个大络大包穴,散布于胸胁,共15络穴。

3. 背俞穴　俞与输、腧三字通用。背俞穴为经气转输注入之处,六脏六腑各有一个腧穴,均在背部膀胱经上,与胸腹部的募穴气相交贯。凡脏腑有病,均可取其相应的背俞穴。

4. 腹募穴　募,有结聚的意思,为脏腑之气集于胸腹所在。六脏六腑各有一个募穴,与背部腧穴脉气相通,内脏有病常常使用。可以和背俞穴同时配合,前后呼应,效果更佳。

5. 郄穴　郄,有空隙之意,是经脉气血汇聚之所在。十二经各有一个郄穴,奇经八脉中有四条脉各有一个郄穴,共 16 个,大都在肘膝以下,临床上用于诊断、治疗顽固性疾病和急性病症。如胃神经痛取梁丘,胸膜炎取郄门,痔发作取孔最,坐骨神经痛取跗阳等。可以顿挫病势,往往立见效果。

6. 八会穴　会,有经气聚会的意思。人体脏、腑、气、血、筋、骨、脉、髓各有一个经气聚会之处,即为会穴。如果某一种组织器官发生病变,可以主取其会穴进行治疗,对于慢性病尤为适宜。

7. 下合穴　是指手三阳经合于下肢的 3 个穴位而言,加上足三阳的 3 个合穴共计 6 个,叫作六腑下合穴,与六腑关系密切,主治六腑病。穴位均在足三阳经脉上。

二、划经点穴的方法

取穴准确与否,与疗效好坏有直接关系。必须在人体上划经点穴,才能切实掌握穴道的分寸部位。划经点穴,要在自己身上或别人身上反复操作,最好在老师指导下或和别人互相点划,才能真正掌握这门知识,给临床实践打下良好基础。

(一)"骨度法"度数表

要划经点穴,还必须熟记人身"骨度法"。前面谈的十四经简要穴分寸歌的分寸就是以这个骨度法为标准的。骨度法最早见于《灵枢·骨度篇》,根据人体各部骨骼的长度分别做统一度数的规定,即分为若干等份,作为定穴位的标准。这种定位法,也叫分寸折量法、同身寸法或等分法,也就是自身尺寸的折量法。不论男女老少,胖瘦高矮,在一定的部位距离之间,都规定一致的分寸数。找穴时按这个标准折量。由于个体的不同,其分寸的长短不一致。具体应用时,在谁身上点穴,就以谁的折量分寸为标准。所以,虽然分寸读数一样,但具体长度则不一致。不是真正的固定的长度,这就叫骨度法。实际定穴时,除利用自然标志以外,骨度法的适用范围很广。它要比"中指同身分寸法""一夫法"准确得多。因此,这里只介绍骨度法。为了便于取穴,后人曾不断修改补充,现将通常习用的折量度数列入表 5-3。至于那些有固定标志可以找穴的部位和不常用的分寸,或有零数不便折量的分寸,一律删掉,不予收载。

表 5-3　骨度法度数表

部　位	起止点	骨度折作寸数	度量法	说　明
头颈项部	前发际至后发际	12	直度	是作为头盖部的直寸标准,如发际不明者,即以眉心至大椎穴作 18 寸计算。(大椎穴在第 7 颈椎棘突下间隙中)
	眉间(印堂穴)至前发际	3	直度	
	后发际至大椎穴	3	直度	
胸腹部	两乳头或两侧锁骨上窝之中点(缺盆)之间	8	横度	乳中线或锁骨中线距正中线 4 寸,两侧 8 寸
	胸部之直寸	—	直度	胸部直寸以肋间隙为准,胸骨体上任脉诸穴,均在两肋骨相对处
	剑突至脐中央	8	直度	
	脐中央至耻骨联合下缘	5	直度	为下腹部之直寸标准
	腹部之横寸	—	横度	以胸部之乳中线或锁骨中线向下延伸为标准
背骶部	两肩胛骨内缘之间	6	横度	正坐垂肩,使两肩胛张开,两肩胛冈内缘之间划一横线之距离为 6 寸,当第 3 胸椎之水平线
上肢部	腋前横纹头至肘横纹	9	直度	上臂内侧穴位以此为标准
	肘横纹至腕横纹	12	直度	前臂内外侧及桡侧均以此折量寸数为标准
	上臂肩端(肩髃穴)至肘横纹(曲池穴)	10	直度	上臂外侧之折量寸数
下肢部	横骨上廉以下至内辅骨上廉	18	直度	为股内侧之寸数,横骨即耻骨,内辅骨上廉即股骨内髁上缘
	内辅骨下廉至内踝顶点	13	直度	为小腿骨内侧之寸数,内辅骨下廉即胫骨内上髁下缘

（续　表）

部　位	起止点	骨度折作寸数	度量法	说　明
下肢部	髀枢以下至膝中	19	直度	为股外侧之直寸,膝中,指膝关节结合处,即阳关穴与后面腘横纹中央之委中穴平
	膝中至外髁顶点	16	直度	为小腿外侧之寸数
	臀横纹(承扶穴)至膝腘横纹(委中穴)	12	直度	为股后侧之寸数
	膝腘横纹至足跟与昆仑穴相平处	14	直度	为小腿后侧之寸数

说明:

(1)头部直寸:前发际正中到后发际正中,折作 12 寸,由两眉中间到前发际折作 3 寸;由大椎穴到后发际折作 3 寸。

如果前发际不明显,可以从两眉头中间到后发际折作 15 寸;后发际不明显的,可以从大椎穴到前发际折作 15 寸;前后发际都不明显的,从大椎穴到眉间折作 18 寸。取上星穴的简便方法,以本人中指指掌关节横纹放在两眉中间,中指尖尽处即是。

面部横寸以本人的眼睛内眦到外眦折作 1 寸。实际面部的耳、目、口、鼻、颧骨、下颌骨等都是取穴的固定标志,无须再折量分寸。

(2)头部横寸

①正中线:从两眉间中心直上。

②第一侧线:从内眦角直上到入发际眉冲穴向外开约 3 分向后划线。

③第二侧线:以额部的阳白穴再向上偏外偏下划线。

④第三侧线:约对目外眦。

前头部以两头维穴间为 9 寸;后头部以两乳突之间为 9 寸,前后对应划线,渐至头中,可渐向外放宽些,提耳下按之处,即第三侧线的率谷穴。

骨度图见图 5-1,图 5-2。

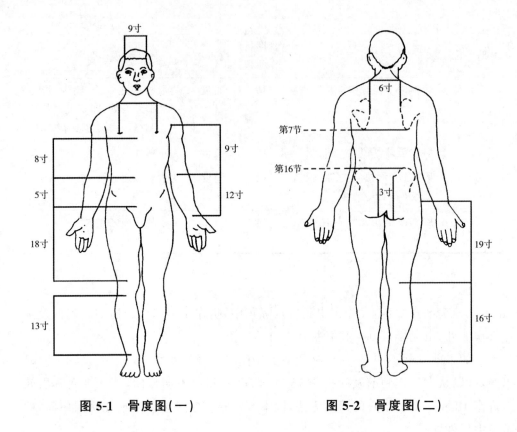

图 5-1　骨度图(一)　　　　　图 5-2　骨度图(二)

(二)分段划线取穴法

按上述骨度法为标准,在胸腹部和腰背部取穴时,胸腹部和腰背部的口诀就更方便了。

1. 胸腹部口诀　横八竖八脐下五,乳锁中线数肋骨。

横八:是指两乳之间的宽度,即两乳之间的连线折作 8 寸。凡是胸腹部的横寸均以此作为标准。

竖八:是从剑突下至脐中央的直线作为 8 寸。凡上腹部,穴位的上下距离均以此作为标准。

脐下五:是指脐中央至耻骨联合上缘的直线作为 5 寸。凡下腹部穴位的上下距离均以此为标准。

乳锁中线:是指以乳头为中心划线,或以锁骨窝最深处向下之延伸线。凡妇女和肥胖之人,乳头偏外,不能以乳中为依据者,均以锁骨中线为标准。凡是胸腹部的横寸均以此线的横距离为标准折量。

数肋骨：凡取前胸部和侧胸部的穴道，均以肋骨为标准。一根肋骨折作 1寸 6 分。穴道大都在肋间隙之中。实际取穴，不管多少分寸先找到肋间隙，再划线就找到穴位了。

2. **腰背部口诀**　腰背肩胛六寸记，四段三线二十一。

腰背：背、腰、骶部有许多常用的重要穴道，必须记熟取准。尤其背部有肋骨的部位，有关安全问题，更应注意。

肩胛六寸：是指姿势自然，正坐垂肩，从两肩胛冈内缘之中间划一横线，折作 6 寸。为腰背部横寸之标准。

四段：为了快速简便取穴，把腰背部划分为 4 个段落。即从大椎穴平划一横线（颈$_7$胸$_1$之间）以上为颈段；大椎至肩胛骨下角（在第 7 及第 8 胸椎棘突之间即至阳穴）平划一横线为胸段；从肩胛骨下角水平线至髂骨连线（在腰椎$_4$及腰椎$_5$棘突之间即阳关穴）为腰段；从髂骨连线以下为骶段。按 4 段划分，用哪一段在哪一段里数棘突数取穴，既快又准。

三线：即以督脉经（后正中线）为中间线，旁开 1 寸 5 分为第一侧线，即膀胱经循行在背部的第一行经脉，十二脏腑的背俞穴均在此线上。旁开 3 寸为第二侧线，即膀胱经循行在背部的第二行经脉。这里说的分寸都是按两肩胛冈内缘中间距离横度折作 6 寸计算的。

二十一：是指从第 1 胸椎至第 12 胸椎为 12 节，腰椎 5 节，骶骨有 4 个棘突，共 21 节。背部诸穴的数字是按此数计算的。和现代解剖学得出的（颈椎$_7$，胸椎$_{12}$，腰椎$_5$，骶骨$_1$，尾骨$_1$）共 26 块的数目不符，但实际是一样的，只是计算方法不同而已。

以上把腰背部划分成四段三线，按 21 椎的数目找寻一穴道就比较方便了。熟记这个分段划线取穴法可以解决背部取穴的困难。用哪里的穴道，就在哪个区里寻找，按十四经简要穴分寸歌数数、划线、有一索即得之便。

(三)划经点穴注意事项

1. 要充分暴露应点划的部位，以便根据标志和尺寸寻找穴位。
2. 姿势必须自然，勿取强迫体位（有些穴道的特殊取法例外）。
3. 要把肢体放在有依托的地方，使其保持自然舒适和最大限度的松弛状态。
4. 划经点穴，要把骨度分寸和口诀记牢，要在人体上练熟。
5. 在熟读十四经简要穴分寸歌之后，要按其经脉的循行程序，一经一经地反复点划。为了找穴方便，也可以先点划任脉和督脉。有了标准穴和线，然后以十二经次序一一进行。

6. 如果有条件也可以拉长时间划经点穴，即读熟一经点划一经，这样便于牢记，比集中突击点穴效果好。

7. 循经点熟之后，再按头面、胸腹、腰背、四肢、手足，分区分部点穴。也可以进行局部点穴，解决关节周围、侧头部、肩胛区、腹股沟等处比较难点的部位，特别要专点特要穴。

总之，熟练程度要达到临床应用时不费思索，只要能提出穴名，就能背出一句歌诀，找准分寸部位，指出归哪一经，知道是否是特要穴。

三、分部取穴表

见表 5-4～表 5-8。

表 5-4　分部取穴（一）头面颈项部

分区	穴名	部　位	主　治
前头	上星	在前头正中线，入发际 1 寸	鼻炎、鼻出血、前头痛、目疾
	头维	在额角入发际，神庭穴（上星穴下 5 分）旁 4 寸 5 分	偏正头痛、目疾、眩晕
头顶	百会	头顶中央，耳尖直上方处，前对鼻尖	晕厥、子宫脱垂、脱肛、中风
	囟会	上星穴上 1 寸	前头病、鼻病
	通天	百会前 1 寸，外开 1 寸	偏正头痛、眩晕、鼻病
侧头	角孙	按下耳郭最高点入发际处	目翳、腮腺炎、耳鸣
	悬颅	在头部，当头维与曲鬓弧形连线的中点处	偏头痛、目外眦病
后头	风池	在后头部入发际两侧凹陷中	后头痛、发热、目疾、感冒、眩晕、高血压、失眠
	完骨	在风池穴上，耳后入发际 4 分	颈项后头病、颊肿、失眠
	风府	入发 1 寸正中，最深处	精神病、颈部、后头部痛、中风、头痛、项强、目眩、脑病
	哑门	在项中央入发际 5 分，风府穴下	聋哑、失语、精神病
	瘈脉	在耳后乳突中央，当翳风穴上 1 寸	耳聋、耳鸣、中耳炎、小儿惊痫

（续 表）

分区	穴名	部 位	主 治
面 部	晴明	在目内眦角上 1 分,目眶骨边凹陷中	一切内外眼疾病、青光眼、视神经萎缩、夜盲、色盲
	迎香	在禾髎穴外上方,鼻翼外纹中央	鼻塞、鼻流清涕、面痒、面瘫
	颊车	在下颌骨角上,凹陷处,咬牙时局部鼓起	齿痛、面瘫、牙关紧闭、三叉神经痛、腮腺炎
	地仓	在口角外侧,巨髎直下方,上对瞳孔	口眼㖞斜、流涎、眼睑瞤动
	大迎	在颌角前方,咬肌附着部的前缘,闭口鼓气时,即出现一沟形凹陷处	牙关紧闭、口角㖞斜、颊肿、齿痛、面痛(三叉神经下肢痛)
	巨髎	在鼻孔旁 8 分,上直对瞳孔	面瘫、三叉神经痛、面肌痉挛、齿痛、鼻衄
	人中	在鼻柱下,人中沟近上方正中	癫狂、痫症、小儿惊风、昏迷、牙关紧闭、口眼㖞斜、面肿、腰脊强痛
	承泣	在目下 7 分,对瞳孔,眶下缘	急慢性眼疾、电光性眼炎、视神经萎缩
	下关	在耳前颧骨弓下,合口有孔、开口则闭	牙痛、下颌关节炎、耳聋
	听会	耳屏下切迹前下方窝中,张口有孔	耳聋、耳鸣、下颌关节炎、齿痛
	听宫	在耳屏前凹陷中	耳聋、耳鸣、中耳炎、齿痛、三叉神经痛
	攒竹	在眉毛内侧端眶上切迹处,当眉头陷中	头痛、三叉神经痛、面瘫及诸眼科病
	丝竹空	眉梢头略入眉毛中	眉棱骨痛、头痛、眼病
	太阳	眉梢与外眼角,外开 1 寸凹陷处(经外奇穴)	头痛、眩晕、感冒、面神经麻痹、三叉神经痛、眼病
	球后	眼平视,下眼眶上缘外侧 1/4 与内侧 3/4 处(经外奇穴)	近视、视神经炎、青光眼、视神经萎缩、视网膜色素变性、玻璃体混浊
	上关	颧骨弓上缘凹陷中,下对下关穴	偏头痛、面瘫、上齿痛
	瞳子髎	目外眦角后 5 分	眼病、偏头痛

(续　表)

分区	穴名	部　位	主　治
面部	阳白	眉上1寸，直对瞳孔	面瘫、三叉神经痛、目疾
	承浆	在下口唇下方正中的凹窝中	牙痛、面瘫
	龈交	唇内齿上龈缝中	牙痛、面赤心烦、头项强痛、目赤痛
颈前	人迎	喉结两旁1寸5分、动脉应手处，胸锁乳突肌内缘	高血压、甲状腺肿、喉肿、喘息
	天突	喉结下、胸骨柄上窝凹陷中、即颈前窝	咳喘、暴喑、咽肿、梅核气
	廉泉	在颔下，喉结上，舌骨体凹陷处	喑哑、舌强、吞咽困难、流涎
	翳风	耳垂后、乳突与下颌骨之间凹陷处	耳鸣、聋哑、牙痛、下颌关节炎、眼痛
颈后	天柱	项后发际、斜方肌外侧缘与哑门平	后头痛、项强、鼻塞
	百劳	大椎穴上2寸、旁开1寸（奇穴）	瘰疬、结核

表5-5　分部取穴（二）胸腹部

分区	穴名	部　位	主　治
胸部	膻中	两乳之间，胸骨体上	乳汁少、心绞痛、气厥、癔症、胸闷、哮喘
	俞府	璇玑旁2寸	咳逆下气，呕吐不食，胸中痛
	天池	乳后旁1寸，腋下3寸，第4肋间	头痛、咳逆、臂痛、四肢不举、疟疾
	中府	云门穴下一肋间，当任脉华盖穴旁6寸，乳上第3肋间	咳嗽、气喘、胸痛、肺结核、肺炎
	乳根	乳中穴下一肋间（第5与第6肋间）	乳腺炎、乳汁分泌过少
侧胸部	期门	在任脉经约3寸5分、乳下第6与第7肋间	黄疸、胸胁痛、呕吐、肝病
	极泉	腋窝顶点，腋动脉搏动处	心胁满痛、肘臂厥寒、四肢不收、干呕烦渴
	章门	第11肋游离端下际，侧卧，举臂取之	呕吐、脾胃虚弱、黄疸、胁痛、脾大

（续　表）

分区	穴名	部　　位	主　　治
侧胸部	日月	期门穴下5分,仰卧取之	胁肋痛、呕吐呃逆、胆病
	京门	第12肋骨游离端,侧卧取之	腰胁痛、腹胀肠鸣、肾病
	大包	在胆经渊腋穴下3寸,从腋窝正中至第12肋骨游离端之中间	全身疼痛、胸肋痛、四肢无力、气喘
	食窦	任脉经旁开6寸,即中庭穴外开6寸,当第5肋间隙中	胸胁胀满
上腹部	巨阙	在上腹正中线脐上6寸,鸠尾穴下	心胸痛、反胃、吐食、吞酸、噎膈、恶心、呕吐、癫狂、痫症、心悸
	上脘	脐上5寸	呕吐、胃痛、反胃、痫症
	中脘	脐上4寸,即脐与剑突的中央	胃痛、呕吐、腹胀、腹泻、消化不良、胃下垂、肝炎
	水分	脐上1寸	水肿、腹水、肠胃病
	鸠尾	胸骨尖下5分	精神病、癫痫、心胸痛、反胃
	带脉	季肋下1寸8分,正当第11与第12肋骨游离端下方垂线与脐水平线的交点上	月经不调、带下、腰胁痛
	不容	任脉巨阙穴旁开2寸	腹胀、呕吐、胃痛
	梁门	中脘旁开2寸	急慢性胃痛、食欲缺乏、十二指肠溃疡
	滑肉门	脐上1寸,外开2寸	呕吐、癫狂
下腹部	石门	在腹正中线脐下2寸,关元上1寸	崩漏、带下、闭经、产后出血、疝气、遗尿、水肿、腹痛、泄泻
	关元	脐下3寸	虚脱症、缩阳症、产后出血、遗精、遗尿、白带多、痛经
	神阙	当脐中央	虚脱症、胃肠病、泄泻、霍乱
	气海	脐下1寸5分	虚脱症、生殖系统病、崩漏、带下、少腹痛
	中极	脐下4寸	生殖系统病、遗尿、月经不调、膀胱炎、尿闭
	会阴	前后二阴之间	窒息、呼吸衰竭、缩阳症、遗精、月经不调

(续 表)

分区	穴名	部 位	主 治
下腹部	天枢	脐旁开2寸,腹直肌外缘	急慢性肠道病、痢疾、脐周痛、阑尾炎、婴幼儿腹泻、便秘、肠梗阻、便血
	大巨	天枢下2寸	小腹胀满、小便不利、疝气
	水道	天枢下3寸	小便不通、腹水、水肿、盆腔炎
	归来	天枢下4寸	经闭、疝气、痛经、子宫脱垂、阳痿、月经不调
	肓俞	当脐旁开5分	腹痛、便秘
	大赫	中极旁开5分	遗精、带下、小便不利
	大横	脐旁4寸,直对锁骨中线	虚寒、泄泻、便秘、腹痛
	腹结	大横穴下1寸3分	脐周痛、疝气、寒泄、便秘
	子宫	脐下4寸,中极穴旁开3寸(奇穴)	子宫脱垂、月经不调、痛经、盆腔炎、不孕症

表5-6 分部取穴(三)肩背腰骶部

分区	穴名	部 位	主 治
肩部	大椎	第1胸椎上,第7颈椎下,两棘突之间	发热、疟疾、肺结核、项强、癫痫、头痛、脑病
	陶道	第1胸椎下	发热、疟疾、脊强、头痛、癫痫、精神病
	大杼	第1胸椎下,旁开1寸5分	咳嗽、发热、外感、肩胛部不适、颈项强急、骨病
	风门	第2胸椎下,旁开1寸5分	感冒、咳嗽、哮喘、发热
	肩井	缺盆穴上,颈外1横指,肩部最高处,按之有陷凹是穴	肩背部病症、乳腺炎、头项强直
	肩贞	肩后腋缝上1寸,垂臂取之	肩背、肩关节、肩胛处病症、瘰病
	天髎	肩胛上,当胆经肩井穴与小肠经曲垣穴中间	颈项强直

分区	穴名	部 位	主 治
肩部	秉风	肩胛冈上骨缝内,曲垣外约3寸	肩关节、肩胛病、上肢痛麻、不能举臂
	天宗	在秉风穴内下方,肩胛冈下凹陷中	肩胛区病、乳腺炎、颈项病
	曲垣	肩后中部,肩胛冈上缘曲胛处	肩胛部病症、肩周炎、肩背挛急
背部	夹脊	自第1胸椎之下至第5腰椎,每椎自脊中旁开5分,每侧17穴	劳瘵、咳喘、喘息、一切慢性疾病,脊髓炎、神经根炎
	身柱	在第3胸椎下	咳嗽、狂症、癫痫、小儿百病
	神道	在第5胸椎下	咳嗽、脊痛、健忘、心悸
	灵台	在第6胸椎下	咳嗽、背痛、项强、疔疮
	至阳	第7胸椎下	黄疸、疟疾、咳喘、胸背痛
	筋缩	第9胸椎下	胃痛、脊强、痫症
	肺俞	第3胸椎下,旁开1寸5分	咳嗽、哮喘、肺结核、肺炎、胸膜炎
	厥阴俞	第4胸椎下,旁开1寸5分	心脏病症
	心俞	第5胸椎下,旁开1寸5分	精神病、心绞痛、心律失常等
	膈俞	第7胸椎下,旁开1寸5分	呕逆、呕吐、噎膈、食管痉挛、食管癌、出血性疾病
	肝俞	第9胸椎下,旁开1寸5分	肝胆病、胃病、夜盲症、神经衰弱
	胆俞	第10胸椎棘突下,旁开1寸5分	黄疸、口苦、胸胁痛、肺痨、潮热、肝胆病
	脾俞	第11胸椎下,旁开1寸5分	消化不良、胃病、慢性出血性病、脾大、贫血、腹胀、水肿
	胃俞	第12胸椎下,旁开1寸5分	胃病、消化不良、慢性腹痛、反胃、呕吐
	膏肓	第4胸椎下,旁开3寸	肺结核、慢性咳嗽、哮喘、虚弱病
	阳纲	第11胸椎下,旁开3寸	肠鸣、腹痛、黄疸、消渴
	患门	第5胸椎旁1寸5分(奇穴)	劳瘵、喘息、虚弱、羸瘦

分区	穴名	部 位	主 治
背部	四花	第7胸椎下及第11胸椎下各旁开1寸5分,相当于膈俞、脾俞(奇穴)	劳瘵、喘息、虚弱、羸瘦
	骑竹马	第9胸椎下旁开1寸5分(奇穴)以上三穴,以前的取法太麻烦,实际上,膈俞、脾俞即四花、心俞即患门、骑竹马即肝俞	痈疔、恶疮
腰部	命门	第2腰椎下	遗精、阳痿、月经不调
	阳关	第4腰椎下	月经不调、遗精、腰骶病、下肢痿痹
	三焦俞	第1腰椎下旁开1寸5分	腹泻、尿路感染、遗尿、肠鸣、呕吐、痢疾、水肿
	肾俞	第2腰椎下旁1寸5分	有全身强壮作用、肾病、耳聋、耳鸣、泌尿系统病、阳痿、遗精、肾虚气喘
	气海俞	第3腰椎棘突下,旁开1寸5分	腰痛、腰困、元气不足
	胃仓	第12胸椎下,旁开3寸	腹胀、胃脘痛、小儿食积
	肓门	第1腰椎下,旁开3寸	上腹痛、痞块、乳疾、心下大坚
	志室	第2腰椎下,旁开3寸	遗精、阳痿、小便不利、腰脊强痛
	长强	在尾骨端下陷,即取膝胸位尾骨头下	小儿腹泻、脱肛、痔疾、便血、尾骶痛
骶部	大肠俞	第4腰椎下,旁开1寸5分	腹泻、便秘、痢疾、腰痛、坐骨神经痛
	小肠俞	第1骶椎下,旁开1寸5分(骶骨第1棘突旁)	遗精、尿血、遗溺、白带、痢疾
	膀胱俞	第2骶椎下,旁开1寸5分	遗尿、尿潴留、腰骶痛、膀胱炎
	次髎	第2骶骨孔中	痛经、月经过多、盆腔炎、泌尿生殖系统病、腰骶痛、脱肛
	秩边	第4骶椎下,旁开3寸	腰骶痛、下肢痿痹、小便不利、月经不调、痔疮、下肢痛、泌尿生殖系统疾病
	会阴	在会阴部正中,前后阴之间	阴痒、月经不调、小便不通、遗尿、遗精、癫狂、痔痛

表 5-7 分部取穴(四)上肢部

分区	穴名	部 位	主 治
上肢内侧	少商	在指内侧端、去爪甲角1分许	咽喉肿痛、呼吸衰竭、中风昏迷、鼻衄
	鱼际	大指本节后,当第1掌骨中间、赤白肉际处	发热、咽喉肿痛、咳嗽、咯血
	太渊	掌后内侧横纹头,寸口处	无脉症、喘咳、咽肿
	列缺	腕上1寸5分,桡骨茎突上方,示指交叉处	偏头痛、咳嗽、喉肿、鼻塞、口㖞、手腕部腱鞘炎
	孔最	仰掌腕上7寸,尺泽下5寸,偏桡侧	咯血、胸痛、咳嗽、哮鸣、痔痛
	中冲	中指尖中央,距指甲约0.5分处	中风昏迷、中暑、热病
	劳宫	在掌中央凹陷处、屈指,当中指环指尖之间	心痛、痫症、口疮、精神病、鹅掌风
	大陵	手掌后横纹上两筋间,仰掌取之	心痛、心悸、呕吐、惊厥
	内关	大陵穴上2寸,两筋间	呕吐、休克、胃痛、癫狂、胸痛胸满、高血压、无脉症、冠心病
	间使	大陵穴上3寸两筋间,仰掌取之	疟疾、心痛、热病、癫狂、痫症
	郄门	仰掌大陵穴上5寸,即腕后5寸两筋间	心动过速、心绞痛、心悸、心律失常、胸痛、胸闷、疔疮
	曲泽	肘内横纹中大筋内侧,与尺泽穴相隔一肌腱,屈肘仰掌取之	急性吐泻、热病、烦躁、肘臂痛、心绞痛
	少冲	小指桡侧距甲角1分许	热病、中风
	神门	掌后锐骨(豆骨)下,第1横纹凹陷中	失眠、精神病、癫痫、心悸不安、健忘、痴呆
	阴郄	神门穴后5分	心绞痛、盗汗、心悸怔忡、心律失常
	通里	仰掌神门穴后1寸,肌腱之上	癔症、心悸、失语、失眠
	少海	肘内廉屈肘横纹头凹陷中,与曲池穴上下相对	前臂震颤、麻木、肘关节痛、颈痛、瘰疬
	尺泽	肘横纹中,大筋外侧凹陷处,仰掌屈肘取之	咳嗽、哮喘、咯血、胸满、潮热、肘内病

分区	穴名	部　　位	主　　治
上肢内侧	二白	掌后大陵穴直上4寸,一穴在大筋外,一穴在两筋间(奇穴)	痔疮下血、痔疮痛
	肩内陵	腋前纹端与肩髃连线中点(奇穴)	中风高血压、肩周炎、多汗症、偏瘫
上肢外侧	商阳	示指桡侧,距指甲角1分许	热病、中风昏迷、咽喉肿痛
	三间	示指内侧本节后凹陷中	下齿痛、咽喉肿痛
	合谷	拇、示二指本节后歧骨(第1与第2掌骨)间凹陷中	头、眼、鼻、咽喉、口、齿病症,面肿、口㖞、热病、多汗、颈椎病
	偏历	阳溪穴上3寸,稍向外,虎口交叉中指端	鼻衄、水肿
	温溜	偏历穴上2寸,手心向里取之	头痛、面肿、咽喉肿痛、牙痛
	手三里	曲池穴下2寸,屈肘最高峰	腰痛、颊肿、上肢不遂、颈椎综合征
	曲池	手心向里,屈肘横纹头,在外辅骨内陷中	发热、高血压、荨麻疹、喉痛、头痛、热性病
	臂臑	三角肌下端	上肢瘫痪、酸痛、麻木
	肩髃	肩端骨下筋间,臂外展,或向前平伸时,当肩峰前下方凹陷处	肩关节及上肢部病症
	关冲	环指外侧,距甲角1分许	头痛、咽喉痛、热病
	中渚	小指、环指间本节后凹陷中,液门上1寸,屈指取之	耳鸣、耳聋、头顶肩背部病症
	阳池	在手背腕上凹陷中、对中渚	腕痛、肩臂痛、耳聋、消渴、子宫位置不正
	外关	在阳池上2寸,当尺桡两骨之间,伏掌取之	热病、头痛、颊痛、胁痛、耳聋、耳鸣、前臂及手指疾病
	支沟	阳池穴上3寸,两骨间	胁肋痛、耳聋、耳鸣、暴喑、虚性便秘
	三阳络	支沟穴上1寸	暴喑、耳聋、手臂痛、龋齿痛
	四渎	腕上5寸	耳聋、前臂痛
	天井	肘尖后约1寸凹陷中,拇指向后,叉腰取之	偏头痛、胁肋颈项痛、瘰疬、瘿瘤

（续　表）

分区	穴名	部　位	主　治
上肢外侧	少泽	小指外侧,去爪甲角1分许	乳汁少、急救、热病
	后溪	小指外侧本节后凹陷中,握拳取之	耳聋、耳鸣、痫症、疟疾、腰扭伤、颈项痛
	腕骨	手掌尺侧,第5掌骨基底与角骨间的凹陷处	头痛、项强、目翳、胁痛、黄疸、热病
	支正	腕后5寸,尺骨掌侧,手心向里,屈肘举掌取之	项背病、肘软麻木、头痛目眩
	养老	腕后1寸,当尺骨茎突尖端,向内翻掌或掌心贴胸有缝开是穴	视力减退、结膜炎、落枕、项背病
	小海	肘尖内侧两骨间,和少海相对	肩、背、肘及尺侧病症
	臑俞	在肩贞穴上,肩胛骨端下凹陷中	臂、肩、肩关节、项、颈部病
	肘尖	屈肘肘尖头处(奇穴)	瘰疬、痛疔恶疮
	八邪	在手五指歧骨间,屈指取之(奇穴)	手臂红肿、头风、牙痛、末梢神经炎
	夺命	在肩髃与曲池连线中央的略下附近,有硬结状的地方(奇穴)	丹毒、疔疮

表 5-8　分部取穴（五）下肢部

分区	穴名	部　位	主　治
下肢内侧	大敦	在足大趾,爪甲根外侧,趾背三毛中	遗尿、疝气、崩漏、子宫脱垂
	行间	足大趾、次趾之间,趾缝上凹陷中	头痛、眩晕、口㖞、小儿惊风、月经过多、痫症、眼科病
	太冲	第1与第2趾骨间,即行间穴上1寸5分处	头痛、眩晕、高血压、面肌痉挛、肝炎、乳腺炎、月经不调、疝气
	中封	内踝前上,肌腱内缘凹陷中	阳痿、遗精、小便不通、疝气
	蠡沟	内踝上5寸,当胫骨面上	月经不调、小便不利、胫酸痛
	中部	在蠡沟穴上2寸(踝上7寸)	月经不调、崩漏、疝气
	曲泉	在膝内辅骨后两筋间,屈膝横纹头上,当肾经阴谷穴前上方	痛经、子宫收缩痛、膝痛

（续　表）

分区	穴名	部　位	主　治
	隐白	足大趾内侧,去爪甲角1分许	月经过多、崩漏、癔症、多梦、精神病
	太白	足大趾内侧,本节后赤白肉际凹陷中	胃痛、腹胀、身沉重、痢疾、便秘
	公孙	太白后,足背最高处向下赤白肉际处	腹痛、痢疾、胃痛、泄泻、呕吐
	三阴交	足内踝尖直上3寸处,胫骨后缘	泌尿、生殖系统及妇产科病、月经不调、带下、痛经、崩漏、阳痿、遗精、高血压、失眠、消化不良、泄泻、腹胀
	地机	膝下5寸,胫骨后凹陷中	月经不调、痛经、痢疾
下	阴陵泉	膝下内辅骨下凹陷处,与胆经阳陵泉穴内外相对,稍高些	尿潴留、尿路感染、腹泻、水肿、小便失禁、黄疸、阴茎痛、遗精
肢	血海	膝盖骨内侧向上约2寸,屈膝肌肉最高处	月经不调、经闭、崩漏、荨麻疹、湿疹、丹毒
内	涌泉	足掌心中央	休克、中暑、中风、癫痫、精神病、失眠、小儿惊风
	然谷	足内踝前大骨下凹陷中	小儿惊风、糖尿病、破伤风
侧	水泉	太溪穴下1寸,跟骨赤白肉际处	月经不调、眼昏花
	照海	足内踝尖下1寸凹陷中	慢性咽喉痛、失语、吞咽困难、视力弱
	太溪	内踝后约5分筋间凹陷中,动脉应手,外对昆仑	眩晕、耳鸣、视力弱、慢性咽喉病、遗精、足跟痛、牙痛、小便不通
	大钟	内踝后下方,当跟腱附着部的内侧凹陷中	咯血、气喘、腰脊强痛、小便不利、足跟痛
	复溜	太溪直上2寸,当跟腱之前缘	泄泻、肠鸣、水肿、腹胀、腿肿、足痿、盗汗、自汗
	交信	在太溪穴上2寸,复溜前5分,二穴相平	月经不调、阴挺、五更泻、睾丸痛、崩漏
	筑宾	太溪穴上约5寸,腓肠肌的内下方	月经过多、小腿痛、能下诸毒

（续　表）

分区	穴名	部　　位	主　　治
下肢前外侧	厉兑	足第 2 趾外侧,距甲角约 1 分许	热病、多梦、癫狂、齿痛
	内庭	在足次趾与中趾间稍上凹陷中	牙痛、三叉神经痛、口㖞、发热、腹胀、痢疾
	陷谷	在内庭穴上 2 寸歧骨间凹陷中	肠鸣、腹痛、面目水肿、足背肿痛
	冲阳	在解溪下方,足背最高处,动脉应手处	口眼㖞斜、足痿、足背红肿、脉管炎
	解溪	足背关节正中,两筋间凹陷中,足放平取之	头痛、癫痫、局部关节病、腹胀、便秘
	丰隆	外踝上 8 寸,条口穴后约 1 寸,离胫缘 2 寸许	痰多、眩晕、精神病、呕吐、癫痫、下肢麻痹
	条口	在上巨虚下 2 寸	肩周炎、小腿麻木
	下巨虚	在足三里穴下 6 寸,上巨虚下 3 寸,离胫骨前嵴约 1 横指	小腹痛、腰脊痛、睾丸痛、乳痛、下肢麻痹
	上巨虚	足三里直下 3 寸	肠道病、腹胀、阑尾炎、菌痢
	阑尾穴	足三里下约 2 寸处找压痛点(经外奇穴)	阑尾炎、下肢瘫痪、消化不良、足下垂
	足三里	膝下 3 寸,胫骨外缘约 1 寸	胃肠道病症、消化不良、呕吐、腹泻、肠鸣、便秘、膝胫酸困、高血压、乳腺炎、贫血、失眠、下肢麻痹,为全身性强壮穴
	犊鼻	髌骨下缘,屈膝大筋两旁凹陷中	膝关节伸屈不利及周围病
	梁丘	膝上 2 寸两筋间,偏外对犊鼻	急性胃痛、膝痛、乳腺炎
	伏兔	膝上 6 寸	膝胯痛、膝痛、麻痹,下肢前面病症
	髀关	膝上 1 尺 2 寸,股四头肌上	下肢麻痹、股痛、伸屈不利
下肢外侧	至阴	足小趾外侧去爪甲 1 分	胎位不正、胎衣不下、难产、头项痛、中风
	金门	申脉穴前约 5 分,骨下凹陷中	癫痫、精神病、小儿惊风、踝关节病
	京骨	足跗外侧,第 5 跖骨粗隆下,赤白肉际处	癫痫、头痛、项强、腰腿痛

分区	穴名	部　　位	主　　治
下肢外侧	申脉	足外踝下约5分凹陷中	头项痛、癫痫、精神病、眩晕、腰腿酸痛
	仆参	昆仑穴下，跟骨赤白肉际处	下肢痿弱、足跟痛、痫症
	昆仑	足外踝后约5分筋骨间凹陷中	头痛、项强、目眩、肩背拘急、小儿痫症、难产、足跟痛
	跗阳	昆仑直上3寸	头重、头痛、腰骶痛、外踝肿痛、下肢瘫痪
	飞扬	昆仑穴上7寸	头痛、目眩、鼻塞、腰痛
	足窍阴	足第4趾外侧，距甲角1分许	热病、眼病
	侠溪	足第4与第5趾缝上、本节前凹陷中	耳聋、头痛、目疾、颊肿、脚气病
	足临泣	足第4与第5跖骨之间，去侠溪穴5分，约与冲阳穴相对	胁肋痛、乳腺炎、目疾、月经不调
	丘墟	在足外踝前腱外骨凹陷中	胆道病症、胁肋痛、颈项痛
	悬钟（绝骨）	在外踝高点上3寸，当腓骨后缘与腓骨长、短肌肌腱之间凹陷处	半身不遂、颈项强、胸腹胀满、胁痛、膝腿痛、脚气
	阳辅	足外踝上4寸，微斜向前两骨间	偏头痛、目外眦病、瘰疬、胁肋痛
	光明	足外踝上5寸，两骨之间	眼病、视物不明、偏头痛、下肢外侧病
	外丘	外踝上7寸，与阳交穴平	颈项病、胸胁痛
	阳交	足外踝上7寸，阳陵泉穴下	面肿、喉肿痛、足痿、无力、胸胁胀满
	阳陵泉	膝下腓骨头向下方凹陷中，即胫骨粗隆和腓骨小头，向下呈三角形处	肝脏、肝道病症、胁肋痛、坐骨神经痛、偏头痛、半身不遂
	风市	膝上外侧约7寸两筋间，直立垂手中指尖下	下肢外侧病、全身瘙痒、荨麻疹、半身不遂
	环跳	在髀枢中，侧卧屈足，大转子后凹陷处	坐骨神经痛、半身不遂
	八风	足趾歧缝间，左右共8穴（奇穴）	脚气、脚背红肿、末梢神经炎

分区	穴名	部　　位	主　　治
下肢后外侧	承山	在腓肠肌肌腹下出现的尖角凹陷处，足尖伸展，委中与昆仑穴之间	腓肠肌痉挛、便秘、肛门病症、腰腿痛、脚气
	合阳	委中穴下 2 寸	腰脊病、下肢麻痹
	委中	膝腘窝横纹的中央	急性腰背痛、坐骨神经痛、下肢及膝关节病、中暑、热痉挛
	委阳	在委中外侧，股二头肌腱内缘	腰脊强痛、小腹胀满、小便不利、腿足拘挛痛
	殷门	承扶穴下 6 寸	急性腰背痛、坐骨神经痛、下肢麻痹
	承扶	臀下横纹中央	痔疾、臀部痛、坐骨神经痛

四、经穴的主治原则

　　一般针灸书上经穴占很大篇幅，有十四经穴，经外奇穴，又有许多新穴，加起来在千数以上，人身几乎寸寸是穴。每一个穴都有其一定的主治作用，有的一穴治多病。和药物一样非常复杂，要一一记住实属不易。如何由博返约，抓住要领，掌握原则，执简驭繁，临床使用中得心应手，是值得研究的问题。明代杨继洲在《针灸大成》上说："365 络，所以言其烦也，而非要也。""不得其要，虽取穴之多，亦无以济人。"为了使学者容易学会经穴的主治作用，我们在这些经验的启发下，将复杂的经穴主治归纳为六条原则（当然也不可能包括全面），以便于记忆、应用。

（一）本经的穴道治本经的病

　　凡是属于一条经脉的穴道，其主治作用是大同小异的。多数是可以治疗其本脏腑本经脉所发生的疾病的，同时也治疗本经所主和本脏腑开窍的病候。例如，手太阴肺经有十一穴，基本上都治疗呼吸系统疾病，如咳嗽、咳痰、气喘、吐血、肺炎、肺结核、支气管炎、咽喉炎、胸痛、感冒、流鼻涕、鼻出血等一切呼吸系统疾病均可选用本经的穴道。

　　肺主气，司呼吸，主皮毛，开窍于鼻。肺经的穴大致上也治属于"气"范畴的病，如呼吸系统病、在表的病、皮毛的病和鼻腔的病。肝藏血，主筋，主风，肝气留于两胁,达巅顶,开窍于目。肝经的许多穴可治因肝不藏血的出血性疾病,如筋脉弛缓、筋急挛缩、中风惊厥、角弓反张、两胁疼痛、头顶病和眼目疾病等一系列复杂的症候皆责之于肝,都可以选用肝经的穴道,这是以中医基本理论、脏象、经络学说作为理论依据的。实际应用于临床也确实有效,也正是由于实践经验的积累,才形成了这套理论。因此,我们概括地认为,本经的穴道可治本经的病候。

(二)有表里关系经的穴道治有表里关系经的病

人体十二经脉是由十二脏腑发出的,每一个脏腑各领一条经脉。六脏六腑配为 6 对,即一脏配一腑,一阴配一阳,有经脉联系互相沟通,称为表里关系,也就是阴阳配偶的脏腑属络关系。每一经都是属脏络腑,属腑络脏,互相属络,加强了内在联系,在肢体循行路上又有络脉的联系。脏经的穴能治腑经的病。腑经的穴能治脏经的病。比如:脾与胃相表里、肝与胆相表里、肾与膀胱相表里等,它们所属的穴道大多有互相主治作用,即脾经的穴道可治胃经的病,胆经的穴道可治肝经的病。肾经的穴道可治膀胱经的病。特别是各经的络穴,更有兼主表里经的作用。因此,只要知道各脏腑的生理功能和病候,在临床上就可以按表里关系取穴了。

(三)局部的穴道治局部的病

人体所有穴道大多数都有一个共同点,即均可治疗该穴所在部位、邻近组织器官及相应脏腑的疾病。不论头面、颈项、胸腹、腰背、胁肋、关节、四肢、手足,哪个局部有病,不分经脉,都可以在局部和邻近取穴。如耳、目、口、鼻等周围各穴,主治各该器官的病。躯干部胸腹、腰背,其相应的体表上的穴道,都可治各内脏的病,如心、肝、脾、肺、肾、胆、胃、膀胱、大肠、小肠等;其前的募穴,背后的腧穴,以及周围的穴道都治各该脏器的病。此外,压痛点、反应点、阿是穴都可以应用。局部皮肤有痒、麻、冷、热等异常现象时,可以在局部皮肤上用针灸治疗。当然这是属于最简单、最易记的穴道主治作用,实际应用不能单靠这种方法,还要全面结合。如果只会用这种方法,那就未免发生“头痛治头,脚痛治脚”的弊病了。

(四)经络所通,主治所在

凡经脉、络脉、奇经八脉、十二经别等所通过到达和交会、交叉、交接、联属的地方,只要脉气相通,在这些路线上的穴道,不论距离远近,路线曲直,只要

"经脉所通",即是"主治所在",也就是"脏腑所属,主治所为"。如肝经属肝脏,在足部的太冲穴,对内就治肝脏病,对外就治两胁胀满和头顶痛。因为肝经的经脉循行路线是"留于两胁,上达巅顶",所以临床上常常用"明其部以定其经,循其流以导其源"的方法进行诊断和治疗。

我们总结了两句话为"辨别病候属何经,循取经穴效必尤;审察病候定脏腑,治标治本要选求",就是说辨明病变部位是属于哪一条经的范围,取其经脉相通的穴道效果就好。例如上牙痛属胃经,取足上的内庭穴;审定病候表现是属于哪个脏腑的病,然后在哪一经上取"要穴",急则治其标,缓则治其本。如胃脘痛,是胃经的病候,急则先取其郄穴——梁丘以止其痛,这是治标;缓则取其背输——胃俞,募穴——中脘,下合穴——足三里,这是治本;如心经发生病变,心烦、气短、卧不安,可取原穴——神门等。

这种"以经辨证,以证辨经"的方法很适合临床使用,但必须熟悉经络的循行、分布、交叉、交会、交接和十四经病候、十五络脉病候,根据循经取穴的原理,结合起来,才能掌握经穴的主治作用,以"经络所通,主治所在"的原则应用于实际,有执简驭繁之效。

(五)特定的穴位治特定的病

人们在千百年间无数次的实践中认识到,特殊的穴位各有其特殊的作用。如十四经中的要穴:五俞、俞募、原络,下合穴、八脉交会穴、八会穴、郄穴等,各有其特殊的作用,临床应用时需要一一考究,这里从略。

其次是经外奇穴,这是十四经以外的穴位,也各有独特的作用,如百虫窝治痒疹,腰奇穴治癫痫,痞根穴治痞积食积,子宫胞户治子宫病,四花穴治肺痨等。

还有经验新穴,如落枕穴就治落枕,喘息穴就治哮喘,安眠穴就治失眠等。

(六)经穴的特异性和双关性

1. 经穴的特异性　近代研究证实,许多经穴有一定的特异性,如针刺内关、人中、中冲有升高血压的作用;针刺风池、曲池、三阴交则有降低血压的作用;针刺合谷、外关治疗外感,则可引起血管扩张发汗解表;针刺内关能使血管收缩,起到强心作用。这种现象在病理状态下更易显示出来。多次针灸大椎、肾俞、曲池、中脘、足三里、三阴交、关元等强壮穴位,则可以调动人体内在的一切积极因素,增加人体抗病和防卫免疫能力。这是因为针灸后能使血液循环旺盛,消化、吸收、代谢功能增强,甚至可以调整体液,改变内分泌、人体生化等,使功能状态亢进者减弱,功能低落者增强。

在临床上最明显的经穴特异性,如针刺颊车、地仓、阳白可以治疗面瘫;针刺环跳、委中、阳陵泉可以治疗坐骨神经痛。但对这两种病反过来取穴则无效。

2. 经穴的双关性 所谓双关性就是"双向性"。某些经穴具有"双关"性的主治作用,如合谷穴既能发汗,又能止汗;天枢穴既能止泻,又能通便;内关穴可使心动过缓的人心跳加快,但心动过速时可使心率减缓,恢复正常。所以说,针刺穴道对机体具有双关良性的调整作用,这一特点是针灸治病广泛、安全的保证。只要掌握针灸的基本原则,即使对无病的人,或配穴欠妥,也不会发生不良反应。因为针灸只能调整机体的异常现象,偶尔刺之,对正常的生理功能影响不大,或者是短暂的改变,不久就可恢复原来的状态。

总之,十四经的主治:手三阴经,连接胸部循行上肢内侧至手,主治胸部内脏及其经路部位的病候;足三阴经从下肢内侧向上循行连接腹部,主治腹部内脏及经路部位的病候;手三阳经从上肢外侧循行肩、颈、头、面,各主治其连属内脏,循行经路处及肩颈头面部的病候;足三阳经从头、颈、肩、背、躯体前面、后面、侧面沿下肢向下行至足,各主治其连属内脏、循行经路各处及头颈面部的病候。一般说肘膝以下的穴位大多主治内脏及头面部的病。头面部及躯干部的穴位,大多治局部的病和内脏的病。督脉经穴多能主治头脑、脊背、腰腿、神志及急性寒热病。任脉经穴多能主治咽喉、胸腹、消化、生殖、泌尿及虚寒性疾病(表5-9)。

表 5-9　十四经脉主治范围

	阴阳经别	主 治 范 围
手三阴	手太阴肺经	肺、喉、气管、胸等部位有关病证
	手厥阴心包经	心、胃、胸、神经系统等部位有关病证
	手少阴心经	心、胸、神经系统等部位有关病证
手三阳	手阳明大肠经	头面、眼、鼻、口腔、喉、上肢等部位有关病证
	手少阳三焦经	头颞、胁肋、耳、眼、喉、肩臂等部位有关病证
	手太阳小肠经	后头、颈项、耳、眼、肩臂等部位病证
足三阳	足阳明胃经	胃肠、头面、口腔、咽喉、下肢、神经系统等部位有关病证
	足少阳胆经	胁肋、腰腿、肝胆、头颞、耳、眼、神经等部位有关病证
	足太阳膀胱经	胃肠、胸、泌尿、腰背、头项、五官、下肢、肛、神经系统等部位有关病证
足三阴	足太阴脾经	胃肠、泌尿、生殖等系统有关病证

	阴阳经别	主治范围
足三阴	足厥阴肝经 足少阴肾经	胃肠、胁肋、肝、目、外阴、生殖等部位有关病证 泌尿、生殖、胃肠、咽喉等部位病证
	督脉	头部、胃肠、腰背、泌尿生殖、神经系统脑病急救等有关病证
	任脉	口、咽喉、胸、胃肠、泌尿生殖、妇科等有关病证

附 5A　十四经脉穴位图

(一)手太阴肺经穴位(左右各 11 穴,图 5A-1)

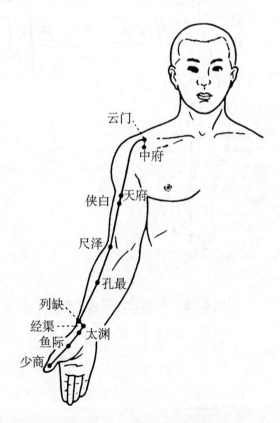

图 5A-1　手太阴肺经穴位

(二)手阳明大肠经穴位(左右各 20 穴,图 5A-2)

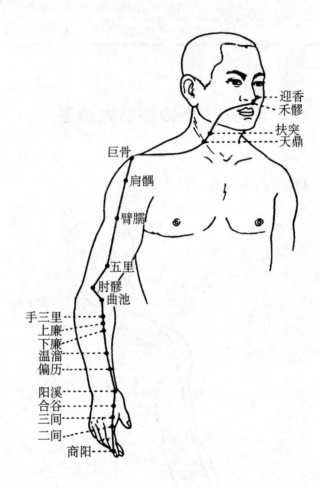

迎香
禾髎
扶突
天鼎
巨骨
肩髃
臂臑
五里
肘髎
曲池
手三里
上廉
下廉
温溜
偏历
阳溪
合谷
三间
二间
商阳

图 5A-2　手阳明大肠经穴位

(三)足阳明胃经穴位（左右各 45 穴，图 5A-3）

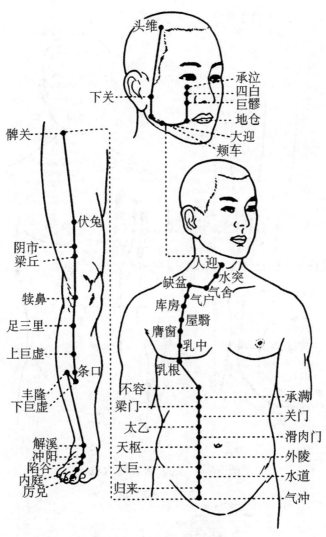

图 5A-3　足阳明胃经穴位

(四)足太阴脾经穴位(左右各 21 穴,图 5A-4)

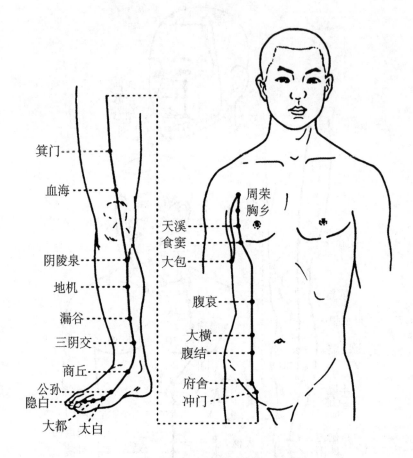

图 5A-4　足太阴脾经穴位

(五)手少阴心经穴位(左右各 9 穴,图 5A-5)

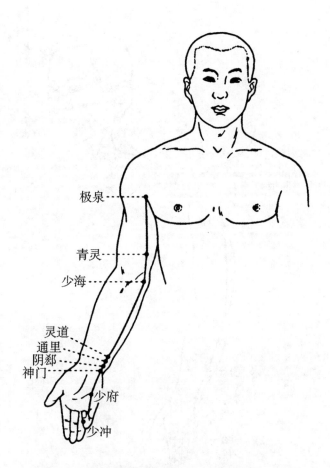

极泉

青灵

少海

灵道
通里
阴郄
神门
少府
少冲

图 5A-5　手少阴心经穴位

(六)手太阳小肠经穴位(左右各 19 穴,图 5A-6)

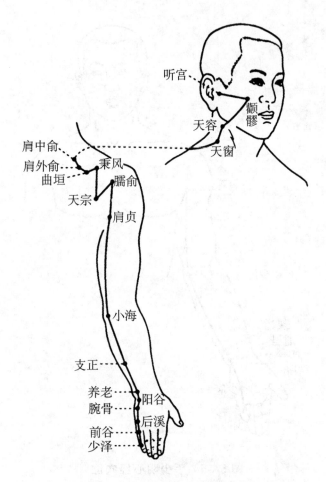

图 5A-6　手太阳小肠经穴位

(七)足太阳膀胱经穴位(左右各 67 穴,图 5A-7)

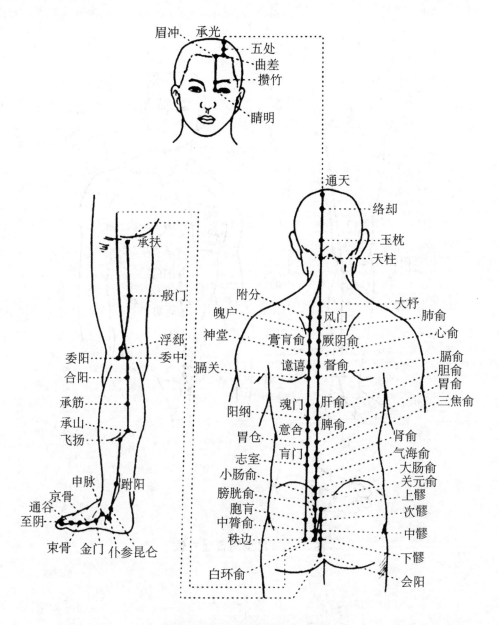

图 5A-7　足太阳膀胱经穴位

(八)足少阴肾经穴位(左右各 27 穴,图 5A-8)

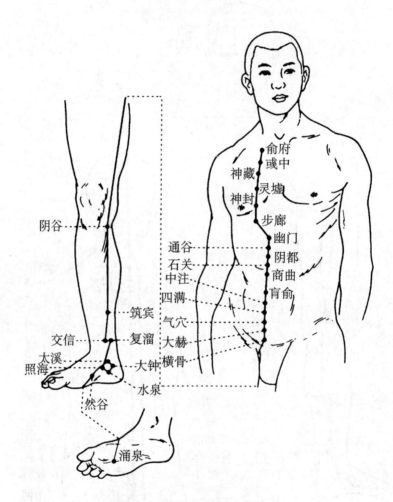

俞府
或中
神藏
灵墟
神封
步廊
幽门
阴都
商曲
肓俞

阴谷

通谷
石关
中注
四满
气穴
大赫
横骨

筑宾
复溜
大钟
水泉
然谷

交信
太溪
照海

涌泉

图 5A-8　足少阴肾经穴位

(九)手厥阴心包经穴位（左右各 9 穴，图 5A-9）

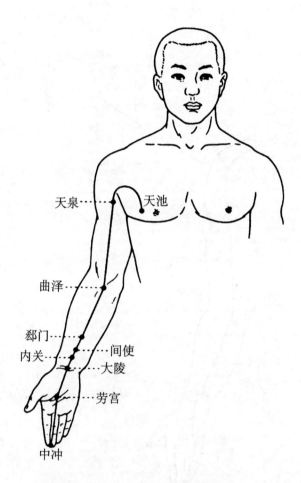

天泉　　天池

曲泽

郄门

内关　　间使

　　　　大陵

　　　　劳宫

中冲

图 5A-9　手厥阴心包经穴位

(十)手少阳三焦经穴位(左右各23穴,图5A-10)

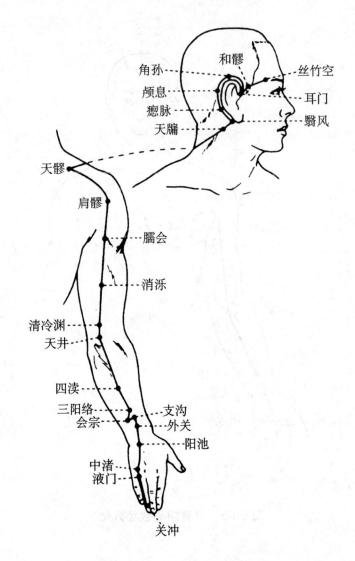

角孙
颅息
瘈脉
天牖
和髎
丝竹空
耳门
翳风
天髎
肩髎
臑会
消泺
清冷渊
天井
四渎
三阳络
会宗
支沟
外关
阳池
中渚
液门
关冲

图 5A-10 手少阳三焦经穴位

(十一) 足少阳胆经穴位(左右各 44 穴,图 5A-11)

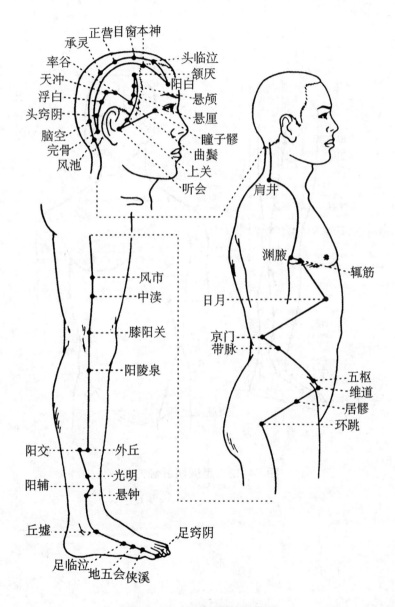

图 5A-11　足少阳胆经穴位

(十二)足厥阴肝经穴位(左右各 14 穴,图 5A-12)

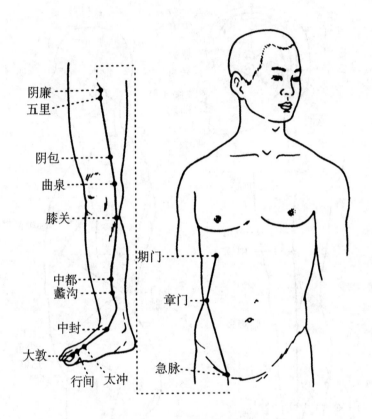

图 5A-12　足厥阴肝经穴位

(十三)任脉穴位(共 24 穴,图 5A-13)

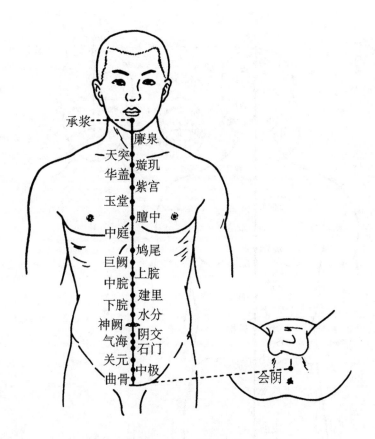

图 5A-13 任脉穴位

(十四)督脉穴位(共 28 穴,图 5A-14)

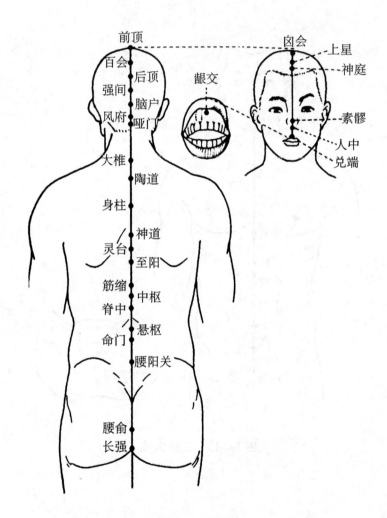

图 5A-14　督脉穴位

附 5B　十四经脉穴位分寸歌

(一)手太阴肺经穴位分寸歌(左右各 11 穴,图 5A-1)

乳上三肋间中府,上行云门一寸许,
云在璇肌旁六寸,天府腋三动脉求,
侠白肘上五寸主,尺泽肘中约纹是,
孔最腕侧七寸拟,列缺腕上一寸半,
经渠寸口陷中取,太渊掌后横纹头,
鱼际节后散脉里,少商大指内侧端,
鼻衄喉痹刺可已。

(二)手阳明大肠经穴位分寸歌(左右各 20 穴,图 5A-2)

商阳食指内侧边,二间寻来本节前,
三间节后陷中取,合谷虎口歧骨间,
阳溪腕上筋间是,偏历腕后三寸安,
温溜腕后去五寸,池前四寸下廉看,
池前三寸上廉中,池前二寸三里逢,
曲池屈肘纹头尽,肘髎大骨外廉近,
大筋中央寻五里,肘上三寸行向里,
臂臑肘上七寸量,肩髃肩端举臂取,
巨骨肩尖端上行,天鼎扶下一寸真,
扶突人迎后寸五,禾髎水沟旁五分,
鼻翼中点外迎香,大肠经穴是分明。

(三)足阳明胃经穴位分寸歌(左右各 45 穴,图 5A-3)

胃之经兮足阳明,承泣目下七分寻,
四白目下方一寸,巨髎鼻孔旁八分,
地仓挟吻四分近,大迎颔前寸三分,

颊车耳下曲颊陷,下关耳前颧弓下,
头维神庭旁四五,人迎喉旁寸五真,
水突筋前迎下在,气舍突下穴相承,
缺盆舍外锁骨上,相去中线四寸明,
气户锁骨下缘取,库房屋翳膺窗近,
均隔寸六到乳头,乳中正在乳头心,
次有乳根出乳下,第五肋间细扪循,
不容巨阙旁二寸,以下诸穴与君陈,
其下承满与梁门,关门太乙滑肉门,
上下一寸无多少,共去中行二寸寻,
天枢脐旁二寸间,枢下一寸外陵安,
枢下二寸大巨穴,枢下三寸水道全,
水下一寸归来好,共去中行二寸边,
气冲归来下一寸,髀关髂下对承扶,
伏兔膝上六寸是,阴市膝上方三寸,
梁丘膝上二寸记,膝髌陷中犊鼻存,
膝下三寸三里至,胫外一指需细温,
膝下六寸上廉穴,膝下八寸条口位,
膝下九寸下廉看,条口之旁丰隆系,
却是踝上八寸量,解溪跗上系鞋处,
冲阳跗上五寸唤,陷谷跖趾关节后,
内庭次趾外间陷,厉兑大次趾外端。

(四)足太阴脾经穴位分寸歌(左右各 21 穴,图 5A-4)

大趾内侧端隐白,节前陷中求大都,
太白节后白肉际,节后一寸公孙呼,
商丘踝前陷中找,踝上三寸三阴交,
踝上六寸漏谷是,阴陵下三地机朝,
胫髁起点阴陵泉,血海膝髌上内廉,
箕门穴在股肌尾,冲门曲骨旁三五,

冲上七分府舍求,舍上三寸腹结算,

结上寸三是大横,却与脐平莫胡乱,

建里之旁四寸处,便是腹哀分一段,

中庭旁六食窦穴,膻中去六是天溪,

再上一肋胸乡穴,周荣相去亦同然,

大包腋下有六寸,渊腋之下三寸悬。

(五)手少阴心经穴位分寸歌(左右各 9 穴,图 5A-5)

少阴心起极泉中,腋下筋间动脉凭,

青灵肘上三寸觅,少海屈肘横纹头,

灵道掌后一寸半,通里腕后一寸同,

阴郄去腕五分地,神门肌腱桡侧逢,

少府小指本节后,小指内侧是少冲。

(六)手太阳小肠经穴位分寸歌(左右各 19 穴,图 5A-6)

小指端外为少泽,前谷外侧节前觅,

节后捏拳取后溪,腕骨腕前骨陷侧,

锐骨下陷阳谷讨,腕后高突翻养老,

支正腕后五寸量,小海肘髁鹰嘴中,

肩贞腋上一寸寻,臑俞贞上冈下缘,

天宗秉风下窝中,秉风冈上举有空,

曲垣冈端上内陷,外俞陶道三寸从,

中俞二寸大椎旁,天窗扶突后陷详,

天容耳下曲颊后,颧髎面鸠锐端量,

听宫耳中大如菽,此为小肠手太阳。

(七)足太阳膀胱经穴位分寸歌(左右各 67 穴,图 5A-7)

足太阳是膀胱经,目内眦角始睛明,

眉头头中攒竹取,眉冲直上旁神庭,

曲差入发五寸际,神庭旁开寸五分,

五处旁开亦寸半，细算却与上星平，
承光通天络却穴；相去寸五调匀看，
玉枕挟脑一寸三，入发三寸枕骨取，
天柱项后发际中，大筋外廉陷中献，
自此夹脊开寸五，第一大杼二风门，
三椎肺俞厥阴四，心五督六椎下治，
膈七肝九十胆俞，十一脾俞十二胃，
十三三焦十四肾，气海俞在十五椎，
大肠十六椎之下，十七关元俞穴推，
小肠十八胱十九，中膂俞穴二十椎，
白环廿一椎下当，以上诸穴可推详，
更有上次中下髎，一二三四骶后孔，
会阳阴尾尻骨旁，背部二行诸穴详，
又从臀下横纹取，承扶居下陷中央，
殷门扶下方六寸，浮郄委阳上一寸，
委阳腘外两筋乡，委中穴在腘纹中，
背部三行再细详，又从脊上开三寸，
第二椎下为附分，三椎魄户四膏肓，
第五椎下神堂尊，第六譩譆膈关七，
第九魂门阳纲十，十一意舍之穴存，
十二胃仓穴已分，十三肓门端正在，
十四志室不须论，十九胞肓廿一秩边，
委中下二寻合阳，承筋合阳之下取，
穴在腨肠之中央，承山腨下分肉间，
外踝七寸上飞扬，跗阳外踝上三寸，
昆仑后跟陷中央，仆参跟下脚边上，
申脉踝下五分张，金门申前墟后取，
京骨外侧骨际量，束骨本节后肉际，
通谷节前陷中强，至阴却在小趾侧，
太阳之穴始周详。

(八)足少阴肾经穴位分寸歌(左右各27穴,图5A-8)

足掌心中是涌泉,然谷踝前大骨边,
太溪踝后跟腱前,大钟溪下五分见,
水泉溪下一寸觅,照海踝下一寸安,
复溜踝上前二寸,交信踝上二寸连,
二穴只隔筋前后,太阴之后少阴前,
筑宾内踝上腨分,阴谷筋内两筋间,
横骨大赫并气穴,四满中注亦相连,
五穴上行皆一寸,中行旁开半寸边,
肓俞上行亦一寸,俱在脐旁半寸间,
商曲石关阴都穴,通谷幽门五穴缠,
上下俱是一寸取,各开中行半寸间,
步廊神封灵墟穴,神藏彧中俞府安,
上行寸六旁二寸,穴穴均在肋隙间。

(九)手厥阴心包经穴位分寸歌(左右各9穴,图5A-9)

心包穴起天池间,乳后旁一腋下三,
天泉曲腋下二寸,曲泽肘内横纹端,
郄门去腕方五寸,间使腕后三寸安,
内关去腕止二寸,大陵掌后两筋间,
劳宫屈中指间取,中冲中指之末端。

(十)手少阳三焦经穴位分寸歌(左右各23穴,图5A-10)

无名指外端关冲,液门小次指陷中,
中渚液门上一寸,阳池手表腕陷中,
外关腕后方二寸,腕后三寸支沟容,
支沟横外取会宗,空中一寸用心攻,
腕后四寸三阳络,四渎肘前五寸着,
天井肘外大骨后,骨隙中间一寸摸,

肘后二寸清冷渊，消泺对腋臂外落，
臑会肩前三寸量，肩髎臑上陷中央，
天髎宛骨陷内上，天牖天容之后旁，
翳风耳垂后方取，瘈脉耳后鸡足张，
颅息亦在青络上，角孙耳廓上中央，
耳门耳缺前起肉，和髎耳前锐发乡，
欲知丝竹空何在，眉后陷中仔细量。

(十一)足少阳胆经穴位分寸歌(左右各44穴,图5A-11)

外眦五分瞳子髎，耳前陷中听会绕，
上关颧弓上缘取，内斜曲角颔厌照，
悬颅悬厘等分取，曲鬓角孙前寸标，
入发寸半率谷穴，天冲率后五分交，
浮白下行一寸是，乳突后上窍阴找，
完骨乳突后下取，本神庭旁三寸好，
阳白眉上一寸许，临泣入发五分考，
目窗正营及承灵，一寸一寸寸半巧，
脑空池上平脑户，风池耳后发际标，
肩井大椎肩峰间，渊腋腋下三寸然，
辄筋渊腋前一寸，日月乳下三肋间，
京门十二肋骨端，带脉平脐肋下连，
五枢髂前上棘前，前下五分维道还，
居髎髂前转子取，环跳髀枢宛中陷，
风市垂手中指寻，中渎膝上五寸陈，
阳关阳陵上三寸，骨头前下阳陵存，
阳交外丘骨后前，均在踝上七寸循，
踝上五寸光明穴，踝上四寸阳辅临，
踝上三寸悬钟是，丘墟外踝前下真，
节后筋外足临泣，地五会在筋内存，
关节之前侠溪至，四趾外端足窍阴。

(十二)足厥阴肝经穴位分寸歌(左右各 14 穴,图 5A-12)

> 足大趾端名大敦,行间大趾缝中存,
> 太冲本节后寸半,踝前一寸号中封,
> 蠡沟踝上五寸是,中都踝上七寸中,
> 膝关犊鼻下二寸,曲泉屈膝尽横纹,
> 阴包膝上方四寸,气冲下三足五里,
> 阴廉冲下有二寸,急脉阴旁二寸半,
> 章门直脐季肋端,肘尖尽处侧卧取,
> 期门又在乳直下,六肋间隙无差矣。

(十三)任脉穴位分寸歌(共 24 穴,图 5A-13)

> 任脉会阴两筋间,曲骨毛际陷中安,
> 中极脐下四寸取,关元脐下三寸连,
> 脐下二寸石门是,脐下寸半气海全,
> 脐下一寸阴交穴,脐之中央是神阙,
> 脐上一寸为水分,脐上二寸下脘列,
> 脐上三寸名建里,脐上四寸中脘取,
> 脐上五寸上脘在,巨阙脐上六寸是,
> 鸠尾脐上七寸量,中庭膻下寸六取,
> 膻中却在两乳间,膻上寸六玉堂主,
> 膻上紫宫三寸二,膻上四八华盖举,
> 璇玑膻上六寸是,玑上一寸天突取,
> 廉泉结上舌本下,承浆颌前唇下处。

(十四)督脉穴位分寸歌(共 28 穴,图 5A-14)

> 尾闾骨端是长强,二十一椎腰俞当,
> 十六阳关十四命,十三悬枢脊中央,
> 十一椎下寻脊中,十椎中枢穴下藏,
> 九椎之下筋缩取,七椎之下乃至阳,

六灵五神三身柱，陶道一椎之乡下，
一椎之上大椎穴，上至发际哑门行，
风府一寸宛中取，脑户二五枕上方，
发上四寸强间位，五寸五分后顶强，
七寸百会顶中取，耳间之上发中央，
前顶前行八寸半，前行一尺囟会量，
一尺一寸上星会，入发五分神庭当，
鼻端准头素髎穴，水沟鼻下人中藏，
兑端唇尖端上取，龈交齿上龈缝里。

第六章　常见病的治疗配穴法

　　灸法的配穴方法和针法配穴一样,仍然是以整体观念、经络学说为指导,采用循经取穴、特要穴、经验穴和局部取穴等配穴方法。但一般用穴较少,而且宜避开禁灸部位。临床上要针对病情配穴,选用最恰当的灸法。

　　本书的处方是根据中外文献,结合临床实践,用中西医学病名,按系统排列的,以便应用时查阅。其中有些病可以单独用灸法治疗,有些病则需配合针法或其他疗法。至于疗效问题,有些能够治愈,有些有肯定性的疗效,有些只能减轻症状,作为辅助性或一时性的疗法。处方中所列穴名,只是举例而已,具体应用时可以灵活增减。

　　本书所列之灸法处方,也可以用于针法,由医师临床斟酌,灵活运用。

　　治疗总则,《灵枢·经脉篇》说:"盛则泻之,热则疾之,寒则留之,下陷则灸之,不盛不虚以经取之。"大意是说,属实的病证就要用泻法,属虚的病症就要用补法,属热性的病症刺针就要快速,属寒性的病症就要留针,阳气不足而下陷不起的就用灸法,不实不虚的就取治于本经,虚实夹杂的病证就要分经推求,调其虚实。临床上具体应用时,凡属实热的病证应泻宜针;凡属虚寒的病证应补宜灸。但又不能完全以补泻来分针灸,而是针亦有补泻,灸亦有补泻,要在方法上运用技巧。灸疗原则大致如下:

　　凡病属虚寒者多取背部俞穴灸之。

　　凡病属实热者多取四肢穴道灸之。

　　凡病在上部者,肩髃、曲池、郄门、外关、内关、合谷皆可用。

　　凡病在下部者,环跳、阳陵泉、太冲、足三里、三阴交皆可用。

　　预防一切传染病,灸中脘、关元、足三里,经常灸之更妙。

　　凡病属全身者,可取大椎、风门、身柱、肾俞、中脘、关元、足三里。

一、常见症状及杂病

[头痛] 头维、上星、百会、风池、天柱、风门、合谷、足三里、阳陵泉、太冲、申脉,根据头痛部位适当选穴。

[偏头痛] 风池、头维、通天(灸良效)、太阳、列缺、阳陵泉、丘墟,取患侧穴。

[发热] 风池、大杼、大椎、曲池、三间、后溪、足三里。

[盗汗] 百会、肝俞、阴郄、后溪。

[呕吐] 身柱、上脘、内关、足三里。

[水肿] 肾俞、三焦俞、膀胱俞、中脘、关元、水分、阴陵泉、三阴交。

[腹水] 肾俞、三焦俞、水道、中脘、水分、关元、阴陵泉、足三里、水泉、公孙、太白。

[腹痛] ①上腹部:上脘、中脘、梁门、梁丘、足三里;②下腹部:天枢、关元、内关、公孙。

[哮喘] 大椎、肺俞、肾俞、膻中、中脘、关元、足三里。

[咯血] 肺俞、曲池、尺泽、三阳络、郄门、血海。

[衄血] 大椎、上星、迎香、手三里、尺泽、温溜、孔最、合谷、少商。

[心悸] 内关、膻中、心俞、足三里。

[腰背痛] 大杼、肝俞、肾俞、次髎、委中、承山。

[脚跟痛] 仆参、水泉、申脉、照海,局部灸。

[便秘] 左腹结、天枢、神门、支沟、大肠俞、足三里。

[便血(肠出血)] 天枢、温溜、合谷、大肠俞、秩边、阳陵泉、承山、梁丘。

[休克] 百会、神阙、大陵、足三里、人中。

[惊厥] 大椎、曲池、阳陵泉、足三里、手足十二井,可以多针少灸。

[失语] 哑门、廉泉、天突、内关、通里、合谷。

[疟疾] 大椎、间使、足三里、后溪。

[身体虚弱] 大椎、中脘、关元、足三里。

[中毒] 筑宾灸能下胎毒、药毒。水毒取肾俞;食物中毒取大肠俞。

[输血输液反应] 百会、大椎、曲池、足三里。

广西武鸣县人民医院内科等.艾灸百会穴治疗输血输液反应19例疗效观察.中医教学,1979

[血沉速率快] 大椎、阳陵泉、膈俞。

吴炳煌.灸大椎、阳陵泉速降血沉三例报告.中华全国中医学会福建分会资料选编(二),1980,8:33

二、呼吸系统疾病

[感冒]　风门、大椎、太阳、尺泽、合谷、外关、足三里,专灸风门、足三里可预防流感。

[气管炎]　风门、大杼、身柱、膈俞、肾俞、肺俞、中府、膻中、中脘、尺泽、丰隆。

刘华.化脓灸治疗慢性喘息型支气管炎1087例疗效观察.广西中医药,1980,4:44

[支气管哮喘]　风门、身柱、肺俞、灵台、脾俞、肾俞、天突、中府、膻中、中脘、尺泽、内关、太溪、足三里。

杨日初,余建华.化脓灸治疗支气管哮喘和喘息型气管炎近期疗效观察.江西中医药,1980,3:62

刘品三.天灸"大椎穴"治疗支气管哮喘100例.中医杂志,1980,10:18

湖南省慈利县中医院化脓灸研究小组.化脓灸治疗支气管哮喘985例疗效观察.中国针灸,1981,1:15

严华.化脓灸治疗支气管哮喘229例.上海中医药杂志,1981,5:29

王友仁.瘢痕灸治疗支气管哮喘56例疗效观察.中医杂志,1981,8:53

[肺炎]　风门、心俞、肺俞、尺泽、孔最、丰隆。

[肺化脓症]　大椎、肺俞、孔最、足三里。

[肺结核]　①体温正常者:肺俞、膏肓、胃俞、中脘、列缺、足三里;②体温略高者:大杼、身柱、曲池、尺泽,此病宜早灸长灸。

《针灸问对》云:"若要安,膏肓、三里不要干"。《备急千金要方》卷三十指出:"膏肓俞无所不治","此灸讫,令人阳气康盛。"

唐代崔知悌在《骨蒸病灸方》中说:"尝三十日,灸活一十三人;前后差者,数过二百。"

宋·庄绰推崇膏肓穴,专著《灸膏肓腧穴法》,他说:"能用心方便,求得其穴而灸之,无疾不愈。信不虚也。"

[胸膜炎]　肩井、风门、至阳、膈俞、肝俞、期门、中脘、支沟、郄门、阳陵泉、外丘。

[肺癌]　肺俞、膏肓、中府、孔最、足三里。

三、循环系统疾病

[高血压]　百会(轻灸)、风池、人迎、肝俞、肾俞、曲池、阳陵泉、足三里、三阴交、太冲、风门。

裴廷辅,宫志玉.针灸石门穴实验性治疗高血压病的初步研究.中医杂志,1960,4:35

陈作霖.艾灸治疗高血压61例初步观察.针灸通讯,1981,4

上海第二医学院附院瑞金医院针灸科用瘢痕灸足三里、绝骨穴治疗高血压病54例,此法不仅有明显的降压作用,而且还有改善血液黏稠度和对大小血管的扩张作用,所以能减少暴发中风病的机会。经过17年的观察,仅有5例暴发了"中风病",而对照组的12例病中就有4例得了中风病,看来瘢痕灸对防治高血压和预防中风是有一定作用的。

[中风预防]　①风池、天柱、肩井、手三里、神门、阳陵泉、风市、足三里,凡八穴,左右两侧灸,隔二三日午前空腹各灸7壮;②膝眼灸,艾炷宜稍大;③百会、肩井、大椎、曲池、手三里、间使、足三里,7穴同用,双侧灸;④足三里、绝骨。

以上任选一方。

[动脉硬化]　大杼、大椎、肾俞、阳陵泉、足三里。

[心功能亢进]　心俞、膻中、巨阙、郄门、内关、阴郄、神门、足三里。

[冠心病]　厥阴俞、神道、心俞、天宗、膻中、巨阙、曲泽、郄门、大陵、太渊、三阴交、太溪。心绞痛发作时,灸郄门、内关、膻中。

[心律失常]　同冠心病。

[风湿性心脏病]　心俞、灵台、肝俞、巨阙、郄门、小海、神门、足三里。

[无脉症]　心俞、曲池、尺泽、内关、通里、太渊、列缺。

[充血性心力衰竭]　心俞、脾俞、肾俞、郄门、内关、中脘、足三里。

四、血液系统疾病

[贫血]　膈俞、脾俞、中脘、足三里、绝骨。

[白血病]　同上,加心俞、大椎、血海。

[紫癜]　风门、膈俞、中脘、曲池、风市、足三里、筑宾。

[白细胞减少症]　大椎、膈俞、脾俞、足三里、关元。

南通市中医院.针灸治疗白细胞减少症.江苏医药,1975,6

五、消化系统疾病

[口腔炎]　颊车、地仓、下关、曲池、合谷、中脘、脾俞、胃俞、足三里。

[下牙痛]　颊车、大迎、下关、温溜、合谷、三间。

[齿龈痛]　手三里、曲池、厥阴俞。

[食管痉挛]　膻中、巨阙、中脘、内关、膈俞、至阳、足三里、内庭。

[急性胃肠炎]　中脘、梁门、水分、大肠俞、温溜、内关、梁丘、足三里。

[慢性胃肠炎]　上脘、中脘、梁门、脾俞、偏历、足三里。

[胃溃疡]　中脘、肝俞、脾俞、胃俞、梁丘、阳陵泉。

[胃酸过多症]　中脘、不容、巨阙、膏肓、膈俞、胃仓、阳陵泉、中封、地机(不用三里)。

[胃痉挛]　中脘、梁门、章门、巨阙、肝俞、胃俞、梁丘、足三里、内庭。

[胃扩张]　上脘、中脘、气海、至阳、膈俞、脾俞、胃俞、足三里。

[胃下垂]　百会、中脘、大横、气海、胃俞、上巨虚、足三里。

[十二指肠溃疡]　与胃溃疡同,加胃仓、滑肉门、肓门。

[肠绞痛]　天枢、神阙(隔盐灸)、气海、大巨、大肠俞、足三里。

[阑尾炎]　下脘、气海、大巨、大肠俞、温溜、梁丘、阑尾穴、合谷、上巨虚,急性者宜多灸。

[肠梗阻]　中脘、气海、天枢、命门、大肠俞、肾俞、阳池、足三里。

[肠道蛔虫证(蛔厥)急救]　隔盐灸神阙数十至百壮。

[胆道蛔虫证]　胆俞、日月、期门、阳陵泉。

[胆结石]　日月、期门、梁门、至阳、天宗、胆俞、阳纲、阳陵泉、外丘、丘墟、光明,用右侧穴治疗。

[胆囊炎]　同胆结石。宜采用双侧穴位。

[肝脏疾病]　期门、中脘、膈俞、肝俞、胆俞、至阳、阳陵泉、蠡沟、曲泉、外丘、中都、中封、太冲。

[黄疸性肝炎]　同肝脏疾病,加脾俞。

[肝功能异常]　至阳、膈俞、胆俞、中脘、阳陵泉,灸法有良效。

[食欲缺乏、消化不良]　中脘、天枢、脾俞、胃俞、足三里、三阴交。

[细菌性痢疾]　气海、上巨虚、天枢,发热加合谷、曲池,湿重加阴陵泉。本组穴位经南京中医学院针灸实验 1000 余例,治愈率为 90% 以上。

临床可以酌情配合下列穴位:梁丘、昆仑、足三里、大肠俞、次髎、大椎。

[肠结核(慢性腹泻、鸡鸣泻)]　中脘、天枢、脾俞、肾俞、大肠俞、足三里。

曹汉三,等.针灸治疗慢性腹泻的初步经验介绍.中华内科杂志,1959,1:10

[结肠炎]　天枢、足三里,良效。

[脱肛]　百会、命门、次髎、秩边、长强、承山、合谷。

[腹膜炎]　中脘、水分、天枢、气海、水道、脾俞、肾俞、大肠俞、足三里、三阴交。

[食管癌]　膈俞、膻中、中脘、内关、足三里。

[胃癌]　胃俞、中脘、梁门、足三里、筑宾。

野间重任.灸法对 Ehrlich 固体癌的治疗效果研究.国外医学・中医中药分册,1981,1:52

[肝硬化]　至阳、肝俞、期门、上脘、水分、阴陵泉、三阴交。

[原发性肝癌]　同肝硬化,加丘墟、阳陵泉。

六、神经系统疾病

[脑出血(中风)]

1. 病初发　百会小炷灸 1～3 壮,使血管收缩,足三里、三阴交各灸 5 壮,降低血压,防止出血。

2. 偏瘫(后遗症)　天柱、心俞、肝俞、肾俞、曲池。

上肢瘫:曲池、合谷、臑俞、手三里、阳池。

下肢瘫:秩边、环跳、足三里、阳陵泉、绝骨、三阴交。

黄竹斋.针灸治疗半身不遂 45 例疗效报告.中华内科杂志,1958,12:114

[癔症(脏躁病)]

抑郁型(不语):膻中、内关,必要时刺人中。

兴奋型(狂躁):膻中、内关、神门、足三里、太冲。

内服方:甘麦大枣汤加味。小麦 30g,大枣 10 枚,甘草、远志各 10g,炒枣仁、牡蛎各 15g,水煎服,连服数十剂,有良效。

[神经衰弱]　百会、风池、大椎、心俞、肝俞、肾俞、中脘、曲池、神门、阳陵泉、足三里、三阴交。

[失眠]　心俞、肾俞、神门、足三里、三阴交。

[嗜眠]　百会、风池、神门、足三里、太冲。

[精神分裂症]　风府、大椎、身柱、心俞、神门、大陵、足三里。

[癫痫]　百会、风府、陶道、心俞、肝俞、鸠尾、后溪、间使、太冲、丰隆、身柱,

甚效。

[舞蹈病]　曲池、手三里、合谷、风池、大椎、风市、阳陵泉、足三里、绝骨、太冲。

[三叉神经痛]　上支痛：阳白、太阳、悬颅、颊车、列缺、攒竹。中支痛：上关、下关、听会、颧髎、合谷。下支痛：颊车、翳风、大迎、合谷、侠溪。

[咽喉麻痹(吞咽困难)]　天突、廉泉、手三里、鱼际、少商、天柱、照海。

[肋间神经痛]　膻中、巨阙、期门、章门、膈俞、胆俞、至阳、少海、郄门、阳陵泉、支沟、丘墟、地机。

[桡神经痛]　肩髃、曲池、手三里、偏历、合谷、四渎。

[正中神经痛]　曲泽、郄门、内关、劳宫。

[腰神经痛]　肾俞、命门、次髎、十七椎下、委中、太溪。

[股神经痛]　环跳、居髎、伏兔、风市、血海、阴陵泉。

[坐骨神经痛]　肾俞、大肠俞、次髎、环跳、秩边、殷门、委中、阳陵泉、昆仑、承山、太溪、丘墟。

[脊髓炎]　大椎、大杼、身柱、筋缩、肾俞、阳关、次髎、中极、阳陵泉、三阴交、绝骨，病灶段夹脊灸。

[颜面神经麻痹]　太阳、阳白、颊车、地仓、睛明(针)、翳风、听会、风池、合谷、内庭，隔姜灸法效佳。

张学贤.温针治疗 60 例颜面神经麻痹.中医杂志,1981,3：40

[尺神经麻痹]　少海、支正、通里、神门。

[上肢神经麻痹及肌肉萎缩]　风池、天柱、大椎、肩髃、曲池、合谷、外关、尺泽。

[指间肌萎缩]　八邪、上八邪。

[下肢神经麻痹及肌肉萎缩]　环跳、髀关、殷门、委中、阳陵泉、足三里、承山、绝骨。

[呼吸肌麻痹]　风池、天柱、大椎、肺俞、膈俞、天突、膻中、孔最、内关、足三里。

[膈肌痉挛(呃逆)]　膈俞、天突、足三里、三阴交、行间。

[腓肠肌痉挛]　委中、合阳、承山。

[多发性神经根炎]　夹脊穴每次选 4～6 点交替施灸，上下肢取曲池、外关、足三里、阳陵泉、绝骨、解溪、八风、八邪。

七、泌尿生殖系统疾病

[急、慢性肾炎] 三焦俞、肓俞、肾俞、命门、中脘、水分、中极、阴陵泉、三阴交、复溜、水泉、太溪。

[肾病综合征] 肾俞、命门、太溪、京门,随证选穴。

[肾盂肾炎] 三焦俞、肾俞、膀胱俞、京门、中极、关元、飞扬、三阴交、水泉。

[肾结核] 脾俞、肾俞、京门、中脘、水分、足三里。

[肾萎缩] 同肾炎,加关元。

[膀胱结核] 膀胱俞、次髎、中极、委中、飞扬、水道。

[膀胱炎及尿道炎] 肾俞、膀胱俞、次髎、气海、水道、中极、阴陵泉、三阴交、金门。

[遗尿症(夜尿)] 肾俞、关元、中极、尺泽、足三里、三阴交。

[尿血] 命门、神门、血海、三阴交、水泉。

[尿频、尿失禁] 肾俞、关元、大赫、中极、尺泽、三阴交、曲泉。

[尿潴留(癃闭)] 同尿频、尿失禁,加三焦俞、足三里、阴陵泉。

[阳痿证] 肾俞、命门、次髎、中脘、关元、中极、足三里、太溪。

[遗精、早泄] 心俞、肾俞、志室、命门、次髎、关元、足三里、三阴交。

[缩阳症] 在现代医学中未查到此病名,即阴茎回缩全身不适,急灸关元二三百壮甚效。

[男性不育症] 长灸关元、肾俞、三阴交。精子发育不良可用艾卷,经常温灸双侧睾丸。

八、新陈代谢及内分泌系统疾病

[糖尿病] 脾俞、三焦俞、肓俞、肾俞、中脘、水泉、气海、阳池、足三里、三阴交。八俞(第8胸椎旁开1寸5分)

[甲状腺功能亢进] 风池、风门、肾俞、人迎、天突、手三里、足三里、阴陵泉。

[甲状腺功能减退] 同甲状腺功能亢进,宜长期施灸。

九、运动系统疾病

[风湿性关节炎]

[肩关节] 肩髃、秉风、天宗、肩贞、曲池、条口、肩内陵。

　　［肘关节］　曲池、天井、尺泽、手三里、小海、合谷。

　　［膝关节］　内膝眼、外膝眼、足三里、阳陵泉、委中、梁丘。

　　［踝关节］　足三里、昆仑、太溪、解溪、丘墟。

　　［肩周炎（肩凝症、五十肩、漏肩风）］　天髎、臑俞、天宗、秉风、肩髃、曲池、条口、四渎、外关，臂膊不能绕向后背者，针斜刺三角肌的前缘肌中。

　　山东省立中医院针灸科.针灸治疗1462例风湿性关节炎（痹证）总结报告.中医杂志，1960，5:36

　　［脚气］　足三里、解溪、绝骨、三阴交、八邪。

　　［类风湿关节炎］　发病关节附近及局部施灸，为必灸之点。

　　［落枕］　天柱、肩井、落枕穴，灸患侧。

　　［腕关节综合征］　阳池、阳溪、大陵、外关、合谷、曲池、列缺。

十、地　方　病

　　［大骨节病］　①全身治疗：大椎、大杼、肾俞、中脘、足三里；②局部治疗：取穴同各种关节炎，局部穴位施灸。

　　［地方性甲状腺肿］　肩井、天柱、风池、曲池、合谷、足三里，局部治疗。

　　［克山病］　重灸神阙、筑宾，有救急之效。

十一、外科及皮肤科疾病

　　［胸腹手术后疼痛］　内关、孔最、合谷、足三里、梁丘、阳陵泉、三阴交、内庭，亦可用背部俞穴。

　　［手术后头痛］　百会、风池、大椎、头维、合谷、太冲、申脉。

　　［上肢术后痛］　大椎、肩髃、曲池、合谷、外关。

　　［下肢术后痛］　肾俞、次髎、环跳、足三里、阳陵泉。

　　［术后伤口愈合迟缓和疼痛］　隔附子饼灸局部或艾卷灸。

　　［头面疔疖］　灵台、手三里、合谷、养老，局部灸30～100壮。

　　［上肢疔疖］　曲池、手三里、合谷。

　　［下肢疔疖］　足三里、阳陵泉、筑宾，局部。

　　［乳腺炎（乳痈）］　肩井、天宗、膻中、足三里，未溃隔蒜灸疮头，已溃久不收口隔附子饼灸疮口。

　　［蜂窝织炎（痈疽）］　肩井、风门、委中，疮头隔蒜灸。

　　［颈淋巴结核（瘰疬）］　百劳、肘尖、少海、支沟、阳辅、手三里、曲池、肩井、

孔最、风门。

罗汉中.瘢痕灸治疗瘰疬 139 例临床观察.中华全国中医学会福建分会资料选编（二），1980:39

［丹毒］ 夺命灸（在肩髃与曲池连线中央的略下附近，有硬结状的地方，以手指触诊即得），局部灸。

［冻疮］ 上肢灸曲池及局部，下肢灸足三里及局部。

［骨结核］ 大杼、膏肓、大椎、足三里及局部灸。

刘达夫.灸熏疗法治疗 189 例骨结核的初步报告.中医杂志，1959,3:55

骆大三.化脓灸治疗骨结核溃疡.浙江中医杂志，1981,9:414

［下肢溃疡］ 三阴交隔面饼艾绒掺雄黄施灸，治小腿溃烂久不收口，兼用药粉撒布疮面。

外用神效臁疮膏：轻粉、乳香各 5g，冰片、没药、松香、樟丹各 3g，官粉、红粉、血竭花各 2g，银珠 1g，以上共研为细面，香油调敷。

［腱鞘炎］ 灸局部。

［痔疮］ 孔最、二白、次髎、秩边、长强（针）、承山。

刘瑞起.艾条炉甘石粉治疗外痔.辽宁中医杂志，1981,10:48

［血栓闭塞性脉管炎］ 阳陵泉、太渊、足三里、冲阳（轻灸）、太冲、中封。

［狂犬咬伤］ 伤处隔蒜灸，可以解毒。

［蛇咬伤］ 伤处隔蒜灸，可以解毒。

东莞县麻冲公社社鸥大队.艾灸中泉穴治疗毒蛇咬伤.赤脚医生，1972,2:37

［蜂蝎蜇伤］ 局部灸可以止痛。

［鸡眼］ 在病灶局部的中心直接灸或艾卷灸，以知痛为度，长期施灸可以脱落。

［扭伤］ 局部和对应点灸（在对侧或病灶最痛点相应处）。

［下颌关节综合征］ 下关、听会、颊车、手三里、合谷。

黄志明.艾灸治疗颞颌关节功能紊乱症.浙江中医杂志，1981,9:417

［荨麻疹］ 风门、身柱、肩髃、血海、足三里、阳交。

［湿疹］ 肩髃、曲池、阴陵泉。

马岳青，等.针刺、灸治带状疱疹.新中医，1980,增刊（一）:43

俞振渠.艾灸治疗“蛇缠”（带状疱疹）.浙江中医杂志，1980,8:365

［阴囊湿疹或多汗］ 肾俞、三阴交、阴陵泉、太冲。

[神经性皮炎] 艾掺雄黄灸局部,直接灸法,星状散布,勿过重,多灸良效。

罗汉超,等.艾灸治疗神经性皮炎的初步观察.中华皮肤科杂志,1957,4:298

刘华.四川省中江县人民医院针灸科.小艾炷灸治神经性皮炎 120 例.中医杂志,1980,2:7

[圆形脱发] 局部隔姜灸,肾俞、肝俞、足三里、外关、阳陵泉。

[青年痤疮] 曲池、合谷、肝俞、肾俞、足三里、三阴交。

[麻风] 小海、手三里、曲池、鱼际、承山、丰隆、阳陵泉、阴陵泉、足三里、然谷、梁丘、涌泉、公孙。

[一切阴疽流注] 灸膈俞及局部,灸后反应发热恶寒,头痛体温略增无妨,此病宜长灸。

[一切痈疽] 灵台、膈俞,局部灸,在病灶之本经取穴针刺。久不收口者用附子饼局部灸。

李芷春.穴位温熏法治疗疖肿.浙江中医杂志,1980,8:365

[象皮腿] 阳陵泉、足三里、绝骨、三阴交、阴陵泉,局部穴位。

福建闽侯县丝虫病研究小组.针灸治疗 75 例象皮腿的疗效观察.福建中医药,1960,6:4

[疝气] 大敦、太冲、三阴交。

陈青海.艾灸治疗疝气.浙江中医杂志,1981,9:429

[一切头面疮] 曲池、外关。

[一切皮肤病] 膈俞、曲池、血海。

[溺水] 隔盐重灸神阙,有回阳之功。

[网球肘(肱骨外上髁炎、肘劳)] 用非化脓灸压痛处,直接灸散开多点,多次灸即愈。

日本富永勇医师在急性外科疾病方面曾有如下论述,可供参考:

一般地就急性外科病而言,则有必要选择在病患的初期施用灸疗。如在炎症初期,可在仅呈浸润、硬结未达化脓的时期施用灸治,则性如疫苗疗法。那样屡奏奇效,使患部迅速消散,并制止其发展。即使在面疗及痈等的初发期三四日,或迟至五六日,都是有效期间。又若在肛门周围炎初发后二三日内,施行灸疗,亦能使之消散。

十二、妇产科疾病

[子宫位置异常] 中脘、气海、阳池、肾俞、次髎、三阴交、大敦。

[子宫痉挛]　中脘、气海、大巨、次髎、阳池、三阴交、阴陵泉。

[子宫附件炎]　子宫痉挛,加归来。

[月经不调]　肝俞、肾俞、次髎、关元、归来、三阴交、太冲。

金向淇,李明珍.针灸治疗闭经中某些问题的初步探讨.中华妇产科杂志,1963,3(9):140

[痛经]　气海、归来、命门、次髎、秩边、中都、地机、三阴交、水泉。

[功能性子宫出血]　膈俞、肝俞、脾俞、次髎、血海、隐白、大敦(单灸后两穴亦佳或选用一穴)。

沈丽君.艾灸隐白止崩.浙江中医杂志,1981:9

[绝经期综合征]　肾俞、次髎、关元、足三里、三阴交,有良效。

[不孕症]　关元、子宫、胞户、命门、次髎、肾俞、三阴交、地机,长期施灸。

广东揭阳县河婆卫生院.灸治妇人不孕症初步观察.广东中医,1959,8:342

[子宫脱垂]　百会、关元、气海俞、三阴交。

[阴缩(两乳及前阴收缩,现代医学未查到此病名)]　神阙、关元、中极、会阴、行间,重灸关元良效。

[乳房痛]　肩井、足三里、膻中、天宗。

熊新安.灸膻中、拔天宗治疗急性乳腺炎47例.中医杂志,1981,8:11

[乳汁不足]　膻中、乳根、中脘、阳池、内关、少泽。

[乳汁过多]　足临泣、光明、肩井、天宗、脾俞。

[妊娠呕吐]　膈俞、上脘、中脘、阳池、内关。

田从豁.针灸治疗妊娠剧吐症的初步报告.中华妇产科杂志,1957,2:157

[胎位不正]　产前1个月左右,艾卷灸至阴连续多次,每次30分钟有奇效。直接灸至阴亦佳。近20年来,国内已有数千例报道。预防小产:隔盐灸脐心。

天津工人医院针灸科、妇产科.灸法转胎40例临床报告.天津医药杂志,1960,12:890

雷杰.艾灸至阴穴矫正胎位异常46例临床疗效分析.江西医药,1962,12:20

福建省龙岩地区第一医院针灸科.直接灸至阴穴矫正胎位402例临床分析.中国针灸,1981,3:10

江西协作组艾灸至阴穴矫正胎位2069例,成功1869例。

中国福利会国际妇幼保健院灸治胎位不正895例,成功率95.42%。

[习惯性流产]　关元、肝俞、脾俞、命门,提前施灸,超过流产期。

胡廷溢.黄体酮注射足三里穴及灸法辅助安胎的实验.江西医药,1961,7:22

[临产宫缩异常痛]　肾俞、次髎、阴陵泉、公孙。

上海市第一妇婴保健院.隔盐灸对刺激产后宫缩的临床应用.中华妇产科杂志,1959,4:306

[难产(滞产)]　合谷、支沟、三阴交、至阴。

[胎盘滞留]　气海、合谷、三阴交。

[胎死腹中]　合谷、三阴交(针)、至阴。

[产后出血]　血海、大敦。

[白带多]　气海俞、次髎、大巨、关元、中极、地机、三阴交。

[子宫癌]　大椎、肾俞、次髎、关元、归来、筑宾、三阴交,要长期直接施灸。

十三、儿科疾病

[吐乳]　身柱、上脘、内关、足三里。

[支气管肺炎]　身柱、肺俞、肩井、膻中、曲池、孔最、手三里、太渊、丰隆。

[气管炎]　风门、肺俞、尺泽、太渊。

[哮喘]　身柱、灵台。

[肺门淋巴结核]　风门、身柱、膏肓、灵台、肺俞、中脘、孔最。

[百日咳]　风门、身柱、肺俞、尺泽。

内服附方:天冬、麦冬、半夏、杏仁、百部、瓜蒌仁、川贝母各10g,橘红6g,用5～6日有良效。

[下痢]　天枢、大肠俞、合谷、三阴交。

[腹泻]　身柱、大肠俞、天枢、足三里。

[水泻]　大肠俞、水分、天枢、足三里。

[消化不良]　肺俞、胃俞、中脘、天枢、内庭。

[营养不良、发育迟缓]　身柱、大杼、中脘、足三里(少灸),直接灸身柱穴亦效。要坚持长灸,能改变儿童体质由弱变强。

[脊髓灰质炎(小儿麻痹)]　急性期:大椎、风门、身柱、命门、曲池、合谷。

上肢麻痹:大椎、曲垣、肩髃、曲池、尺泽、支沟、内关、手三里、合谷。

腹肌麻痹:前面局部施灸,后面在相对部位取背俞穴。

下肢麻痹:肾俞、次髎、殷门、秩边、承扶、髀关、伏兔、环跳、足三里、委中、承山、阴陵泉、阳陵泉、三阴交、解溪、昆仑、太溪、太冲。在患侧取穴,适当选择,交替使用。

［小儿夜啼］　身柱、中脘、足三里。

［流涎］　脾俞、中脘、合谷。

［新生儿破伤风］　然谷、神阙。

［佝偻病］　身柱、大杼、肾俞、中脘、上巨虚、绝骨。

［流行性腮腺炎(痄腮)］　角孙,直接灸或灯火灸均可,灸患侧,双侧病灸双侧。每日灸 1 次,1～3 次即愈。又:翳风、颊车、角孙、手三里、外关。

李任源.艾灸耳角治疗痄腮 28 例.中医教学,1976,1:69

陈孔奇.灯火灸防治流行性腮腺炎.中医杂志,1981,2:67

淮阴地区人民医院针灸科.灯草灸治腮腺炎 1236 例疗效观察.针灸通讯,1981:4

［新生儿窒息］　神阙、内关。

莫茂辛,赵充.针灸急救新生儿窒息 54 例报告.中华妇产科杂志,1959,4:330

［尿闭］　关元、中极、阴陵泉。

胡化民.艾灸治疗小儿尿癃闭.中医杂志,1960,7:23

日本医学家认为对于小儿病灸疗是非常有效的。身柱之灸,是对于一切儿科病患的著名灸法。灸炷约为米粒 1/3 大小,施灸 3 壮,不论对于感冒、呕乳、消化不良、下痢、百日咳等,都能获得奇效。又对小儿疳证,若平素施灸,就能显著地增强其体力。如遇下痢,可灸脐下的阴交穴,便能见效。其他如一般的儿科疾病,施灸亦举伟效;灸疗宜用小艾炷灸;且宜继续施灸,这是要点,但不宜取穴过多,方为适当。

十四、五官科疾病

［麦粒肿(目疮)］　天柱、风池、身柱、肝俞、阳白、太阳、曲池、合谷、内庭、足临泣,此病频发,可连续施灸。

［结膜炎］　心俞、肝俞、瞳子髎、攒竹、曲池、足三里、足临泣,局部用针,远处用灸。

［眼睑炎］　风门、身柱、脾俞、曲池、足三里、陷谷,局部穴位放血,远端穴位施灸。

［角膜炎］　天柱、肝俞、肾俞、足三里、光明。

［眼底出血］　风池、肝俞、膈俞、合谷、光明、太冲。

［视网膜炎］　同眼底出血。

［视物模糊］　太阳、风池、天柱、肝俞、合谷、养老、足三里、光明。

［夜盲症］　肝俞、合谷、足三里、光明。

［视神经炎及萎缩］　睛明、球后、承泣、风池、肝俞、光明、足临泣，局部针，远端灸。

［近视］　太阳、阳白、风池、肝俞、足三里、光明。

［上眼睑下垂］　陷谷灸，《眼科锦囊》说灸三阴交有效。

［鼻炎］　上星、迎香、风池、风门、曲池、手三里、合谷。

周克照.艾条灸肺俞穴治疗过敏性鼻炎.中医杂志,1981,12:4

［额窦炎］　同鼻炎。

［中耳炎］　听宫、翳风、听会、肾俞、完骨、少海、中渚、太溪。

［耳鸣］　同中耳炎。

［耳源性眩晕(梅尼埃症)］　风池、肾俞、翳风、听会、间使、足三里。发病时头顶皮麻木不仁,单灸百会穴奇效。

杜毓来.艾灸治疗内耳眩晕病.中医药研究参考,1978,4:52

［耳中痛］　听会、翳风、太溪、四渎、瘈脉、角孙。

［咽喉炎］　大杼、风门、大椎、翳风、人迎、尺泽、列缺、少商(放血),效速。

［腭扁桃体炎］　风门、大杼、大椎、尺泽、孔最、列缺、少商(放血)、太溪、照海。

［瘊子］　用软面将瘊子围起,多灸自落。

［黑痣］　在局部用非化脓灸,多灸自落。

十五、艾滋病、早老性痴呆

实验证明灸法能提高人体免疫力。临床上曾治愈许多消化功能低下、体质虚弱、支气管炎、哮喘、心脑血管、经常感冒、泌尿生殖系、内分泌、神经系、慢性肝炎、脂肪肝病。因此,认为灸法是治疗艾滋病和早老性痴呆的理想方法,但要用直接灸法,疗效才会更好。

［艾滋病］　大椎、中脘、足三里。每次各灸 20～30 壮,间日 1 次,连灸半年至 1 年,也可以对症配穴施灸。

［早老性痴呆］　大椎、肾俞、关元、足三里。从 40 岁以后即可施灸,有防早衰的作用。参考保健灸法。

附 6A 用直接灸法防治乙型肝炎、艾滋病、恶性肿瘤

一、乙 型 肝 炎

（一）概述

乙型病毒性肝炎，是乙型肝炎病毒（HBV）引起的具有慢性长期携带状态的传染病。本病在我国广泛流行，人群感染率很高，是当前危害人民健康比较严重的传染病。

由于诊断技术不断提高，已证实我国甲、乙、丙、丁、戊、己、庚（HAV、HBV、HCV、HDV、HEV、HFV、HGV）7 种肝炎均存在，在防治方面均可使用灸法，这里着重叙述乙型病毒性肝炎的灸治方法。

据 1991 年在南京召开的"第二次全国肝炎消毒研讨会"上报道：我国现有乙型肝炎病毒携带者达 1.2 亿之多，患者达 1400 万人，而且感染范围正在不断扩大。

乙型肝炎的传染途径是通过注射器、针头、输液器、抽血针、针灸针、手术用具、输血和血制品传染的，此外精液、唾液、性接触和胎盘、分娩、哺乳、喂养等方式也能传播。本病可见于各期年龄，但以 10－30 岁的青少年为发病高峰。老年和孕妇患重型乙型肝炎多，病死率高；婴幼儿时期开始携带表面抗原者，其持续时间长达 10 年以上，后果严重。

乙型肝炎是全身性感染性疾病，各系统均可产生并发症，一部分病人可能会发展为肝硬化，也是引起原发性肝癌的主要原因。有人认为原发性肝细胞癌约 80％是由乙型肝炎引起的。因为在肝癌患者中，表面抗原阳性率特别高，而我国又是肝癌的高发地区，约占世界总数的 40％，重症型乙型肝炎的病死率可高达 70％以上。由此可见患乙型肝炎后果的严重性，已引起人们的高度重视，但目前中西药对此病尚无可靠的特效疗法。

灸法能够调节机体免疫功能，已为现代科学研究所证实是治疗免疫力低下疾病的良好方法。此法简便易行，经济节约，易于推广。长期施灸，确能达到固本健身，扶正祛邪之目的。可惜这一古老的方法鲜为人知，即便是专业针灸医师也

只重针法而轻灸法,尤其是直接灸法使用者更少。为此,本文特意宣传提倡,大声疾呼,希望引起医生和病人的重视,大力开展简便廉验的灸法,为广大患者服务。

(二)临床表现

本病潜伏期一般为 60～90 日,极限为 45～160 日,起病缓慢。临床表现复杂,不同病型在不同时期会出现各种不同的症状,但也会互见,故不易严格区别,一般可分为如下 7 种。

1. **急性乙型肝炎** 多起病缓慢,常无发热,可见皮疹、关节痛等。其他表现与急性甲型肝炎相似,病程长短不一,有迁延半年以上者,有少数则可转变为慢性肝炎。

2. **慢性乙型肝炎**

(1)慢性迁延性肝炎:一般表现轻微,多无黄疸,可反复出现疲乏、头晕及消化道症状。肝区不适,肝大,压痛,也可见脾大,少数有低热,肝功能检查仅有轻度改变或异常,病程可长达数年。

(2)慢性活动性肝炎:在慢性肝炎中,只有很少数可转变为慢性活动性肝炎,会出现肝病面容、厌食、恶心、呕吐、腹胀、腹泻、乏力、萎靡、头晕、失眠、肝脾大、蜘蛛痣、肝掌、肝功能异常等症状和体征。

3. **重型乙型肝炎** 本型较少见,仅占全部病例的 0.2%～0.4%,甲型肝炎和其他型肝炎均可引起。急性型亦称暴发型,多因发病后不注意休息,治疗不适当,操劳过度,营养不良,嗜酒,服损害肝脏的药物过多,妊娠或合并感染等而致。起病约 1 周后出现黄疸肝脏缩小,有出血倾向,腹胀,腹水增多,有肝臭和肝肾综合征或出现肝性脑病。亚急性型急性黄疸型肝炎起病 10 日以上才出现上述严重症状,病程较长,可延长数月,容易发展为坏死性肝硬化。慢性型的多有活动性肝炎表现或肝硬化病史,体征及肝功能损害明显。

4. **瘀胆型乙型肝炎** 病程可达 2～4 个月以上,肝内有阻塞性黄疸,皮肤瘙痒,粪便颜色改变,肝大等。

5. **小儿乙型肝炎** 由于小儿免疫反应较低,感染 HBV 以后表现症状不明显而仅为表面抗原阳性携带者,即便有症状也表现较轻,多见消化不良,食欲缺乏等。

6. **老年乙型肝炎** 60 岁以上的老年人,乙型肝炎发病率较低,可是因为免疫功能低下,一旦感染,黄疸发生率高,持续时间长,合并症较多,有后果较为严重的危险。

7. **妊娠期乙型肝炎** 消化道症状较明显,产后容易大出血,重症型病死率高,对胎儿有影响。尤其是表面抗原阳性者,婴儿被传染的机会多。

(三)实验检查

1. 肝功能检查 不论甲型肝炎或乙型肝炎及其他各型肝炎都需要做肝功能检查。血清酶的检测有谷丙转氨酶(SGPT);蛋白功能的检测有脑磷脂胆固醇絮状试验(CCFT)、麝香草酚浊度试验(TTT)和硫酸锌浊度试验(ZnTT)。活动性肝炎及肝硬化时血清白蛋白往往明显下降,而球蛋白反而升高,形成A/G倒置。

乙型肝炎临床症状比较明显的病人,肝功能也会出现异常改变;慢性乙型肝炎临床症状轻微仅为表面抗原携带者,往往肝功能表现正常或轻微异常,这样不等于没有乙型肝炎,还需要做放射免疫检查试验,相互对照才能做出正确诊断。

注意:SGPT升高是肝损害的表现,并非特异性指标。因此,只凭SGPT单项增高,不能确诊为肝炎。

2. 乙型肝炎血清检测[放射免疫法(RIA)和酶联免疫吸附法(ELISA)]这是检查乙型肝炎的主要方法。

(1)表面抗原(HBsAg):是感染HBV(乙型肝炎病毒)首先出现的标志物,至今仍然是常用的HBV间接指标,但不同的检测方法,其灵敏度阳性率差别很大,第二代检测方法比第一代敏感,第三代比第二代敏感100倍,判断结果时,必须结合其他项目全面考虑。

测定表面抗原有助于乙型肝炎和甲型肝炎的早期鉴别诊断和预后估计。一般当机体感染HBV 3周以后会在血液中出现表面抗原阳性,在急性患者中,可持续5周至5~6个月,长期阳性者可能发展为慢性肝炎,在慢性患者和无症状病毒携带者中可持续数年、十几年、甚至终身。发病年龄多集中于儿童及青少年,表面抗原携带者男多于女,其原因不明。

表面抗原阳性可见于许多疾病,除乙肝外,如肾、消化道、结缔组织和内分泌疾病等。因此,单凭HBsAg阳性不能确诊为乙肝,必须结合核心抗原(HBcAg)和e抗原(HBeAg)等其他乙肝病毒标志物,才能做出比较准确的诊断。

表面抗原阴性者也不能完全排除乙肝,同样也要结合其他乙肝病毒标志物来分析判断。

表面抗原滴度高低与肝炎病情轻重成反比。在急性肝炎、暴发型肝炎及慢性活动性肝炎(CAH)中滴度最低,在慢性迁延性肝炎(CPH)及无症状病毒携带者中滴度最高。一般来讲,免疫反应低,肝细胞损伤轻,表面抗原呈高滴度;

反之,则呈现低滴度。因此,表面抗原的滴度可以时高时低,时阴时阳。总之,表面抗原是一项重要标志物,但又不能单凭它来确诊。

(2)表面抗体(抗-HBs):一般在表面抗原消失(转阴)后数周,血液中才会出现抗-HBs阳性,提示肝炎恢复。这是一种保护性抗体,大多在恢复期后期才会出现,表示病情好转。抗-HBs阳性可能保持数年之久。血清中表面抗原持续阳性时间越久,产生抗-HBs的机会越少。虽然产生表面抗体阳性,但不能防止再度感染。如果表面抗原、表面抗体、核心抗体同时为阳性,则提示为暴发型肝炎或慢性肝炎,预后不佳。

(3)乙肝e抗原(HBeAg):具有特异性,它与病毒复制成正比,也和肝脏的损害成正比。HBeAg出现阳性,说明乙肝病毒正在繁殖,是病毒活动性复制和传染性强的重要指标之一。一般仅见于表面抗原阳性血清中,但也偶见于表面抗原阴性的血清中,它比表面抗原出现稍后,而消失则较早。

临床上认为HBeAg阳性为传染性的可靠指标。表面抗原滴度越高,HBeAg检出率越高,提示表面抗原持续高滴度者传染性强。e抗原阳性不仅见于急性和慢性肝炎,也可见于无症状表面抗原携带者。

(4)乙肝e抗体(抗-HBe):抗体也具有特异性。抗-HBe紧接着e抗原的消失(转阴)而出现于血液中,它的阳性出现常预示病毒感染进入后期,是复制减少、传染性降低的标志。如果出现较早,可能不至于发生慢性肝炎,但并不意味着慢性乙肝的永久性痊愈。

(5)乙肝核心抗原(HBcAg):是乙肝病毒的核心成分,主要存在于受感染的肝细胞核内,乙肝病毒存在的直接指标。可能由于肝细胞溶解而直接释放入血,故检测HBcAg是反映肝内乙肝病毒活动复制的简易方法之一。除做肝活组织检查外,可提供肝内乙肝病毒合成的有关信息。如果游离的核心抗原不出现于血液中,检测方法就比较复杂,故一般不作为常规检测。但在慢性活动性肝炎中,血液核心抗原很常见,它是乙肝病毒复制的标记,表示病在进展中。

血液核心抗原与乙肝e抗原有明显的相关性,可作为乙肝病毒传染性的标志,而且两者相对比,前者较后者更为可靠。

(6)核心抗体(抗-HBc):多出现在急性期血清中,通常在表面抗原出现3～5周和肝炎症状出现前,即可检出抗-HBc。如果表面抗原、e抗原和核心抗体均为阳性,表示病毒在活动时期,提示最近曾有或现有病毒感染,无保护性,不能防止再度感染,也不是疾病恢复的标志,只能表明复制程度。一般认为核心抗体滴度高,表示病毒正在活动复制;滴度低是过去受感染的标志。我国以核心抗体的滴度>1∶126(ELISA)为高滴度;<1∶126(ELISA)为低滴度。

抗-HBc IgM 和 IgG 对乙肝的诊断和鉴别诊断有重要意义。目前的检测方法为检测抗-HBc 的总抗体。如果 HBsAg 阳性,HBeAg 阳性,抗-HBc IgM 也呈阳性,则表示是现症感染的标志。对急性乙型肝炎和慢性乙型肝炎急性发作有确诊或排除的意义。患慢活肝时,100%抗-HBc IgM 为阳性。抗-HBc IgG 出现较迟,是过去感染的标志。患慢迁肝时可保持多年,但滴度较低。

定性检测抗-HBc IgM 滴度在 1∶10 000(RIA 或 ELISA)以上,可诊断为急性肝炎和暴发型乙肝。

抗-HBc IgM 的检测有助于表面抗原阴性急性乙肝的发现。因此,诊断急性乙肝病毒感染,最好同时检测以上两项指标,不能认为表面抗原阴性就不检测抗-HBc IgM 了,否则容易漏诊。

以上各项如果发现一项不正常,即为乙型肝炎病毒感染的标志。三大抗原出现阳性,表示病毒感染或有活动复制的现象,就应当考虑是否需要积极治疗。表面抗体和 e 抗体的出现是恢复期和病毒传染性降低的标志。核心抗体的出现,滴度又高是病毒复制正在进展中的标记,滴度低是过去曾受感染的征兆。

所以我们在分析化验单时,必须全面考虑,绝对不能认为阳性都不好,阴性都好,一味追求转阴是不正确的。

如果仅仅出现表面抗原阳性,又无症状和阳性体征,肝功能也正常,则是属于无症状的病毒携带者,就不必过多的用药,以免损害肝脏,积极健身养生就可以了。

乙型肝炎三大抗原抗体标志与各型肝炎及血液传染性见表 6A-1。

简明乙型肝炎五项检查与临床意义见表 6A-2。

表 6A-1 乙型肝炎三大抗原抗体标志与各型肝炎及血液传染性

诊断	乙型肝炎抗原抗体标志							血液传染性
	HBsAg	HBeAg	DHA聚合酶	抗-HBs	抗-HBc	抗-HBcIgM	抗-HBe	
急性肝炎	+	+	+或-	-	+中	+高	-	++++
慢性活动性肝炎	+	+	+或-	-	+中	+低	-	++++
恢复期早期	+	-	-	-	+中(或低)	+中→低	+或-	++
慢性肝炎或低到中度的病毒活动度	+	-	-	-	+或→低	+中→低	+或-	++
HBsAg携带状态可能或有或无轻度持续性疾病	+	-	-	-	+或→低	-或+低	+或-	+
恢复或有时急性期或零星的慢性活动性或持续性肝炎	-	-	-	-	+中	+中→低	+或-	-(?)
恢复期晚期有时见于持续性肝炎	-	-	-	-	+中→低	-	+或-	-(?)
过去的感染或零星或低水平的持续感染	-	-	-	-	+中→低	-	+或-	-(可能无其对低滴度的抗-HBe)
过去的感染	-	-	-	+	+中	-	+或-	-
很少伴随如有热带脾大综合征	-	+	-	+	+中	+或低	-	不明

注:血液传染性:++++肯定有传染性;++可能有传染性;+有的有传染性;+有传染性;-无传染性;低、中、高指滴度。

表 6A-2　简明乙型肝炎五项检查与临床意义

HBsAg	抗-HBs	e抗原	e抗体	抗-HBc	临床意义
+	-	-	-	-	急性 HBV 感染潜伏期，或为单纯带毒状态（健康携带者）
+	-	+	-	-	急性肝炎早期，传染性强
+	-	+	-	+	急性或慢性感染，传染性强（大三阳）
+	-	-	+	+	急性或慢性感染后期，传染性低（小三阳）
+	-	-	-	+	急性或慢性乙型肝炎 HBV 携带者，传染性低
+	+	+	-	+	血清中存在 HBsAg 免疫复合物，或不同亚型感染
+	+	+	+	+	①一种亚型 HBsAg 及异型抗-HBs 同时存在，应复查；②血清从-HBsAg 转化为抗-HBs 的过程，应复查
-	+	-	-	+	HBV 感染，恢复期
-	-	-	+	+	①HBV 既往感染；②抗-HBs 出现前的窗口期
-	+	-	+	+	HBV 感染恢复期，具有免疫力
-	+	-	-	-	①注射疫苗后；②感染后恢复期，具有免疫力

(四)中医认识

中医学无乙型肝炎这个病名,但历代医学文献中却有类似本病的症候和病证的记载。如胁肋疼痛、黄疸、阴黄、阳黄、急黄、臌胀、肝胃不和、肝积脾积等。历代医家在治法上也有很多经验。随着医学的发展,人们对乙型肝炎有了更深刻的认识,特别是近代肝功能试验与免疫学检查的不断发展,中西医结合治疗技术不断提高,这方面的知识也日益进步,在治疗方面大量使用中医药,显示出可喜的成就。本病虽经过缓慢,病情复杂,变化多端,但大致可归纳为五大类型:湿热困脾型、脾胃虚弱型、肝气郁结型、肝肾阴虚型、血瘀气滞型。相应地也有五大治则,即清热利湿、健脾益胃、疏肝解郁、滋补肝肾、活血化瘀。在方药方面,有很多名方、验方,还有很多经过实验研究的单味中草药。本病病程太长,缠绵难愈,往往用药数百剂,治疗数年之久,在疗效方面尚不够理想,大家正在积极努力寻求更好的方法。

(五)治疗方法

鉴于目前中西药物对本病尚无特效疗法,本病又是免疫力低下的疾病,所以我们在临床上采用能够调整机体免疫功能的灸法,收到了令人满意的效果。

灸法是针灸的一个重要组成部分,但近些年来由于各种原因,医生重针轻灸,患者也渐渐遗忘了灸法的作用,致使许多疾病没有得到灸法的治疗,是十分可惜的。

近来有人研究用灸法治疗慢性乙型病毒性肝炎,经过 3 个月灸治后,SGPT下降十分明显,血清白蛋白升高显著。

在免疫学方面,应用 Abott 药盒测定患者表面抗原,转阴率与抗-HBe 转阳率,分别为 54％与 22％,均明显高于国内外报道的自然转阴率 20％与转阳率6％,由此可见灸与不灸差别是显著的。另外,艾灸治疗后血清免疫球蛋白(尤其是 IgG)、循环免疫复合物(CIC)明显下降,而补体 C3 及 B 因子、E-花环形成率明显升高。

这些均有力提示,艾灸可有效地调整慢性乙肝患者免疫系统功能,从而抑制 HBV 复制减轻或修复肝细胞病理损害,促进病情改善,为用灸法防治本病提供了科学依据。笔者 50 多年来经常使用灸法,治愈了很多疑难杂病,尤其对乙型肝炎疗效更佳。但宜用直接灸法。

1. 直接灸法　参阅本书第三章,这里从略。也可与艾滋病灸法相参照。

2. 灸法处方　中医学认为慢性肝炎常以正气虚弱为本,邪实为标。在治则上,当以扶正为主,祛邪为辅。本病主病在肝,而累及脾肾,久则肝脾肾三脏皆病,必须以此选方遣药。用灸法治疗,则比较简单,概括性强,虽然其病因病机复杂,而灸法是以强健身体、调整免疫功能为主,所以症型不必严格区别,症状不必细分,也不必针对某种生化指标,只要选用主穴就可以统治诸疾。能使脾胃健壮,增加营养,调整免疫,抵抗病毒,自能消除症状,促进肝细胞及肝功能的恢复。

明代医家龚居中说:"火有拔山之力……若病欲除其根,则一灸胜于药力多矣……灸法祛病之功,难以枚举。凡虚实寒热,轻重远近,无往不宜。"他充分肯定了灸法的功效。尤其对于本病更为适宜,因为慢性乙型肝炎多属阳气不足、虚寒表现,因此无须顾虑,大胆施灸可矣。

为了便于配方,也按临床病型列举主要穴位,以供参考,随症加减,可以灵活运用。

(1)湿热困脾型:初感此病,其病因多为湿热之邪犯肝困脾,症见寒热口苦、黄疸、恶心、呕吐、舌胖大、苔厚腻、食欲减退、小便黄、腹胀胁痛、四肢倦怠、脉弦数等,本型相当于急性乙型肝炎。

①处方

主穴:肝俞、阳陵泉(化脓灸)。

配穴:大椎、中脘、阴陵泉(非化脓灸)。

②穴解

肝俞:为肝脏的背俞穴。在经穴上,它与肝脏有经气直接输注关系。主治一切肝病,是防治乙型病毒性肝炎的重要穴位。主治急慢性肝炎、肝硬化、肝大、黄疸、胁痛等症。

阳陵泉:是足少阳胆经之合穴,合治内腑,为五俞穴之一;筋会于阳陵,是八会穴之一,为下肢主要穴位。肝与胆相表里,有疏肝清胆、泻热利湿、舒筋活络的作用。主治急慢性肝炎、黄疸、胆囊炎等。可以改善肝功能,有降麝絮、麝浊、转氨酶之功效。

大椎:是督脉经之要穴,有总督一身之阳气的作用,手足六阳之会主管全身附气,称为"阳脉之海",通阳解表,清脑宁神,为全身强壮穴。主治呼吸、神经、血液系统诸病。有主寒热、消黄疸、提精神治疲乏之效。

中脘:适在胃上,胃为水谷之海,主腐熟水谷,有调胃和中,补虚益气,纳谷化湿,降逆止呕之效。主治肝炎、腹胀、呕吐、溺赤、食欲缺乏、胁下痛、泄泻、目黄振寒等。

阴陵泉:是足太阴脾经的合穴,属水。有化湿利尿,健脾胃,理肝肾之功效。

主治腹胀、水肿、黄疸、泄泻、小便失禁或尿潴留及泌尿生殖系统的疾病。本型虽有湿热,但不像急性黄疸型肝炎(甲型)那样突出,仍以虚弱为主。况且"热病可灸",用灸法无妨。若配合中药清肝利湿之剂更为理想。或者针灸并用,多针少灸亦无不可。

(2)脾胃虚弱型:肝邪克伐脾胃日久,致使脾失健运,胃失和降,造成脾胃两虚,不能摄取饮食精微以濡养全身,则见发干形瘦,精神萎靡,眩晕,食欲缺乏,脘腹胀满,大便溏泻,周身无力,肢体酸困或水湿不化,形成水肿、腹水、脉弦缓等。本型相当于慢性乙型肝炎,人以水谷为本,治以健脾益胃为主。

①处方

主穴:肝俞、脾俞、足三里(化脓灸)。

配穴:中脘、阴陵泉、三阴交(非化脓灸)。

②穴解

肝俞:见 142 页穴解。

脾俞:中脘、阴陵泉。脾为后天之本,主运化水谷,主四肢、肌肉;胃司受纳主宰中焦,皆为仓廪之官。有调理脾气、运化水谷、渗利除湿、和营统血之功效。主治消化不良、食欲缺乏、泄泻、各种肝炎、肝脾大、黄疸、乏力、四肢沉重、腹胀、水臌、积聚、胁下满等。

足三里:属胃经合穴,脾与胃相表里,主消化,胃为五脏、六腑之海,共为后天之本。古人有"厥阴不治,求之阳明","补土所以敌木,治本可以治标","知肝之病,当先实脾"。这些都是"治肝先治脾"的主导思想,强调补脾之目的在于防止肝木偏亢,乘伐脾土,所以培土敌木,以此制彼是高明治法。

本穴有养生保健,祛病延年,增强体力,解除疲劳,补益肾气,调整免疫的作用。主治一切消化系统病、心腹胀满、水臌等。治疗范围极广,可以概括全身各系统的疾病。

三阴交:在内踝尖直上 3 寸处,当胫骨后缘,属脾经,是足三阴经之交会穴,所以有调理肝、脾、肾三经的功效。有健脾,和胃化湿,疏肝益肾,调经血,主生殖之作用。主治心腹胀满、消化不良、食欲缺乏、小便不利等。

(3)肝气郁结型:肝气不能条达则郁结,郁结则气逆,症见嗳气胀满、厌食、呕吐、大便飧泻、胸胁不舒、情绪激动、善感易怒、抑郁不乐、多梦少寐、脉象弦或见涩象。

本型以疏肝解郁为主。

①处方

主穴:肝俞、阳陵泉(化脓灸)。

配穴:中脘、太冲、期门、膻中(非化脓灸)。

②穴解

肝俞、阳陵泉、中脘:见142页穴解。

太冲:是肝经原穴,与手上合谷穴共称为四关。有疏理肝气,平肝息风,调血通经的作用。主治:"五脏之有疾也,必取十二原也。"主治肝脏疾病。能治肝气横溢、胸胁痛、肝炎、高血压、眩晕、烦躁易怒等。

期门:属肝经最后一穴,是肝之募穴。有疏肝理气、消积化瘀、活血通经的作用。主治肝炎、肝大、胆囊炎、胸腹胁胀、肋间神经痛等。

膻中:是全身之气会聚之处。有调气降逆,宽胸利膈,通乳止咳的作用。主治气逆、胸痛、咳嗽、肝气郁结等。

(4)肝肾阴虚型:肝病日久必累及肾,肝肾同源,两者具见虚象。症见阴虚内热、头晕、目干、耳鸣,胁下引痛,心悸,烦躁,口干,舌绛红,五心烦热,遗精,失眠,盗汗,脉象弦细无力等。可见于各型肝炎,尤其慢性活动性肝炎,长期应用激素造成肝肾阴虚者,以滋补肝肾为主。

①处方

主穴:肝俞、肾俞、足三里(化脓灸)。

配穴:关元、太溪(非化脓灸)。

②穴解

肝俞:见142页穴解。

肾俞:在背部第2与第3腰椎之间旁开1.5寸,是肾脏的背俞穴。肾为先天之本,作强之官,藏精与志,通于脑,肾主水,主一身之元气。有滋补肝肾,益精填髓,调理肾气,调整肾上腺皮质激素的作用。主治肾炎,水肿;激素的不良反应;肝肾阴虚,腰痛等症。

足三里:见143页穴解。

太溪:是肾经五俞穴之土穴、原穴。有益肾清热、滋阴降火、培补肾气、强腰膝之作用。主治肾炎、泌尿生殖系统疾病及阴虚火旺、溺黄、渴不欲饮、虚火上炎之牙痛、失眠、喉痛等症。

关元:是任脉经之要穴,为诸阴经之会,生化之源,主一身之阴精,是人身元气之所在;有培肾固本、调气回阳之功。长灸可补诸虚百损,壮一身之元气的作用。主治一切泌尿生殖系统病、全身衰弱、少气无力、精神不振、少腹虚寒等。

(5)血瘀气滞型:本型多由肝气郁滞而来,郁久必致血瘀,症见肝脾大,痛有定处,如锥刺而拒按。妇女则会引起经血减少,色黑有块,噩梦善怒,怔忡健忘,舌色紫暗而有瘀点,面部黧黑晦暗,可见肝掌及蜘蛛痣,脉象沉涩等。以活血化瘀,疏导气机为主。

①处方

主穴:肝俞、膈俞、足三里(化脓灸)。

配穴:太冲、血海、蠡沟(非化脓灸)。

②穴解

肝俞、足三里、太冲:见前文。

膈俞:属八会穴之一的血会穴。有活血化瘀、宽胸理气、降逆止呕的作用。主治呕吐呃逆、怠惰嗜卧、诸般血症。

血海:属脾经。有调理营血、清热利湿之功。主治经血诸疾、贫血及一切血症等。

蠡沟:为肝经之络穴,别走足少阳胆经。有疏通经络、清热利湿、调理肝气的作用。文献中未见提及治肝病者,我们创用于乙型肝炎,因为它是肝经的络穴,联络肝胆两经,亦为要穴之一。主治泌尿生殖系统病、肝胆瘀滞、肝脾大等,正在观察疗效中。

(6)预防灸法

穴位:足三里。

灸足三里对病体、健体均可使用,年过30岁以后,身体虚弱,就可以灸足三里穴,不但预防肝炎,还可以增加免疫力,抵抗一切疾病。三里穴灸一段时间以后,就会马上见效:能吃,能睡,精力充沛,这是最明显的自我感觉。

总之,直接灸法适用于各型肝炎,能治能防,只要病情延缓时日,给灸法提供时间,尽管使用,长灸生效。对重症、暴发型自应以其他方法为主进行抢救,要争取时间,方不致误事。

3. 注意事项 休养是必不可少的条件,在治疗乙型肝炎过程中起重要作用,对病人来说应放在首位。因为这种病除暴发型以外,都经过缓慢,迁延难愈,有的人患病多年自己还未察觉,一旦发现,急切不能痊愈,所以要有休息9个月到1年的思想准备。在自己家里生活方便,经济节约,省出一部分药费改善生活,安心休养,既治病又休闲,病情轻时可以读书学习,研究技艺,是难得的机会。

(1)休息:患此病后自觉疲乏无力,应当以病情分轻、中、重三种不同程度,分别为生活自理、轻微活动、半卧床及卧床休息,总之要充分休息,不能劳动。

因为卧床能增加肝脏血流量,便于恢复肝功能和肝细胞的修复。

(2)营养:以少食肥甘油腻,多吃清淡素食为主。营养要充足,宜吃植物性蛋白质,各种蔬菜水果。

(3)宜忌:情绪要乐观,心情愉快,忌恼怒焦虑,失望悲观,生活要规律,必须坚定意志,树立战胜疾病的精神和信心;切忌饮酒,忌房事,忌妊娠,病毒复制活跃期勿结婚;忌乱用药,多用药会增加肝脏负担,尤其刺激性强的化学药品,和价格昂贵的洋药;忌乱投医,无恒心,不能坚持,治疗不彻底,容易复发。频繁更换医药,也会贻误病机;忌性急过多过早化验,肝功能恢复较快,乙肝五项抗原消失、抗体出现较慢,一般 3~6 个月或更长时间才会改变。即便化验还没改变,只要症状、体征不断改善,就是进步向愈的表现,切勿丧失信心,要坚持下去。

治疗、休息、营养结合起来,有协同作用,相得益彰,能使人体较快地产生恢复性抗体,使病毒复制标志转阴,自觉症状和阳性体征消失,效果显著,早日康复,疗效巩固。可谓之简便廉验的自然疗法,无任何毒副作用。

(六)疗效回顾分析

《中国针灸》2009 年第 6 期,关玲对我几十年来用直接灸法治疗乙肝的医案,选取资料较完整的 86 例(原资料 88 例),进行回顾分析。分析结果:80.23%的病人曾接受中西医等常规方法治疗,疗效不满意而采用灸法;方法均为麦粒灸法,每穴灸 7~9 壮;选穴与患者年龄有关,一般以肝俞、脾俞、足三里为主,小儿配合身柱,成人配合足三里;用穴数量较少,大多 2~3 穴;临床症状、体征改善率 100%;对 B 超检查确诊的肝大、脾大、肝硬化、腹水改善明显;乙肝表面抗原转阴率 28.85%,e 抗原转阴率 38.46%,核心抗体转阴率 36.54%;症状、体征、肝功能的恢复起效时间为 10 余天到 1 个月,恢复正常的时间为 3~6 个月。乙肝五项的完全转阴,起效时间为 5 个月到 1 年,有的更长一些。充分证明麦粒灸法治疗乙肝有积累而持久的疗效,且简便易行,值得推广。

二、艾 滋 病

(一)概述

自从发现艾滋病以后,笔者就设想使用灸法防治此病。早在 1987 年桂林市召开特色针灸会议时就和香港同学谢永光先生提及此事,并商讨办法,可惜一直没有机会见到艾滋病病人。古代名医扁鹊说:"人之所病病疾多,医之所病病道少。"作为一个中医师,总想为病人解除痛苦,所以特意提倡使用灸法防治艾滋病,供医界参考,希望有条件的同道大力开展推广灸法。

艾滋病,又称为获得性免疫缺陷综合征,是新发现的后天获得的恶性传染性疾病。从 1981 年起在世界上流行开来。到目前为止已有 150 多个国家发现艾滋病病人,病例数已超过几十万,受感染的约在千万以上,目前中西医药尚无理想的疗法。一旦感染此病,5 年内病死率高达 90％以上,被人们视为 20 世纪的瘟疫或"超级癌症",已引起人们的极大恐惧。20 世纪 90 年代以来,全世界医药学工作者正在积极寻找有效药物和各种防治方法。

中医学认为,本病涉及肺、脾、肾等重要内脏,表现为疲乏无力,精神委顿,低热,盗汗,长期腹泻,食欲差,消瘦,肝脾大,各种出血,毛发脱落,咳嗽,呼吸困难,淋巴结肿大等各种症状。目前西医还没有特效药物,中药方面有用人参、白术、黄芪、甘草、云苓、当归、熟地黄、山茱萸、枸杞子、杜仲补气益肾等药,以及清热、凉血、解毒诸药物;成方有用归脾汤、人参汤、补中益气汤、知柏地黄丸、生脉散、小柴胡汤等名方,以提高人体免疫能力为目标,正在广泛使用和观察之中。

(二)灸法能提高人体免疫功能

近代对于灸法做过许多科学研究工作。根据国内外医学资料和临床实践证实:灸法能够活跃脏腑功能,旺盛新陈代谢,有调节机体免疫作用。长期施行保健灸法,能使人身心舒畅,精力充沛,祛病延年。

施灸对于血压、呼吸、脉搏、心率、神经、血管均有调整作用;能使白细胞、血色素、红细胞、血小板等明显增高;胆固醇降低,血沉沉降速度减慢,凝血时间缩短;对血糖、血钙及内分泌系统的功能也有显著的调节作用。它的特点是既能抑制功能亢进,也能使衰退的功能兴奋而趋向生理平衡状态。因此,灸法对人体是一种良性刺激,对增强体质大有裨益。不论病体、健体都可以使用,尤其对衰弱儿童有促进发育作用,所以灸法的使用范围是很广泛的,有很大的潜力。据桂金水"近 10 年来灸法的临床和实验研究"(上海针灸杂志,1990,9:4)报道,灸法对心脑血管病、抗休克、抗感染、抗癌及免疫力低下的桥本甲状腺炎、硬皮病、支气管哮喘、乙型肝炎等均有良好效果。

实验研究证明,艾灸可以改变体液免疫功能,同时还能影响 T 淋巴细胞数目与功能,活跃白细胞,提高巨噬细胞吞噬能力。特别是经灸后高值可以降低,低值可以升高,说明艾灸有双向调节免疫作用。

总之,艾滋病是免疫功能低下的疾病。艾灸可以调整机体的免疫功能,使免疫系统的功能趋向正常,根据这个道理,笔者认为采用直接灸法防治艾滋病是比较合理的方法。中医学认为,"正气存内,邪不可干",灸法就有扶正祛邪的作用。笔者多年来使用灸法治疗很多支气管哮喘、乙型肝炎等免疫功能低下的疾病收到了良好效果。在此临床基础上设计出防治艾滋病的方法。

(三)艾滋病的灸疗

1. **主穴** 取大椎、关元、足三里、膏肓、中脘、肾俞,因症运用主穴。对症配合肺俞、脾俞、三阴交等穴。

2. **主穴解释** 大椎,是督脉经之要穴,有总督一身之阳的作用,主管全身阳气,称为阳脉之海,为全身强壮穴;关元,系任脉经之要穴,有总任诸阴经的作用,主一身之阴精,为一身生化之源;足三里,有养生保健之作用,主脾胃运化之功,是强壮后天之本的要穴,能增强体力,解除疲劳;膏肓,主治五劳七伤,诸虚百损,形体羸弱,为灸治肺痨之要穴;中脘穴,名太仓,在胃上,胃为水谷之海,主腐熟水谷,该穴有调胃和中,补虚益气的作用;肾俞,肾为先天之本,作强之官,藏精与志,主宰一身之元气。这几个主穴可以选择应用。

用直接灸法长期施灸上述穴位,通过艾灸调整机体的免疫功能,从而达到扶正祛邪的目的。使机体维持"阴平阳秘"阴阳平衡的状态,以恢复健康。

灸法的种类很多,最好用直接灸法,就是将极细之艾绒做成圆锥形之麦粒大的艾炷,直接放在穴位上燃烧,只有 $60\sim70℃$ 的热力,忍耐 1 秒钟,知大热,知痛即按灭,如此反复施灸,为直接灸法。

3. **操作技巧** 首先做好解释工作,安置体位,审定穴道,做好记号,消毒皮肤,将圆锥形之艾炷,直立于穴道之上,用线香从顶端轻轻接触点燃,使之均匀向下燃烧。开始几壮燃至一半知热即用手迅速压灭或捏起;接着几壮仍在原处燃至大半,知大热即压灭或捏起;之后几壮燃至将尽知痛时即压灭或捏起,或用手指轻叩穴道周围,可以减轻热感,每次每穴灸 7～9 壮,连续施灸数日即能达到化脓之目的。若不化脓,只要长期灸下去,同样收效。临床上灸关元治缩阳症,每次可灸二三百壮,灸多了一热即过,无甚痛苦,反觉舒服。

用这种灸法初灸之后,局部变黑、变硬、结痂,下次就在痂上施灸。如果化脓,可按压排出再灸。万一痂皮脱落,等结痂后再灸,或用艾绒烧灰敷盖疮面施灸。

4. **注意事项** 灸字从久,从火,必须长期施灸,以火壮气足为度,据病情可灸数月至数年之久。

施灸期间可以使用中西药物,但毒性较大、能破坏人体免疫功能的方法最好不用。

用灸法非常安全,灸后化脓无须顾虑,这和一般疮疡或创伤性炎症不同,未见发生过什么问题。只要溃疡面不弥漫扩大，只管连续施灸。如果化脓过多，疮面不断扩大，脓色由淡白稀薄变为黄绿色的脓液，或疼痛流血，而且有臭味，即为继发性感染，可以用外科方法处理，很快就会痊愈。

化脓灸是良性刺激，能改善体质，增强抗病能力，从而达到防病治病的目的。千万不要一见化脓就顾虑重重，影响施灸。通常灸疮不加治疗，20～30 天就会自然痊愈，遗留豆大瘢痕而已。

《小品方》云："灸得脓坏，风寒乃出；不坏，则病不除也。"《太平圣惠方》说："灸炷虽燃数足，得疮发脓坏，所患即差；如不得疮发脓坏，其疾不愈。"可见灸疮化脓是提高疗效的好事，并不可怕。

《备急灸法》上说："要之富贵骄奢之人，动辄惧痛，闻说火艾，嗔怒叱去，是盖自暴自弃之甚者，苟不避人神，能忍一顷之灸，便有再生之理。自当坚壮此心，向前取活，以全肤体，不致枉夭，岂不诚大丈夫欤？"这是鼓励人们要有勇气，敢于使用灸法治病。灸法的好处，没有经过实践的人是不会知道的，正如陆游诗云："纸上得来终觉浅，绝知此事要躬行。"

笔者使用灸法除治疗慢性肝炎数百例取得良好效果外，对阳痿、早泄、遗精、遗尿、颈部淋巴结核、长期发热、哮喘、眩晕、肺门淋巴结核、小儿发育不良、宫血、胎位不正、经常性感冒、胃肠虚弱、消化不良、泄泻便秘、肝硬化、腹胀腹水、贫血等症均有满意的疗效。因此，对于一切免疫力低下的疾病和慢性虚弱性疾病都是适宜的，不妨耐心广泛使用，以观效果。

（此文发表于台湾《自然疗法》1991 年 9 月十四卷第三期题目为《用直接灸法防治艾滋病》，此文 1993 年受到在日本召开的第三届世界针灸大会的重视，选为大会发言材料）

三、恶 性 肿 瘤

恶性肿瘤古代叫积聚、癥瘕、噎膈、翻花疮等，至今仍是世界医学难治性疾病，中西医还没有特效疗法。据现代国内外对用灸法治癌症的科学研究，已见到四五十篇文章，不论是临床研究或动物实验，都有一定疗效。证实艾灸能抑制癌细胞的发展，提高机体免疫功能，减少痛苦，改善生活质量，延长生存时间。

我们临床上用灸法治癌症不多，虽只有几例，但确有实际效果，认为是目前作为辅助治疗的好方法。

（一）适应证
各种各部位之癌症，不能或不愿手术和放疗、化疗者，手术后康复期、放疗和化疗间歇期、放支架后调养期,均可使用。

(二)灸法的作用

灸法能控制癌细胞增生,延缓发展;提高机体免疫功能;解除或减轻放疗、化疗之不良反应;减少用药物之痛苦,节约经济。

(三)取穴配方

1. 全身强壮取穴　大椎、关元、中脘、足三里,可起到强壮全身,提高免疫力作用。

2. 防治放疗、化疗损害取穴　大椎、膈俞、中脘、内关、足三里、绝骨、三阴交。

3. 脏腑癌取穴　肺俞、胰俞、肝俞、胆俞、脾俞、胃俞、肾俞、大肠俞、小肠俞、膀胱俞,针对脏腑病名取后边背俞穴,选择前边腹募穴,也可前后对应取穴。

4. 病灶局部取穴　在病灶直上体表穴位或反应点选穴,或病灶前后对应处选穴。

5. 妇科癌症取穴　子宫体癌、宫颈癌、卵巢癌、输卵管癌取子宫穴(经外奇穴)、关元、三阴交;乳腺癌取肩井、天宗、屋翳、膺窗、乳根、足三里。

以上从全身和局部全面考虑,选穴不宜太多,长期施灸在该组穴位内可以轮流调换,使一些穴位得到恢复。

(四)技术操作

用直接灸法,又叫着肤灸、化脓灸、非化脓灸,为了明白准确起见,我们改称为"重直接灸"和"轻直接灸"。因为化脓灸一般多不见化脓,只是多灸以后痂下有分泌物而已;非化脓灸,只是在穴位上轻灸2~3壮,皮肤发黄或起个小水疱,水疱不多可连续使用,不会引起化脓,此法多用于配穴或对症取穴,所以称为轻直接灸。

重直接灸法是取极细之艾绒,做成麦粒大小,圆锥形之艾炷,然后把它直立放置于穴位之上,用线香从顶尖轻轻接触点着,使之均匀向下燃烧。开始几壮燃至一半,知热即用手指按灭或快速捏起;接着几壮仍在原处,燃至大半知大热时即捏起;之后几壮燃至将尽,知痛时即捏起。同时医生用右手拇、示二指轻叩穴道周围,可以减轻痛苦。反复施灸数次后,再灸就不太痛了,一般每个点(穴)灸7~9壮,重病主穴可灸15~20壮,每次总数30~50壮,过多则易疲劳,不要求速效,徐徐灸之,日久见功。不愿用直接灸法,可以用艾条温和灸或隔物灸(姜、蒜、药饼)。

总之,灸量要足,火足气到,或发生感传,气至病所,疗效更好。轻描淡写不行,灸的次数要多,艾炷要小,勿使难耐,灸的时间要长。我们曾灸一例食管癌患者,开始每天灸 2 次,1 个月后每日 1 次,6 个月后隔日 1 次,灸至 18 个月,尚未停止,仍在继续治疗中。

附 6B　谢锡亮先生麦粒灸治疗乙肝 30 年医案回顾分析

谢锡亮先生是近代针灸名家承淡安先生的嫡传弟子,当代著名灸法大家,一生提倡使用小艾炷直接灸(又名麦粒灸)治疗疑难病、慢性病。尤其是在乙型肝炎的治疗方面,经过数 10 年的病例累积,疗效确切无疑。与现代常规医疗相比,花费极低,非常适合中国国情。现将谢老 20 世纪 70 年代至今的医案整理回顾,以飨同道。

1　医案的整理原则和整理方法

谢老保留的有文字记载的乙肝或肝病方面的医案共有 346 例,按照以下原则纳入分析:①一般资料完整,如姓名、性别、年龄、住址、生活工作状况等;②有明确诊断依据,如症状、体征、检查、检验等确诊为乙肝(包括 1 篇 70 年代末的病案,有典型症状体征,当时虽缺检验指标,后来经检验证实为本病者);③有完整病案记录;④病人能够坚持治疗 3 个月以上;⑤有完整的疗效记录;⑥有 1 年以上随访记录。同时满足以上 6 条的纳入分析,共计 86 例。

2　医案的一般情况及分析

医案的时间跨度从 1977 年 10 月—2007 年 12 月,其中 70 年代 1 例,80 年代 5 例,90 年代 61 例,2000 年以后 19 例;男 51 例,女 35 例;年龄最小 4 岁,最大 53 岁;病程最短 1 周,最长 22 年。职业分布:农民 16 例,工人 25 例,干部 13 例,学生 18 例,商人 4 例,医生 2 例,教师 2 例,儿童 6 例。地区分布:山西 55 例,其他地区 31 例。治疗经过:已经在其他医院经过长期治疗无效而来就诊的有 69 例,占 80.23%。病情状况:具有不同程度的消化道症状——腹胀、胁痛、纳差、恶心者 78 例,占总人数的 90.70%;仅有乏力,无明显消化道症状,因查体发现而来就诊者 8 例,占 9.30%。望诊伴黄疸者 13 例。触诊肝大 17 例,脾大 6

例,腹水 5 例。有肝胆 B 超检查结果者 12 例,其中肝大 8 例,肝硬化 8 例,脾大 8 例,合并腹水 5 例。方法均为使用精细艾绒制成的麦粒大艾炷,置于穴位上直接灸,每穴灸 7～9 壮。

3 治疗方案分析

3.1 取穴

根据不同年龄,选穴有所不同,但均以肝俞、脾俞为主穴,对于 30 岁以上的成年人,大多配合足三里;对于 30 岁以下的年轻人,有时用阳陵泉代替足三里;对于儿童则常配合身柱穴。详见表 6B-1。

表 6B-1 患者年龄与选穴的关系 例(%)

年龄(岁)	例数	肝俞	脾俞	足三里	身柱	阳陵泉	其他配穴
≤15	10	9(90.0)	5(50.0)	0(0)	8(90.0)	1(10.0)	大椎、期门各 1 例
16—29	35	35(100.0)	30(85.7)	6(17.1)	0(0)	6(17.1)	水分、气海、天枢、中脘、至阳各 1 例
≥30	41	41(100.0)	28(68.3)	38(92.7)		1(2.4)	肺俞、中脘、胆俞、大椎、水分各 1 例

3.2 用穴数量

谢老用穴不多,在 86 例资料中,仅用 1 穴有 2 例,占总数的 2.3%;2 穴有 41 例,占 47.7%;3 穴有 35 例,占 40.7%;4 穴有 8 例,占 9.3%。由此可见,大多使用 2～3 穴,即使病情较重也仅用 4 穴。

4 治疗效果分析

4.1 临床症状变化

治疗前患者都有各种不同的症状,如:乏力 78 例,腹胀 50 例,胁痛 48 例,纳差 49 例,恶心 30 例,睡眠差 19 例等,治疗 6 个月后症状全部消失,总有效率为 100%。

4.2 体征变化

患者治疗前查体具有的阳性体征,治疗后绝大部分消失(表 6B-2)。

表 6B-2　本组乙型肝炎患者治疗前后体征变化情况　　　　　　例(%)

时间	肝区叩痛	肝区压痛	触诊肝大	触诊脾大	查体腹水	黄疸
治疗前	76	66	17	6	5	13
治疗后复查者	61	54	15	5	5	13
治疗后症状消失者(占复查人数%)	59(96.7)	52(96.3)	14(93.3)	5(100.0)	5(100.0)	13(100.0)

4.3　B超检查变化

B超检查合并肝脾器质性变化者,在治疗后也有部分改善,如肝大 4 例复查好转 1 例,正常 1 例;肝硬化 8 例,复查了 4 例,有 2 例好转,2 例正常;脾大 8 例,复查了 3 例,好转 1 例,正常 2 例;腹水 5 例,复查 3 例全部正常。

4.4　肝功能指标变化

治疗前有肝功能化验指标者 41 例,其中指标异常者 33 例。异常者治疗后有复查结果者 24 例,其中恢复正常者 22 例,占复查人数的 91.7%;好转 2 例,占 8.3%。

4.5　乙肝五项变化情况

以上病案中,早年的病例只有表面抗体滴度,没有乙肝五项检查。治疗前有乙肝五项化验指标者共有 78 例,其中有 52 例做了治疗后的检验。治疗前后变化见表 6B-3。

表 6B-3　治疗前后乙肝五项变化情况　　　　　　例(%)

检测项目	例数	治疗后(+)转(-)	治疗后(-)转(+)	治疗后仍(-)	治疗后仍(+)
乙肝表面抗原(HBsAg)	52	15(28.85)	1(1.92)	5(9.61)	31(59.62)
乙肝表面抗体(HBsAb)	52	1(1.92)	1(1.92)	49(94.24)	1(1.92)
乙肝 e 抗原(HBeAg)	52	20(38.46)	0(0)	22(42.31)	10(19.23)
乙肝 e 抗体(HBeAb)	52	12(23.08)	10(19.23)	26(50.00)	4(7.69)
乙肝核心抗体(HBcAb)	52	19(36.54)	1(1.92)	3(5.77)	29(55.77)

5　起效时间分析

所谓起效时间,是指患者感觉症状好转的时间和化验指标的好转时间。由于大部分病人是由谢老师教会方法,回家自行治疗或由家人操作治疗,数月后再来复诊,所以大部分医案记录的疗效都是数月后的变化,几乎全部有效。但是也有个别患者,是由谢老师亲自治疗,这部分人的病历记录中改善症状的起效时间是 6 天到 1 个月。可见艾灸在解除症状方面起效时间是很快的。体征的恢复时间为 3～6 个月。在肝功能的恢复上,起效时间为 10 余天～1 个月。恢复正常的时间是 3～6 个月。在乙肝五项的改变上,起效时间为 5～9 个月。

6 疗程分析

治疗 3 个月以下者 15 例,占 17.44%;治疗 3～6 个月者 36 例,占 41.86%;治疗 6～9 个月者 22 例,占 25.58%;治疗 9 个月以上至 1 年者 8 例,占 9.31%;治疗 1 年以上者 5 例,占 5.81%。大多数患者治疗时间为 3～9 个月,最长的治疗时间为 2 年。谢老提倡在疾病好转以后,长期间断施灸,可惜只有少部分患者能够做到。

7 终点事件分析

这些病案涉及的病人,只有 3 例死亡,1 例是肝病治愈 8 年后因为突发心脏病死亡;1 例是在临床治愈后,不遵医嘱,酗酒过多,18 年后因为肝癌去世;另 1 例是肝病治愈 8 年后因蛛网膜下腔出血病故。

8 讨论

8.1 医案的时代特点

从医案记录的年代看,在 20 世纪 90 年代以后逐渐增多,这与 90 年代本病在我国呈高发趋势有关。当时的流行病学资料表明,我国一般人群 HBsAg 阳性率为 9.8%,人数约为 1 亿,是一个非常普遍的高发病。谢老当时把广大人民群众最苦恼、最常见疾病——乙肝的防治作为工作重点,下大力气研究,取得疗效后,又大力推广普及,一生使用直接灸治疗乙肝病人众多,从未收取过治疗费,还免费给病人提供艾绒,充分体现了苍生大医的济世仁心。另外,90 年代以后,随着检验手段逐渐完备,指标逐渐规范,人们对本病的认识加深,来求医就诊者也增加了,使得病案记载更加详细也是原因之一。

8.2 医案的治疗特色

从医案中记录病患的就诊经历来看,选择直接灸作为治疗手段是大多数人最后的“救命稻草”。医案中 80% 以上的病人都是四处求医,中药、西药治疗效果不佳,转而求助于艾灸,却收到了奇效。孙思邈曾经在《千金要方》中感叹:

"诸疗之要,火艾为良,针、汤、散皆所不及","治病欲除其根,一灸胜于药力多矣"。谢老的老师承淡安先生晚年也曾经感叹艾灸对于顽疾的作用:"伟哉！艾灸之力,诚非其他药石所能及！"谢老受承师影响,一生重视直接灸治疗疾病,也体会到直接灸善治慢性病、难治性疾病、一切虚寒衰弱的疾病。临床上有一部分医生也体会到,直接灸或化脓灸对乙肝有确切疗效,希望能引起当代医生的重视。

8.3　关于治疗方案

谢老对于儿童,多使用身柱穴,这是接受了日本的医疗经验。小儿灸身柱是日本民间广泛使用的方法,经过临床验证,确有奇效。所以谢老日常提倡小儿灸身柱,老人灸足三里。在治疗上 30 岁以下的青年,主穴用肝俞、脾俞多而足三里少,是因为年轻人担心腿上的瘢痕影响美观,同时也是因为《医宗金鉴》中说:小儿忌灸足三里,恐眼目不明。但是,谢老也指出,古人此话不必拘泥,足三里作为保健穴,30 岁以上的无病之人常灸,可以补益阳气,强身健体;30 岁以下,如有疾病,但灸不妨。

8.4　关于疗效问题

从以上分析可以看出,麦粒灸治疗乙肝在临床症状和肝功方面的化验指标改善比较快;在乙肝五项方面,大致在 5～9 个月起效,e 抗原转阴率相对较高。治疗中遇到 1 位病人全部转阴后有时会有第 1、第 5 项阳性,有时又全部阴性。所以谢老认为,治疗乙肝,关键在于临床症状的消失、肝脏功能的正常。病毒的清除是一个长期的过程,不必刻意追求五项快速完全转阴。有一位患者治疗 5 年后才完全转阴,就说明了这一问题。另外,谢老退休多年,身居农村,治疗对象多为经济拮据的百姓,很大一部分人满足于症状体征消失,体力增加,而不愿再做五项的复查,损失了一部分证据。如果都能复查的话,转阴率可能更高。从目前的情况看,麦粒灸的疗效接近或好于应用干扰素的转阴率。

8.5　关于病例随访和病例纳入问题

谢老非常重视病人的随访,对一些经济条件差、不愿意做五项复查的病人,还出资给其复查,积累了宝贵的资料。有一部分有始无终的病案没有纳入分析,可能原因如下:①由于本病病程较长,进展缓慢,目前没有非常有效的办法,部分医生主张不治,故部分病人也不重视,不能长期坚持治疗,导致有始无终。②不排除部分疗效尚未出现或改变不明显的病人自动中断治疗。③由于谢老事务多、工作忙等原因,导致资料不完整。总之,从目前的病例分析看,只要是坚持治疗的,都会有效。希望本文能引起同道注意,深入研究,弘扬灸法。

9 典型病例

患者,男,46岁,农民,河南省原阳县人,于1990年10月27日初诊。主诉:患胃病1年余,近3个月来症状加重。病史:2年前发现食后不舒,饮食减少,一直按胃病治疗,无效。现右胁胀痛,夜间尤甚,活动则气短头晕,不能支持。食量渐少,时有恶心、呕吐。双下肢反复出现水肿,小便发黄、浑浊,体重减轻10kg,无胃痛及黑粪史。查体:精神不振,面色青暗无光泽,贫血明显,皮肤巩膜无黄染,见肝掌及蜘蛛痣,心肺(一);肝肋下2cm,剑突下3cm,质中,脾左肋下3cm,腹水、脐突出,有移动性浊音,上腹部静脉明显,双下肢有指凹性水肿。超声提示:①肝硬化;②门静脉高压;③脾大;④肾未见异常;⑤胆囊符合肝硬化时表现。检验(河南新乡医学院附一院,1990年11月13日):麝香草酚浊度(TTT)21.4U,谷丙转氨酶38U。乙肝五项:HBsAg(+),HBsAb(一),HBeAg(+),HBeAb(一),HBcAb(+)。诊断:①慢性活动性乙型肝炎;②肝硬化腹水。治法:直接灸法,主穴为肝俞、脾俞、足三里(化脓灸);配穴为中脘、关元(化脓灸)。每日1次,每次7~9壮,前10天每天1次,以后间日1次,长期坚持施灸。嘱其注意休息,加强营养,忌烟酒。经过80多天施灸治疗,食量增大,腹水及水肿消失,体力充沛,精神愉快,面色红润。体重增加8kg。1991年2月5日经河南新乡371医院检验:乙肝五项未变。麝香草酚浊度4U,谷丙转氨酶正常。B超报告:肝脏形态大致正常,体积稍大,肝内回声分布尚均匀;脾大。病已向愈,嘱其不时施灸,当心过劳,以防复发。1992年2月12日检查乙肝五项除HBcAb(+)外,其余均为阴性。

关 玲 向宏昌 邹 怡

(原载《中国针灸》2009年6月第29卷第6期)

第七章 灸法医案

一、内科疾病

(一)伤寒

医案1

一妇人伤寒瘥后,转成虚劳,乃前医下冷药损其元气故也。病人发热、咳嗽、吐血、少食。为灸关元二百壮,服金液、保命、四神、钟乳粉,一月痊愈。

(《扁鹊心书》)

医案2

余治一伤寒,昏睡妄语,六脉弦大。余曰:"脉大而昏睡,定非实热,乃脉随气奔也。强为治之,用烈火灸关元穴。初灸,病人觉痛,至七十壮,遂昏睡不痛。灸至三鼓,病人开眼思饮食,令服姜附汤。至三日后,方得元气来复,大汗而解。"

(《扁鹊心书》)

医案3

淡安按:民十六寓苏城皮市街,同居孔氏,于四月神仙诞日伤寒头痛,发热恶寒,脉浮舌白,为针风池二穴头痛立愈,又风门二穴并灸之,逾二时许,遍身汗出而愈,并未服药。(淡安按:先父梦琴分治邻居徐氏少阳证呕吐甚剧,汤药不能入,为灸期门、中脘而呕吐即平,仍与汤剂而愈。)

(《中国针灸治疗学》)

医案4

淡安治锡城李佩秋君,腹满时痛,自利不渴,为刺中脘、天枢,足三里并灸之,即日而愈。

(《中国针灸治疗学》)

医案 5

一人伤寒头痛发热,恶寒咳嗽,肢节疼,脉沉紧,服华盖散略解,至五日昏睡谵语四肢微厥,乃肾气虚也。灸关元百壮,服姜附汤得汗而愈。

《扁鹊心书》

医案 6

又一人伤寒至六日,微发黄,一医与茵陈汤,次日更发黄,遍身如栀子,此太阳证,误服凉药而致,肝木侮脾,为灸命门五十壮,服金液丹而愈。

《扁鹊心书》

(二)肺痨

医案 1

广东文昌社员钟吕广报告:患者龙逢宝,文昌县人(今海南省文昌市),男,35岁,1933年8月17日来诊。因用心过度,发生咯血虚痨,已2年余。现在胸中常有积痛,时吐痰血,不眠、多汗、厌食、肌瘦、潮热,曾经中西医治疗服药,不见收效。当即灸膏肓6壮,肺俞6壮,次日痰血见少,连灸1个月,精神恢复,诸症均见痊愈,于11月2日起登星州日报鸣谢2周。

《承淡安灸法》

医案 2

张某,男,34岁,工人。

自诉:于1962年4月体检时发现有浸润性肺结核,并经胸部X线摄片,发现左上肺有空洞1个。患者自觉仅有足痛及睡眠不佳。1963年6月1日摄片复查:左肺锁骨下前一肋间上缘近外带可见1cm×1.8cm大小的椭圆形透明区,胸内无积液,胸壁比较厚,境界尚清晰,同一肋外带伴有带状胸膜肥厚,诊断为浸润型肺结核浸润期。痰菌检查(浓缩法)2次均阳性。

患者于1962年5月开始服用异烟肼、对氨水杨酸钠,一直至今,亦曾注射过链霉素30g,但效果不显。1963年6月17日与7月1日改用瘢痕灸治疗,并停用一切抗结核药物及其他疗法。取穴:①大椎、肺俞、膏肓;②膈俞、胆俞。先在穴位上注射2%普鲁卡因约0.5ml,进行局部麻醉,然后将艾灶(底部直径约0.7cm,高为0.8～0.9cm,重约1g),直接置于穴上点燃施灸。每穴连续灸3～7壮后,贴以灸疮膏药,待其局部化脓结痂。以上两组穴位顺序施灸(间隔1～2周)。本例灸治2次后第2周,胸痛消失,睡眠开始好转,1个月后,睡眠趋于正常。10月中旬2次做胸部X线摄片复查,结果:空洞已完全闭合,病灶趋向稳定。诊断为:浸润型肺结核吸收期$\frac{(-)}{(上0)}$。痰菌检查(浓缩法),2次均阴性。

(《现代针灸医案选》)

(三)疟疾

有人患久疟,诸药不效,或教以灸脾俞,即愈。更一人亦久患疟,闻之,亦灸脾俞而愈。盖疟多因饮食得之故,故灸脾俞得效。

(《针灸资生经》)

(四)黄疸

医案1

一人遍身皆黄,小便赤色而涩。灸食窦穴五十壮,服姜附汤,全真丹而愈。

(《扁鹊心书》)

医案2

先父梦琴公话一丁家河头善生阴黄病,形寒、腰酸、食少、懒惰。为于背上用墨点至阳、脾俞2穴,嘱其妻每日用艾隔姜片各灸7壮,不半月而愈。

(《承淡安灸法》)

医案3

上海社员陆期明报告:李寿千,男,43岁,白洲人,患阴黄数载。1950年9月间来诊,为灸至阳7壮,并嘱其回家后,隔1日灸1次,至愈为止。病者如言行之,半月遂获痊愈。

(《承淡安灸法》)

(五)乙型肝炎

医案1

去冬在谢锡亮医师指导下,曾对一位迁延型肝炎病者,运用直接灸法进行了治疗,疗效满意,特简述如下,以供同道参考。

郑某,女,24岁,某厂职工,1981年10月10日就诊。病员患急性肝炎半年余。经服用中药70余剂,保肝西药数月,精神食欲均好转,已能上班。唯面色青黄晦暗,疲乏无力,食后作胀,情绪悲观。肝功能黄疸指数6,麝香草酚浊度10U,麝香草酚絮状试验(+++),谷丙转氨酶247U/L,经县、地几个医院多次检查始终未变,要求针灸治疗。

159

用直接灸法,取穴肝俞、脾俞、至阳、阳陵泉,每次各 7 壮,间日 1 次,1 个月后面色好转,恢复光泽,精力旺盛,食欲大增。经查,肝功能为:黄疸指数 5,麝香草酚浊度 6U,麝香草酚絮状试验(＋),谷丙转氨酶 240U/L。又施灸 1 个月,肝功能为:黄疸指数 4,麝香草酚浊度 5U,麝香草酚絮状试验(－),谷丙转氨酶 100U/L 以下。一切恢复正常,健康状况较过去更好。

医案 2

张某,女,37 岁,已婚,供销社职工,北京知识青年,住山西曲沃县新村。

患者前 80 多天,自感疲乏,少食恶心,经曲沃县医院检查转氨酶 145U,麝香草酚絮状试验(＋＋),麝香草酚浊度 9U,其余项目正常,经医生诊断为急性肝炎。服中药 40～50 剂及西药维生素 B_6、维生素 B_1 及酵母片、肝太乐、肌苷等,未见好转。又经 277 医院化验转氨酶为 200U 以上,继续服用中西保肝药;以后每月检查肝功能 1 次,曾经 2 次回北京诊治,效果不佳,对治疗丧失信心。听说针灸有效,因此,到曲沃县中医医院"山西省针灸提高班"求诊。

自觉头晕,头胀,睡眠欠佳,下肢无力,少食恶心,精神不振,不能工作。面色青黄无华,神志清醒,腹诊柔软平坦,消瘦,舌质红、苔薄白,脉象稍弦,口干,二便正常。参照化验结果,印象为慢性肝炎。

做好思想工作,停止一切药物,用直接灸法,取穴肝俞、足三里。用如麦粒大小艾炷,每日 1 次,每穴灸 5～7 壮,10 天后间日 1 次,灸治 1 个月。

1983 年 11 月 3 日化验检查,转氨酶 110U,其余正常,饮食增加,精神好转,面色稍有光泽,嘱咐继续施灸。

12 月 5 日化验检查转氨酶 100U 以下(正常范围),一切症状及体征消失,从此停用任何疗法。1984 年 4 月随访,身体健壮,已正常上班工作。

医案 3

祁某,女,28 岁,未婚,山西襄汾东风厂化验员,北京知识青年。

1977 年 10 月,自觉右肋下不舒服,饮食减少,两肋胀满,食后更甚,面色青黑。

经医院检查发现,肝区压痛,肝大一指。肝功能化验:转氨酶 185U/L,麝香草酚絮状试验(＋＋＋),麝香草酚浊度 10U。于是开始中西医合治,先后服中药 80 余剂,保肝西药 3～4 种,长期使用。她听说吃糖有保肝作用,于是大量买糖,1 天能吃 1 市斤糖块。历 6 个多月的积极治疗,症状及体征有增无减,转氨酶上升到 240U/L。为此曾回北京 3 次,由于久治无效,情绪低落,精神压力很大,经人介绍于 1978 年 6 月来院要求用针灸治疗。

患者呈慢性病容,略瘦,触诊除肝大一指及疼痛外,其他未见异常,舌苔薄白,质红,脉细数。参阅化验结果,印象为慢性肝炎。

劝其停用中西药,少吃糖,用灸法。起初持怀疑态度,经再三解释始同意合作治疗。

取穴:肝俞、中脘、足三里。用小艾炷如麦粒大直接灸;前3天每日1次各灸5~7壮,以后间日灸1次,方法同前。因已灸多次,惧怕心理消失,痛感也不太灵敏了。艾炷稍大一点,多灸2~3壮也无所谓了。于是"狠病用药",自动加大灸量,施灸7~8次以后,都发了灸疮。起初是水疱,渐渐结痂,痂下生水,继呈白浆,越灸痂越厚。20次以后有的痂脱落,呈1cm×1cm溃疡面,烧艾灰敷上,仍继续施灸。唯用小艾炷减量轻灸,几次后又重新结痂,如此反复多次。于1978年7月,治疗不到1个月的时间,患者急于了解肝功能情况,照例自动化验肝功能,出乎意料,各项均降到正常范围,只是转氨酶尚为160U/L。患者异常高兴,手舞足蹈,相信灸法了。又坚持施灸1个月,经检验一切恢复正常,精神饱满,心情舒畅,自认为是健康人了。随访半年仍健壮,以后调回北京工作。

医案4

马某,男,41岁,襄汾铁路职工,洪洞县人,平素健康,外表粗壮,半年前发现黄疸,恶心厌油,食量减少。经检查肝功能不正常,诊断为急性肝炎。住铁路医院治疗4个多月,吃中药80余剂,西药多种。一切症状均不明显。唯常感乏力,转氨酶仍在180~220U/L,麝香草酚絮状试验(++),麝香草酚浊度8U,检验多次不变,越发积极用药治疗,但终不见效,思想压力很大。于1982年夏天在临汾医学会议上见面,当即予以诊断。

有力体型,气色、精神、语言、举动看不出病象,腹诊亦无阳性所见,脉象弦大,舌苔厚腻,边红,其余无可记述,印象为慢性肝炎。

说明病已很轻,药物有毒,多用有害,劝其停药,他不相信,后经耐心讲解说服,约定暂停用药1个月,改用灸法,无效时再给予处方用药。

取穴:肝俞、足三里。教他用麦粒大小艾炷灸治。10日后即发灸疮,痂下有白色浆液。不到1个月就急于检查肝功能,转氨酶下降到100U/L以下,麝香草酚絮状试验,浊度及其余各项均在正常范围。从此他心情愉快,有了信心,继续施灸1个月余,让人转告说:"一切恢复正常,自觉体力异常旺盛。"1年后查问,在上班工作中。

医案5

张某,男,46岁,农民,河南省原阳县路寨乡曹庄村人,于1990年10月27

日原阳县南关中医诊所相遇初诊。

主诉:患胃病1年多,近3个月来症状加重。

病史:过去身体很好,是一个强劳力。自前年发现食后不舒服,饮食减少,一直按胃病治疗,吃了很多胃药无效。现右胁胀痛,夜间尤甚,全身乏力,不能劳动。食量渐少,时有恶心、呕吐。双下肢反复出现水肿,小便发黄、浑浊,体重减轻10kg,无胃痛及黑粪史。

检查:精神不振,面色、青暗无光泽,呈慢性肝病重病容,活动则气短头晕,不能支持。贫血明显,皮肤巩膜无黄染,见肝掌及蜘蛛痣,心肺(-);肝肋下2cm,剑突下3cm,质中,脾左肋下3cm,腹水、脐突出,有移动性浊音,上腹部静脉明显,双下肢有可凹性水肿。经河南省原阳县人民医院1990年10月27日检验,结果如下。

血象:红细胞平均血红蛋白浓度32%,红细胞16×10^{12}/L,白细胞4.4×10^{9}/L。

分类:中性0.65,淋巴0.35,隐血(+),表面抗原1:64,红细胞沉降率40mm/h。

B超检查:肝大、内部回声增强,光点粗。肝静脉显示欠清,门静脉内径增宽,主干内径1.6cm。

胆:胆囊轮廓规整,6.5cm×2.3cm壁厚,囊内回声清。

脾:厚5.0cm,肋下4.0cm。

肾:两肾大小、形态正常,内部未见异常回声。

提示:①肝硬化;②门静脉压高;③脾大;④肾未见异常;⑤胆囊符合肝硬化时表现。

经河南新乡医学院附属一院1990年11月13日检验结果如下。

肝功能:麝香草酚浊度(TTT)21.4U,麝香草酚絮状试验,黄疸指数正常,谷丙酸转氨酶38U/L,谷草转氨酶正常,总胆红素正常,凡登白直接、间接反应正常,总蛋白82g/L,白蛋白39g/L,球蛋白43g/L。

乙肝六项:HBsAg(+),HBsAb(-),HBcAb(+),HBcAb/IgM(+),HBeAg(+),HBeAb(-)。

诊断:①慢性活动性乙型肝炎;②肝硬化腹水。

辨证:正气虚弱,湿邪侵脾。

治则:扶正祛邪,健脾利湿。

治法:直接灸法,主穴为肝俞、脾俞、足三里(化脓灸);配穴为中脘、关元(化脓灸)。每日1次,每次7～9壮,前10天每天1次,以后间日1次,长期坚持施灸。配合中药:黄芪30g,熟地黄20g,大腹皮、党参、枸杞子各15g,白术、泽泻、山茱萸、五味子、当归各10g,川芎、阿胶(烊化)各9g,车前子12g。大枣引,水煎服。

嘱其注意休息,加强营养,多食豆类、蛋类,肉类随意,以及蔬菜、水果等,少吃盐,忌烟酒。

经过80多天施灸,服中药20余剂,疗效甚好,食量增大,腹水及水肿消失,体力充沛,精神愉快,面色红润。体重增加8kg,外表一如常人,热爱劳动,常自找活干。

经河南新乡371医院1991年2月5日检验结果如下。

乙肝五项:HBsAg(＋),HBeAg(＋),抗-HBs(－),抗-HBe(－),抗-HBc(＋)。

肝功能及表面抗原:黄疸指数4,麝香草酚浊度4U,谷丙酸转氨酶正常,HBsAg 1∶32。

B超报告:肝脏左叶厚7.8cm,右叶厚9.1cm,斜径13.8cm,肝脏形态大致正常,体积稍大,肝内回声分布尚均匀。

胆:胆囊5.1cm×2.7cm,囊内无异常回声,胆管内径0.3cm。

脾:脾脏体积增大,厚4.1cm,回声分布均匀。

提示:脾大。

病已向愈,嘱其不时施灸,停止服药,当心勿过劳,以防复发。

按:本例从病史症状、体征、血象、肝功能、乙肝六项、B超等,诊断为慢性乙型活动性肝炎、肝硬化。经灸后临床症状消失,肝功能恢复正常,疗效之速,出乎意外。但五项放免除表面抗原滴度减低外其他无变化,这是因为时间太短,各项指标尚未改变的缘故,从而提示非长期施灸不可。1991年8月随访早已参加劳动,患者不认为自己是病人了,劝其做六项放免复查,以农忙推辞。又经动员后于1992年2月12日检查乙肝五项除抗-HBc(＋)以外,其余均为阴性,这只说明过去感染过而已。

医案6

田某,男,27岁,农民,河南省原阳县城关人,于1990年9月16日初诊。

主诉:吃饭很少,无力,不能干活。

病史:1年前因有消化系统症状经原阳县防疫站检查,发现肝功能异常,乙肝表面抗原阳性,曾用中西医药治疗1年余,终无疗效,病症还有进展而来诊。

现症:四肢乏力,食纳较差,每日进主食不足 500g,倦怠烦躁,肝区胀痛,体重减轻,精神萎靡,不能劳动,久治无效,失去治疗信心。

查体:面色灰暗无光泽,神情疲惫,营养不良,肝大二指,叩击痛,脉弦细,舌质绛红无苔。

经新乡市人民医院 1990 年 10 月做肝功能及乙肝五项检验结果如下。

肝功能:总蛋白 64g/L,白蛋白 50g/L,球蛋白 14g/L,麝香草酚浊度 2U,转氨酶 50U/L,黄疸指数 5。乙肝五项:HBsAg(+),抗-HBs(-),HBeAg(+),抗-HBe(-),抗-HBc(+)。

诊断:慢性乙型肝炎,证属正气不足、肝气郁结。应以扶正祛邪、疏肝理气为治。

治法:用直接灸法。主穴选阳陵泉、肝俞(化脓灸)。配穴选太冲、期门(非化脓灸),每日 1 次,每穴各灸 7 壮,长期施灸。

经过 3 个月灸治,食欲大增,每日能进主食 1kg 多,体重增加,肝区叩痛减轻,精力充沛,面色好转,病情显然大有转机。经检查,虽然乙肝五项仍如既往没有改变,但病人对治疗却充满信心。又坚持施灸 5 个月,第 3 次做乙肝五项化验结果:HBsAg(+),抗-HBs(+),HBeAg(-),抗-HBe(+),抗-HBc(-)。

肝功能:总蛋白 74g/L,白蛋白 51g/L,球蛋白 23g/L,转氨酶 40U/L,麝香草酚浊度 7U,黄疸指数 5。

根据症状、体征和化验检查,基本可以停止治疗,但为了巩固疗效,仍嘱其坚持施灸,不过可以减少壮数及次数,以后每周灸 2 次即可,这样既可以健身祛疾又能防止复发。患者感叹地说:"艾火真乃神火"。一场大病就此告愈。

按:本例经中西医药长期治疗无效才改用灸法,灸治 3 个月症状明显改善,化验结果除转氨酶降至正常外,五项放免没有改变。又灸 5 个月才出现表面抗体阳性,e 抗体阳性,核心抗体阴性,说明乙肝病毒已停止复制,机体免疫能力增加,是疾病向愈的好现象,可见灸法非长期坚持不可。

医案 7

金某,男,6 岁,河南原阳县某银行家属,于 1990 年 10 月 16 日初诊。

主诉:其母代诉近几个月来食少,厌油,恶心,不爱玩。

病史:既往健康,从今年春季发现食欲缺乏,食后腹胀,疲乏无力,失去儿童活泼好动的特点。经原阳县及新乡几家医院治疗,效果不明显。后又赴省城求医,效果仍不理想。

治疗期间服中西药物多种,久医不愈,家长思想压力很大。

查体:面色少华,呈慢性病容,肝脾略大,叩击痛,脉稍弦,舌边尖红。经河南新乡市三院 1990 年 10 月 12 日检查:澳抗 1∶64,黄疸指数 5,麝香草酚浊度 4U,麝香草酚絮状试验(一),谷丙酸转氨酶正常。

诊断:小儿乙型肝炎。

治疗:补正气,健脾胃治疗。因患儿服药过多不愿接受药物治疗,故改用灸法。

取穴:阳陵泉、肝俞(化脓灸)。

用极细之艾绒,麦粒大之艾炷直接灸,每穴 3 壮,每日 1 次,用轻灸法,介于化脓灸与非化脓灸之间,开始患儿难以接受,哭闹不休,勉强灸几壮,不太热就去掉,经过 20 余日之后灸疮如小黄豆大,改成间日 1 次,每次每穴灸 7 壮,施灸期间兼服鸡内金少许。患儿食欲渐增,精神好转,活泼贪玩。施灸刚满 2 个月时经新乡三院复查,澳抗为阴性,肝功能各项指标均在正常范围。

按:本例临床症状明显,久治无效,改用灸法,疗效迅速,仅仅 2 个月表面抗原即转为阴性,可能与小儿正在发育、生机旺盛、易于康复有关。只是检验项目太少,不能全面了解是为遗憾。

医案 8

赵某,女,12 岁,山西新绛县北梁村人。

2 年多来先后住过三家医院,经过各项有关检查化验,以乙肝六项三大阳性及 B 超显示被确诊为乙型肝炎、肝硬化。1992 年 3 月来我所初诊时,精神萎靡、纳差、贫血、全身乏力、腹水、肝大二指、叩痛、不敢跳跃、快步走肝区即疼痛,一副肝炎患者病容。用直接灸法治疗 5 个多月,病况大有转机,恢复上学了;在家继续施灸,服自制乙肝胶囊,到 9 月份检查,面色红润光泽,一如常人;精神良好,食量增,体重加,下肢水肿消失,肝区叩触无症状,肝功能恢复,B 超检查无异常。1992 年 12 月检查乙肝各项均转阴,只有 e 抗体阳性的吉祥征兆,1994 年 3 月前来复查,正常健康发育,像个大人,查乙肝六项全部转阴。

医案 9

侯某,男,53 岁,知识分子,山西省侯马市人。

近年来自觉疲乏、多汗、急躁、最容易感冒、怕冷、口苦、肝区叩痛、肝大二指,以乏力胸痛为主诉。多方多次长时间治疗无效,来我所就诊,建议查乙肝六项,结果是:表面抗原(+),e 抗原(+),核心抗体 IgM(+),属三大阳性,诊为慢性活动性乙型肝炎。自 1993 年 2 月 26 日起用直接灸法,配合服用自制乙肝胶囊,病情逐渐好转,益加信心,坚持治疗。4 个月后,面色红润,精力充沛,肝区触叩正常,恢复工作。1993 年 6 月 26 日复查乙肝六项,出乎意料,各项指标全部阴性。停止服药,嘱在短期内仍使用少量灸法强壮身体,巩固疗效。

医案 10

赵某,女,25 岁,农民,山西省新绛县狄庄人。

表现极为乏力,一进诊室就先卧在沙发上,精神疲惫不堪。近三四年来感觉疲乏,食后胀满,肝区不适,口苦有怪味,小便黄色,体重降至 41kg。多次经县医院检查诊为肝炎,化验肝功能 20 多次,均不正常,转氨酶常在 200U/L 以上,表面抗原 1∶32,做过几次 B 超,脾大、肝大,用多种方法久治无效。1993 年 4 月 1 日来我所就诊。查体,身材瘦小,面色㿠白,眼球青蓝,慢性病容,脉象细弱,舌质绛红有裂纹,营养不良,心肺正常,腹部凹陷,肝大二指,叩触痛明显,剑突部拒按,脾能触及,质柔。1993 年 4 月 15 日查乙肝六项,仅核心抗体 IgG(+),核心抗体 IgM(+)。但症状较重,诊为慢性活动性肝炎。

治疗:用灸法,直接灸肝俞、脾俞、阳陵泉,口服自制乙肝胶囊,每次 4 粒,每日 3 次。9 月 11 日查肝功能各项恢复正常,继续治疗。11 月来复诊,体重增至 47kg,一切表现均佳,一如常人。

停止治疗 7 个月后,1994 年 5 月 3 日登门随访,已怀孕 3 个月,精神爽朗,在经营工厂,实干家务,一切正常。1994 年 5 月 8 日检查乙肝六项只出现 e 抗体阳性。

医案 11

史某,女,25 岁,干部,山西侯马市人。

主诉:疲乏、肝区痛、少食、腹胀。

于 1993 年 10 月因恶心,不能进食,皮肤、眼球、小便皆黄,胃部有下垂感,直不起腰来,入 277 医院,转氨酶 700U/L,黄疸 20~30,诊为急性黄疸性肝炎,治疗 2 周退黄,1 个月后肝功正常,表面抗原阳性,出院。继续服肝太乐、云芝肝泰、双酯滴丸,中药等 1 个月余,无效。情绪低落,烦躁易怒,右肋部自发痛,1993 年 12 月来我所就诊。

查体:发育正常,消瘦,肝病面容,腹部凹陷,肝左叶压痛,叩痛明显,脉象细弦,舌苔薄白,边、尖略红。检查肝功能正常,乙肝六项中,表面抗原(+),e 抗体(+),核心抗体 IgG(+),核心抗体 IgM(+),诊为慢性活动性肝炎。

治疗方法首先停止使用中、西药物。改为直接灸肝俞、脾俞,每次各 9~11 壮,配合服用自制乙肝胶囊。治疗 1 个月后,日渐好转,坚持到 1994 年 4 月初已历时 4 个多月,体重由 48kg 增至 55kg,食欲佳,情绪高,面色有光泽,肝区无叩痛,睡眠良好,已正常上班,骑自行车每天往返 40 华里不觉劳累,而且经常感冒的毛病也一并消失,自觉精神、体质、健康情况胜过病前。经反复查血象,肝功能均正常,乙肝六项全部转阴性。本例治疗顺利,恢复彻底,其家人喜出望外,庆幸不已。

医案 12

杨某,女,49 岁,医师(中、西医)。河南省卫辉市某院门诊部,自 1970 年多次跟随谢锡亮教授在山西太谷针灸学校、襄汾县针灸学习班学习,正式中医针灸学徒结业。

2001 年 7 月 26 日晚 9 时来电话说:近 1 个多月患急性乙肝用西药注射、服药、输液无效,日渐加重。现在不能工作,不能理家,卧床休息。食欲极差、恶心、时呕、疲乏无力,几乎不能支持。面色发黄,体重由 67.5kg 下降至 55kg,愁烦、发怒,自以为此病难愈了。化验数次(卫辉市人民医院,新乡医学院第一附属医院),均为大三阳,肝功能日渐减退,谷草转氨酶上升至 536.3U/L,谷丙转氨酶上升 1079U/L,总胆红素 64μmol/L。肝区自发痛、压痛、叩痛(＋＋＋)、乏力(＋＋＋)。以后往来电话 7～8 次,自以为绝望了,悲伤不已。

7 月 27 日早上打电话开处方:按急性乙肝处理,以清热解毒清肝利胆治标、灸法治本。

1. 茵陈、茅根各 30g,杭芍、郁金各 12g,五味子 9g,云苓 15g,制大黄、柴胡各 8g,甘草 5g,栀子、虎杖各 10g(3～5 剂,小煎频服,因不能吃汤药,勿急,徐徐呷之)。

2. 艾绒 10g,嘱急直接灸肝俞、脾俞、足三里,每日 1～2 次,每次每穴各灸 9～11 壮。

3. 乙肝 3 号片剂,辅助治疗。

8 月 10 日来电话:中药已勉强服 4～5 剂了,症状略见好转,食欲仍差,药难下咽。嘱加山药、焦三仙各 15g,改为 2 日 1 剂。以后频繁化验仍大三阳、小三阳、肝功能异常。但转氨酶已下降至几百,数据高低变化不定,勉励继续治疗。

8 月 25 日来电话:灸法坚持使用,汤药服 10 余剂,已可进食,生活自理,但精神仍疲乏。

11 月 25 日来电话:自以为痊愈,已能上班,乙肝五项小三阳或二阳、肝功能、转氨酶降至 60～70U,坚持用灸法。乙肝 3 号,计用 6 个月。

12 月 13 日来电话:一切正常,体重也恢复至 67.5kg。

注意事项:仍应注意精神愉快、适当休息、加强营养。并根据其家庭、业务、个人性格,写一篇劝慰之词,减轻精神压力,调理心态平衡。

按:该病来势急骤,症状明显,属急性乙型肝炎,根据既往经验,仅凭几剂汤药和乙肝3号,绝难收效如此之速,其中灸法起主要作用。可见急性病也能灸,而且多灸、连续施灸更好。

医案 13

石某,男,26岁,垣曲汽修厂工人,2000年6月18日初诊。

病史:1991年因乏力、感冒多去医院检查,发现患乙肝,肝功能异常,开始了漫漫求医之路,曾在太原等地服中药汤剂数百副;襄汾吃中药丸6个月;垣曲医院输液,用肝宁乐等2个星期;服肝脾康2个疗程;用乙肝宁无效,花费上万元。病情时轻时重,经历10年之久,对治疗几乎没有信心了,后经人介绍来我所就诊。

现症:面色发青、晦黯、无光泽,巩膜发黄,头发干燥,疲乏、口干、口苦、脱发、发脾气、急躁、易感冒、腰困、梦多,记忆力减退,小便黄,睡眠一般,饮食欠佳。

体检:肝区紧张,肝左叶叩痛(+++),压痛(+++),肝俞、期门穴均有压痛。脉弦,舌胖大,质红有齿痕。

化验:肝功能麝香草酚浊度12U,转氨酶200U/L;总胆红素38μmol/L;乙肝五项 HBeAg(+)、抗-HBc(+),B超检查:肝脾基本正常。

诊断:根据以上诸症,体检,化验,诊断为慢性活动性乙型肝炎。

处理:①灸法,肝俞、脾俞用直接麦粒灸,给艾绒教会回家自灸;②乙肝3号胶囊,每次6粒,每日3次;③中药剂10副,茵陈、郁金、车前子、白茅根、生栀子、白术、云苓、生大黄、黄芩等,首先清肝利胆;④适当休息,绝对戒酒,多食蔬菜,少食肉食,要常联系,不能间断治疗。

8月6日来复诊时带来肝功能化验单,各项指标均有所下降,巩膜发黄减轻,主要症状有所改善,近时也没有感冒,精神、吃饭、睡眠均可,对治愈疾病增强了信心。

11月17日来复诊时讲:在此期间只感冒过1次,但比原来好得快。现在精力充沛,每天上午8点上班至晚9点左右下班,没有不舒服、疲乏的感觉。面色红润,头发有光泽,口干、口苦消失,肝区柔软,叩痛、压痛均无,脉象平稳有力。肝功能:麝香草酚浊度7U,转氨酶79U/L,总胆红素25.8μmol/L,乙肝五项仍是大三阳。

2001年2月23日来诊时精神气色均同正常人,没有任何自觉症状,体重恢复原状,肝功能正常。

化验:麝香草酚浊度 7U,转氨酶 25U/L,总胆红素 $10\mu mol/L$,乙肝五项:HBsAg(＋),抗-HBe(＋),抗-HBc(＋)。

为巩固疗效,继续治疗 3 个月,乙肝 3 号仍用,但可减量 1/3;灸法可隔日或每周灸 2 次;还要注意休养,不可过量劳动,不可饮酒。

按:本案病程长达 10 年之久,用过多种方法无效,病人已失去信心。我们改为长期使用灸法长达 3 个疗程共 9 个月,提高和调节免疫功能,是获效的主要原因。专用中药绝无此功效。因此,我们更加相信灸法。病人要有信心,坚持治疗,注意休养,戒酒,勿过劳累等亦为必要条件。

医案 14

赵某,女,36 岁,侯马市某局干部,1999 年 5 月 30 日初诊。

1994 年因做乳腺手术时,化验检查出患乙肝,后到永济某医院治疗 2 个疗程(6 个月),化验转为 HBsAg(＋),抗-HBcIgG(＋),但仍有明显症状。又经几家医院用西药治疗多次无效,无奈之际,由朋友介绍来诊。

症状:容易感冒,只要接触感冒病人后,很快就开始出现症状,而且不易康复。怕冷,疲乏,每天中午必须休息,不然一日工作很难支撑,眼皮都感到劳累,头发干燥无光泽、脱落,脾气急躁,记忆力下降,肝区有自发痛,面部有蝴蝶斑,饮食一般,食后胀满,口苦,舌质红,脉弦数。

化验为 HBsAg(＋),抗-HBcIgG(＋),肝功能正常,B 超肝、胆、脾、胰均未见异常。

体格检查:肝区叩痛(＋＋),压痛(＋＋),诊断为慢性迁延性乙型肝炎。

治疗方法:用直接灸法,灸肝俞、脾俞,每穴灸 7～9 壮,每日 1 次,教会其夫回家自灸,服用乙肝 3 号辅助治疗。

7 月 10 日复诊时主诉:已灸 40 天,肝区自发痛、疲乏均明显减轻了,睡眠、饮食均好于治疗前,从治疗至今没有感冒过。气色显红润,精神较好,对治疗效果甚是满意。

12 月 1 日再复诊时,精神饱满,满面红光,头发有光泽,肝区无自发痛,睡眠佳,无疲乏感觉,自觉同正常人无差异,体检肝区无叩痛、压痛。治疗结束时没有再化验,但自认为已健康,嘱其仍为病毒携带者,注意养生,不时复查。

按:自体检出乙肝小三阳已历 5 年之久,虽经多次治疗,仍有明显症状,影响工作。经用直接灸法,仅半年临床基本治愈,惜未检查五项,估计不会完全转阴,仍应当心勿过劳,注意饮食卫生,防止复发。

医案 15

王某,男,19岁,高三学生,侯马市人,于 2002 年 9 月来诊。

现症:修长而清瘦,精神欠佳。面色晦暗无光泽,前额两颊及胸前背部满生丘疹,状如青年性痤疮,此起彼落,色素沉着,黑斑与疹点相间,几乎无正常皮肤。这是肝外表现——皮肤病。

眼球略黄,舌红、口干、口苦、脉弦、小便赤、心烦易怒、少气无力、动则气短、上楼更甚,中间要休息,才能登上二三层。少食腹胀。其父母不惜一切代价,2 年多来一直在市医院等处吃药、输液治疗中。花费逾万但转氨酶仍在 200～600U/L 以上,长期不下降,乙肝放免五项大三阳不变。早已辍学在家休息。独生子女,爱如掌珠,全家甚忧,几经传闻得知,来我所就医。

此症有虚有实,虚实夹杂,比普通乙肝难以处理。经研究先用茵郁汤(乙肝早期、急性期先用此汤,清热解毒,一般不用),清肝利胆,改善肝功能;同时用强身降酶平肝丸药,清除乙肝病毒;直接灸法为主是我们治乙肝之法宝,提高免疫功能。每天让其母给灸肝俞、脾俞二穴四点,以上三法齐上。1 个月后,转氨酶略有下降,为了精简用药,于是停止用茵郁汤,其余两法坚持照用。又 2 个月转氨酶几乎降至正常,五项大三阳仍然未变(根据经验预计 9～12 个月会有改变)。又 3 个月肝外之皮肤病丘疹消失,皮肤恢复正常。食欲增加,气色好转,活泼爱动,精力充沛,全家转忧为喜,在家复习功课,2003 年秋即正常复学,追补功课。

按:笔者治乙肝已 30 年,曾遇到多种病例,只有这位青年皮肤病重,肝功能长期居高不下,大三阳不变,在治疗过程中,我们和其家属一样担心。不断做思想工作,一直坚持下去才有此结果。医生治病盖以难矣,其中忧心风险,烦恼喜悦,非此中人不会有此体会。为医不易,病人也苦。医患同心同德,紧密合作才能收到良好效果,达到治病救人之目的。

从本案中更体会到灸法结合中药确能提高疗效。单用灸法在病情严重时,不敢放心完全依靠;如果单用中药不论汤液或丸剂绝无此迅速之效。由此联想到乙型肝炎与艾滋病有许多相似之处,如果能用此三大方法防治艾滋病,也可能会有较为理想的作用,希有识之士留心,不可忽视民间秘验单方,不可忽视中医学这块伟大的瑰宝。

还有 88 例记录较全,且有随访结果的乙型肝炎病例,因本书篇幅所限,未能收入。

(六)痢疾

医案1

浦江郑义宗患泻下昏仆,目上视,溲注、汗泄、脉大。此阴虚阳暴绝,得之病后酒色。丹溪为灸气海渐苏,服人参膏数斤愈。

(《针灸聚英》)

医案2

罗谦甫治廉台主千户年四十五,领兵镇涟水,此地卑湿,因劳役过度,饮食失节,至秋深疟痢并作,月余不愈,饮食全减,形羸瘦,仲冬与疾归。罗诊,脉弦细而微如蛛丝,身体沉重,手足寒逆,时复麻痹,皮肤痂疥,如疠风之状,无力以动,心腹痞满,呕逆不止,皆寒湿为病,久淹真气衰弱,形气不足,病气也不足。针经云:阴阳皆不足也,针所不为,灸之所宜。内经曰:损者益之,劳者温之,十剂云:补可去弱,先以理中汤加附子温养脾胃,散寒湿,涩可去脱,养脏汤加附子,固肠胃止泻痢,仍灸诸穴以并除之。经云府会太仓即中脘也,先灸五七壮,以温养脾胃之气,进淡饮食,次灸气海百壮,生发元气,滋荣百脉,充实肌肉,复灸足三里,胃之合也,三七壮,引阳气下交阴分,亦助胃气,后灸阳辅二七壮,接续阳气,令足胫温暖,散清温之邪,迫月余,病气去,神定如初。

(《名医类案》)

医案3

窦材治一人休息痢,已半年,元气将脱,六脉将绝,十分危笃,为灸命门三百壮,关元三百壮,六脉已平,痢已止,两胁刺痛,再服草神丹霹雳汤方愈,一月后,大便二日一次矣。

(《名医类案》)

(七)寒霍乱

淡安按:先父梦琴公曾讲其壮年时在沙洲纯阳堂治一农人,患阴霍乱,六脉已伏,体已僵,气如游丝,家人环视,俱谓不治矣,将疡科用之丁桂散加麝香分许,满置脐中,上用大艾圆灸之,共灸30余圆,胸腹部渐温,呼气稍壮,更灸之,至四肢温六脉出而止,计烧去艾圆有120g(4两余),脐周之肉,灼至溃腐,后为敷玉红膏而愈。

(《中国针灸治疗学》)

(八)乾霍乱

晏如曩岁旅苏,曾针马某,霍乱症象脐腹绞痛,四肢厥冷,面青神昏,为针足三里、尺泽、委中、关元,腹痛愈,两手温,继为灸三阴交两穴,其病若失。曾拟霍乱简明刺法,载于吴县报。自返里后,居于市井,此症迩年来又不盛行,重危现象亦不多见,至于中暑呕吐,中脘、天突或天枢尽可立效,至于腹部绞痛,俗称绞肠痧之急症,依前篇寒霍乱备考得效力之灸法,大可挽于垂危也。

(《中国针灸治疗学》)

(九)咳嗽

医案1

施秘监尊人患伤寒咳甚,医告技穷,施检灸经,于结喉下灸三壮即瘥,盖天突穴也。

(《针灸资生经》)

医案2

一人病咳嗽,盗汗,发热,困倦,减食,四肢逆冷,六脉弦紧。乃肾气虚也,先灸关元五百壮,服保命延寿丹二十丸,钟乳粉二钱。间日,服金液丹百丸,一月全安。

(《扁鹊心书》)

医案3

一人暑月饮食冷物,伤肺气,致咳嗽,胸膈不利。先服金液丹百粒,泄去一行,痛减三分;又服五膈散而安。但觉常发,后五年复大发,灸中府穴五百壮,方有极臭下气难闻。自后永不再发。

(《扁鹊心书》)

医案4

李某,女,51岁。感冒后引起咳嗽,每闻异味,或气温变化即先咽痒而后咳嗽不止。病已10天,屡服药物而不效。田氏根据其咽痒即咳之症状,选用线香灸,第一次灸天突、风门,隔日1次,第2次又点灸大椎、肺俞而治愈。经随访未见复发。田氏用此法除治咽痒咳嗽外,也用以治哮喘、胃脘痛等证。尤其适宜于体虚、老年患者。

(《当代针灸临证精要》之田从豁临证经验)

(十)气管炎

医案 1

福建邵武社员范慈善报告,患者王某,男,50 岁,住邵武南门外,1954 年春来诊。患咳嗽月余,系感冒引起,经用念盈药条灸肺俞、气海、足三里,2 次稍愈。第 3 次灸肺俞、风门痊愈。

(《承淡安灸法》)

医案 2

1930 年,余治一望亭殷埂上钱氏之痰饮咳嗽,病起于产后着寒,咳嗽经年不愈,咳痰稀白,咳甚于夜,终宵不得安枕。为灸肺俞、天突、中脘、气海、足三里、丰隆,4 次而愈。

(《中国针灸治疗学》)

医案 3

中国针灸社治疗股报告,患者张老太,63 岁,住苏州市调丰巷 38 号。咳嗽,不能卧,已 4 年余,咳而痰少,夜间与天明则甚,自觉中脘部有气上冲。1952 年 12 月 9 日,念盈药条灸肺俞、身柱、足三里、中脘。12 月 10 日,同上灸治。12 月 12 日,气平能卧,同昨灸治,嘱伊回家自灸,痊愈。

(《承淡安灸法》)

医案 4

湖北天门社员张芷逸报告,患者罗某,男,32 岁。咳数月,夜间较重,灸肺俞,5 次而愈。

(《承淡安灸法》)

医案 5

中国针灸社治疗股报告:1950 年 9 月 2 日,患者谢王氏,51 岁,住苏州养育巷 255 号。患咳已 10 余年,逐渐加剧,近来天将明时,咳嗽剧烈,不能平卧,咳出稀黏痰后,始稍轻快。念盈药条灸天突、膻中、肺俞、督俞,每穴熏灸 4~5 分钟,熏灸天突时,用一纸板挡烟,以防刺激鼻部。连灸 3 天,咳呛减轻,哮声稀少,又灸 3 天,喉中已无哮声,改为灸肺俞、灵台、足三里,连灸 2 周已痊愈。

(《承淡安灸法》)

(十一)虚喘

医案1

晏如按,治喘证莫如肺俞穴,最有速效,若风寒喘哮,以灸为妙,予亦以此法治愈乡人李某者,若肾气上逆之虚喘自当灸关元、肾俞以纳气为要事也。

(《中国针灸治疗学》)

医案2

陈某,男,34岁,已婚,门诊号064858,1963年11月9日初诊。

患者于1954年9月因感冒引起喘病,发作时,呼吸困难,张口抬肩,不能平卧,秋冬发作频繁且重,每次注射氨茶碱、麻黄碱等才能平喘,但不能根治。来我院求治,要求做瘢痕灸治疗。症见咳嗽、喘息,不能平卧,入夜更甚,口干,怕冷,喜热饮,大便每日3次。

检查:面色萎黄,舌淡无苔,脉细数。心率105/分,心律齐,右肺可闻及湿啰音。胸透,两肺纹理增粗。脉症合参,证属虚喘,肺肾两虚。治宜扶正固本,益肺平喘。

处方:①大椎、左风门、右肺俞、膻中;②右风门、左肺俞、华盖。

治疗经过:取上穴施以瘢痕灸。第1次灸大椎、左风门、右肺俞、膻中各5壮,灸后化脓情况良好,灸疮45天愈合,灸后4个月喘病未发。1964年6月,因气候剧变,患者喘病又发,症同前。于1964年7月16日做第2次瘢痕灸;取右风门、左肺俞、华盖各灸5壮。灸后追访20年,喘病未发。

(《当代针灸临证精要》之李志明临证经验)

(十二)哮喘

医案1

《资生经》:王叔权治一贵人,久患喘夜卧不得而起行,夏月亦衣夹背心,知是膏肓病也令灸膏肓而愈。又舍弟登山,为雨所搏,一夕气闷,几不救,见昆季必泣,有欲别之意,疑其心悲,为刺百会穴不效,按其肺俞,云痛如锥刺,以火针微刺之即愈。因此,与人治哮喘,只专刺肺俞,不刺他穴,唯按肺俞酸痛者,然后点穴,其他穴非是。按若不因痰而喘者,当灸肺俞,凡有喘与哮者,为按肺俞,无不酸痛皆为专刺肺俞,又令灸而愈,亦有专刺不灸而愈者,此病有浅深也。

(《针灸资生经》)

医案2

有贵人久患喘，夜卧不得而起行，夏月亦衣夹背心。予知是膏肓病也，令灸膏肓而愈。

（《针灸资生经》）

医案3

陈某，男，34岁，门诊64856号，于1963年11月9日初诊。

自诉：自1954年9月始因感冒引起喘病，发病时呼吸困难，张口抬肩不能平卧，秋冬两季发病重，每当喘病发作时，到医院注射氨茶碱、麻黄碱、青霉素才能平喘。近1个多月来喘发未平，咳喘不能平卧，晚上重，口干，怕冷，喜热饮，饮食尚好，大便每日3次。

查：发育营养中等，面色黄，舌无苔，脉细数，心律齐，心率105/分，无杂音，右肺听到湿啰音，血尿常规正常，X线胸透两肺纹理较重，印象为肺气肿，支气管喘息。根据久喘气虚，且舌无苔，脉细数，证属虚喘。

治以扶正固本，养肺平喘，第1次灸大椎、左风门、右肺俞、膻中各5壮，灸后化脓情况良好，灸疮45天愈合。灸后4个月喘病未发。至1964年6月，喘病又发，晚上重，喘不能平卧，吐少量痰，经用平喘药物无效，于1964年7月16日做第2次瘢痕灸，灸右风门、左肺俞、紫宫各5壮，灸后于同年8月15日复查，灸后半个月喘未发作，阴天未喘，至1975年2月25日上午追访复查，灸后10年喘未发。

（《现代针灸医案选》）

医案4

福州社员廖吉人报告，患者刘某，女，52岁，福州人。患喘症近20年，每到下半夜为甚，不能平卧。去某医院治疗，用组织疗法，能保持半月之久。每隔半月即须前去治疗。若迟去1天，喘即大发，几乎要死。弄得面青肌瘦，精神疲乏，不能工作。隔姜灸天突5壮，肺俞5壮，膏肓7壮，肾俞7壮，足三里5壮。连灸8日，面色转红，已能安睡，诸症尽退矣。

（《承淡安灸法》）

医案5

杭州社员陆丽滨报告，余多病，自幼即患哮，每岁必发。发时痰声漉漉。多而胸闷，夜间不得平卧。平时则腿软无力，脉弦面黄，精神疲倦。窃思哮咳发时，病灶虽在肺，而致病之源实在于肾。补肾健肺，或可治愈。遂于去冬灸肾俞50壮，肺俞10壮，脾俞10壮，并灸气海、关元、中脘、足三里为助治。初灸时心

175

微烦躁,口渴唇红,知系火力太盛,乃服知母、生地黄、玄参以清火。连灸3次,灸后精神渐佳,面有光泽,食量大增。10余年之痼疾,每年春季必发者,自去冬(1932)灸后,今春竟不复发。饮水思源,深感承师之赐。

(《承淡安灸法》)

医案6

王某,女,26岁,已婚2年,平素健康。于1986年10月妊娠5个多月,一日偶然受寒,咽痒微咳,继而胸闷气喘,阵阵发作,夜间尤重,不得平卧,颇感痛苦,入院治疗。经用多种止喘药无效,哮喘气雾剂只能止几分钟,唯有输液加可的松可以止喘,每日1次,勉强可以维持,无大发作。但每一停药,立即哮喘,只好输液,半月之后,恐用药过多伤及胎儿,遂请中医用定喘止咳之剂8剂、10剂无效,又只得输液及口服氨茶碱等,经人介绍于12月5日来我处求诊。

患者发育营养状况良好,唯气喘多日,饮食减少,睡眠不足,自觉发冷,精神不振,语气不接,脉象滑利。二便正常,舌质红,苔白腻。因哮喘频频,久治无效,颇感忧愁,心情不佳。诊为孕妇哮喘,阳气虚弱,宜用温补。首先给予精神安慰。由于身孕不便针治,药物无效,只得选用小艾炷直接灸肺俞、定喘两穴。初灸无效,还得间日输液1次,三灸亦无大变化,再灸哮喘略轻。从此停止一切药物,唯用灸法,七八次后哮喘显著减少,于是坚定信心,教给其爱人帮灸。12月15日检查一切均有好转,灸疮如黄豆大,小艾炷一热即过,无灼痛之苦了。嘱继续施灸,间2日1次。1987年1月2日,病人知余由外地回来,一家四口步行2.5km前来贺年,并介绍一位青年哮喘患者。此时孕妇神色良好,笑声朗朗。据云经妇科检查妊娠近8个月一切正常。又给一些艾绒,让其不时施灸肺俞穴以善其后。本案虽已收效,唯顾虑病后用药过多,胎儿是否受药物影响,尚未得知,假使早用灸法便无此忧虑了。

(十三)自汗

医案1

一人每日四五遍出汗,灸关元穴亦不止,乃房事后饮冷伤脾气,复灸左命关百壮而愈。

(《扁鹊心书》)

医案2

一人额上时时汗出,乃肾气虚也(阳明热,则额上出汗,常人多有此症,未可均断为肾虚也,然凡病皆有虚实,对症圆融,幸勿执一),不治则成痨瘵,先灸脐下百壮,服金液丹而愈。

(《扁鹊心书》)

医案 3

淡安按:十二回港陈德隆曾谓余曰,昔年患春温病后,自汗不止,药石无灵,遇一摇圈铃行医者过,便治之彼,令我两手露被外,掌向上,彼用灯芯蘸油燃着,猝烫两手腕后寸许,我顿惊急缩手,觉汗已止矣;自此遂愈,举作以烫处示余,犹隐约辨出有一小白斑,适阴郄穴处也。

(《中国针灸治疗学》)

(十四)胃痛

医案 1

福建漳州社员梁风池 1930 年报告:吴鹏,男,29 岁,忽患胃痛,生用陈艾为之灸中脘、天枢、足三里各 3 壮,痛立止。

(《承淡安灸法》)

医案 2

杨某,男,47 岁,初中文化,襄汾城关人,身体素质好,有力体型,体重 90kg,满面红光,健谈笑,善交际,爱喝酒,饮量过人,饭量也大,有时一餐能吃 1kg 多。

近 3 年来每入秋季逐渐自觉心窝发凉,怕冷空气,不能吃生冷,每发嗳气反酸,若吃不经发酵的面食更加严重,胃部痞满,坐立不安,取伏卧位稍稍得缓,颇以为苦。待到春暖花开时渐渐自愈,入夏以后,一如壮人,生熟硬食,瓜果凉菜,冰冷饮料随意满服毫无问题。

今年秋季我院门诊部设在他的南邻,他热心为医院义务帮忙,过从甚多,要求治疗,但不愿吃药。于是,只好用艾卷温和灸。委托一位女护士给他灸足三里,每日 1 次,连灸多日。以后不知何故,许久不见前来,时隔一二个月,在一次谈话中,他称赞灸法效验,介绍别人来灸。原来当他施灸时,虽然灼痛,他也不反映,强行忍受,以致把上巨虚部位烧成大疱。他以为人家好心为我治病,岂能说痛?何况又是女同志,不好意思,只好自己忍耐了。成疱之后,他自己用未经消毒的针穿破放水,随即感染化脓,又不好意思来院治疗,暗暗请保健站医生换药多次而愈,留下一个大瘢痕。

讵料坏事变好事,从此在不知不觉中,不怕凉了,反酸、痞满也消失了,吃饭不忌口了,于是,恍然大悟,此乃灸法之功。逢人便讲,分文未花竟祛大病。

用艾卷温灸本不应烧成疱,更不应化脓,本例是在无意中收到化脓灸的疗效。可能古人也是由于偶然烧伤某处治愈疾病才发明了灸法。

足三里乃胃经之合土经土穴,有温中散寒、健脾和胃之功,信然无疑了。

医案 3

许某,男,62 岁,山西襄汾退休职工。自幼学戏,经常练习武功,身体素质好,非常健康。因随剧团到处演戏,生活不规律,饥饱热凉不定,时间也无规律,日久天长,渐渐发生胃病及慢性气管炎等,身体状况逐渐衰弱,体重降至 54kg,每到后半年一入秋季就戴口罩,受凉则气短。咳嗽、吐痰,缠绵不愈,未老先衰,48 岁时就不得已而申请退休。

当时经医院多次诊断为慢性胃炎,经常反胃吐食,消化不良,食欲缺乏;胃下垂 16cm,常有下垂感,不能仰卧,屈曲比较舒服;十二指肠溃疡夜间刺痛,多吃更甚;慢性气管炎是多年老病,胸透两肺纹理粗糙并发肺气肿。

1979 年我正在写《灸法》时,前来就医。经说服愿意合作,用直接灸法,取穴中脘、足三里、肺俞。几次之后病人自己可以掌握了,给他艾绒回家自灸。逐渐见效,增强了信心,不时来要艾绒,每次故意不多给,以便不断联系。首先是消化系统症状逐渐减轻,能吃能睡了。继续施灸气管炎也大有好转,不怕受凉了,咳嗽气短少了。但每次灸肺俞、中脘,要别人帮忙,日子一长,也不耐烦了,于是只灸足三里一穴,坚持 2 年之久。自觉精神焕发,气色良好,心情舒畅,随便吃喝毫无顾忌。虽严冬也不需要戴口罩了,倒头便睡,2～3 分钟即可入眠,常常倒茶未饮就睡着了。体重增至 74kg,种花养鸡,热爱劳动,过着愉快的晚年生活。

医案 4

赵某,男,53 岁,襄汾县某局干部。身体素质较好,不胖不瘦,精力充沛,能吃苦耐劳,很少就医。

1987 年春节期间,因厨事操劳过度,空腹立饮高度汾白酒十数杯,当天晚上即觉胃部不适,但未在意。讵料病情逐日加重,5～6 日后痛不可忍,不能进食。勉强吃下胃部胀痛,夜间加重,不得不停止工作,卧床休息。先后经多处医院治疗,曾用中西药片、丸散各种剂型,花去几十元均未见效。又请教中医服汤液 6 剂,仍然无效。于是怀疑有大病,饮食锐减,益加衰惫,情绪低落。经 X 线造影、胃镜检查,无器质性病变,诊断为胃炎。

1987 年 3 月 15 日要求用针灸治疗,因系邻居,他常见我给人施灸,愿意接受直接灸法。只用足三里一穴双侧进行,起初每天灸 1 次,每日 5～7 壮。4～5 次后病情大有好转,晚上可以睡眠。于是增强了信心,亲自操作,自己掌握灸量,间一二日 1 次,从此日见向愈。大约经历 1 个多月,共灸 20 次左右,其病若失。现在生冷瓜果,肉食饮料,随意吃喝,无任何不舒服的感觉。精力异常旺盛,每天工作 10 小时以上,不觉困倦。近来天天骑摩托车下乡检查工作,行程 100 多公里,还能参加劳动,自以为身体比病前还好。

由于他学会了灸法,自己给他爱人施灸,不但治愈了膝关节炎,强壮了身体;而且意外地医好了多年的带下症。他非常高兴,动员全家施灸防病。还介绍他的外甥灸治不育症,2 个月后其甥妻竟然怀孕。所以他到处宣传灸法,成为热爱中医学的积极分子。

医案 5

张仲文疗卒心痛,不可忍,吐冷酸水。灸足大趾,次趾内横纹中各 1 壮,炷如小麦粒,立愈。

(《针灸资生经》)

医案 6

罗谦甫治淮漕运使崔君长子,年二十五,体丰肥腴,时有热证。因食凉物,服寒药,至元庚辰秋,久疟不愈。医用砒霜截药,新汲水送下,禁食热物,疟不止,反加吐利,腹痛肠鸣,时复胃脘当心而痛,屡医罔效。延至次年四月,因劳役烦恼,前证大作。罗诊之,脉弦细而微,手足稍冷,面色青黄不泽,情思不乐,恶烦冗,食少,微饱则心下痞闷,呕吐酸水,发作疼痛,冷汗时出,气促,闷乱不安。须人额相抵而坐。内经云:"上气不足,头为之苦倾,中气不足,溲便为之变,肠为之苦鸣,下气不足,则为痿厥心悗。"又曰:"寒气客于胃肠之间,则卒然而痛,得炅乃已,炅者,热也。"非甘辛大热之剂则不能愈。为制扶阳助胃汤:炮干姜一钱五分,人参、草豆蔻、炙甘草、肉桂、白芍各一钱,陈皮、白术、吴茱萸、益智各五分,炮熟附子二钱,姜枣煎。服三帖。大势皆去,痛减过半。至秋先灸中脘三七壮,以助胃气。次灸气海百余壮,生发元气,滋荣百脉。以还少丹服之,则善饮食,添肌肉。明年春,灸三里二七壮,乃胃之合穴也,亦助胃气又引气下行。春以芳香助脾,育气汤加白檀香,戒以惩忿窒欲,慎言节食,一年而平复。

(《名医类案》)

医案 7

有人久患反胃,饮食至晚即吐出,见其气绕脐而转,予为点水分、气海并夹脐旁两穴,他医为灸水分、气海即愈。

(《针灸资生经》)

医案 8

有老妇人患反胃,饮食至晚即吐出,见其气绕肚脐而转,予为点水分、气海并夹脐边两穴,即归;只灸水分、气海即愈。

《针灸资生经》

医案 9

一人慵懒,饮食即卧,致宿食结于中焦,不能饮食,四肢倦。令灸中脘五十壮,服顺气丸、丁香丸即愈。

《扁鹊心书》

医案 10

陈某,男,68 岁,中医。

自诉:去年 6 月,胃脘疼痛,纳谷不香,呕吐泛酸,得食即痛,痛甚则吐,经中西医治疗,效果不显,呕吐加剧,精神虚愈,遂于今年 2 月送中心医院采取支持疗法。治疗 7 日,全身情况好转,出院回家休养,2 个月后能上班工作。20 天后旧病复发,神乏怯冷,呕吐更剧,不能进食。迭经中西医治疗无效,患者丧失信心,嘱家属准备后事。是日中午,余趋前会诊。诊为脾肾阳虚,命门火衰,釜底无薪,不能腐熟水谷。

治拟温补脾肾,取中魁、足三里(均灸),每穴 11 壮米粒灸,二穴轮灸。经灸治后,呕吐即止。次日复灸足三里,脘腹温暖舒服,能吃稀粥,脘痛顿减。后以中药调治,食欲渐增。10 余日即能起床行走,1 个月后恢复工作。

《现代针灸医案选》

医案 11

甲戌岁,观政田春野公乃翁,患脾胃之疾,养病天坛,至敝宅数里,春野公每请必亲至,竭力尽孝,予感其诚,不惮其远,出朝必趋视。告曰:"脾胃乃一身之根蒂,五行之成基,万物之父母,安可不由其至健至顺哉?苟不至健至顺,则沉疴之咎必致矣。然公之疾,非一朝所致,但脾喜甘燥,而恶苦湿,药热则消于肌肉,药寒则减于饮食,医治久不获当,莫若早灸中脘、食仓穴。"欣然从之,每穴各灸九壮,更针行九阳之数,疮发渐愈。春野公今任兵科给事中,乃翁,乃弟俱登科而盛壮。

《针灸大成》

(十五)腹痛

医案 1

甲戌夏,员外熊可山公,患痢兼吐血不止,身热咳嗽,绕脐一块,痛至死,脉气将危绝,众医云:不可治矣。工部正郎隗月潭公素善,迎予。视其脉虽危绝,而胸尚暖,脐中一块高起如拳大,是日不可针刺,不得已,急针气海;更灸至五十壮而苏,其块即散,痛即止。后治痢,痢愈,治嗽血,以次调理得痊。次年升职方。公问其故。予曰:"病有标本,治有缓急,若拘于日忌,而不针气海,则块何由而散? 块既消散,则气得疏通而痛止脉复矣。正所谓急则治标之意也。公体虽安,饮食后不可多怒气,以保和其本;否则正气乖而肝气盛,致脾土受克可计日而复矣。"

(《针灸大成》)

医案 2

赵运使夫人年近六十,三月间,病脐腹冷痛,相引胁下。痛不可忍,反复闷乱,不得安卧。乃先灸中庭穴,在膻中下寸六分,陷者中,任脉气所发。灸五壮,或二七,三七壮。次以当归四逆汤。以当归尾七分,炮附子、肉桂、茴香、柴胡各五分,芍药四分,茯苓、元胡、川楝子酒煮各三分,泽泻一分,水煎温服。数服而愈。

(《名医类案》)

医案 3

赵从先治保义郎顿公,苦冷疾,时方盛暑,俾就屋开三天窗,于日光下射处使顿公仰卧,操艾遍铺腹上,约数斤,移时日光透脐腹,不可忍。俄而腹中雷鸣下泻,口鼻皆浓艾气乃止。明天复为之。如是一月,疾良已。乃令满百二十,气宿疴如洗壮健如少年时。赵曰:此乃真人秘诀也。世人但知灼艾,而不知点穴,又不审虚实,徒受痛楚,损耗力。日者,太阳真火,艾即遍腹,徐徐照射,入腹之功极大。五、六、七月最佳。若秋冬间,当以厚艾铺腹,蒙以棉衣,以熨斗盛炭火慢熨之,以闻浓艾为度。亦其次也。

(《续名医类案》)

医案 4

予旧苦脐中痛,则欲溏泻,常以手中指按之少止,或正泻下,亦按之,则不痛,它日灸脐中,遂不痛矣。

(《针灸资生经》)

医案5

罗谦甫治真定一士人,年三十余,肌体本弱,右肋下有积气,不敢食冷物,觉寒则痛,或呕吐清水,晕眩欲倒,目不敢开,恶人烦冗,静卧一二日。及服热辛之剂,则病退。延至初秋,因劳役及食冷物,其病大作。腹痛不止,冷汗自出,四肢厥冷,口、鼻气亦冷,面色青黄不泽,全不得卧,扶几而坐。又兼咳嗽,咽膈不利,予药则吐,不得入口。无可奈何,遂以熟艾半斤,白纸一张,铺于腹上;纸上摊艾令匀。又以憨葱数枝,批作两片,置艾上数重。再以白纸覆之,以慢火熨斗熨之。冷则易之。觉腹中热,腹皮暖不禁,以绵三多缝带襁系之,待冷方解。初熨时,得暖则痛减,大暖则痛止。至夜得睡。翌日,再与对证药服之,良愈。

(《名医类案》)

医案6

覃公,49岁,病脐腹冷痛,完谷不化,足肘寒逆,精神困弱,脉沉细微。灸气海、三里、阳辅,三日后,以葱熨灸疮,皆不发。复灸数壮,亦不发。十日后,全不作脓,疮干而愈。

(《针灸问对》)

医案7

穆某,男,37岁,顾问。初诊于1978年5月。

自诉:少腹冷痛5年余。患者于5年前自觉少腹有凉感,并逐渐加重,继而少腹作痛,缠绵不休。同时伴有阴茎勃起无力,腰酸,失眠,神疲,四肢发凉。曾先后请过法、意、阿尔及利亚医生诊治,服药、注射,历经5年之久,收效不显,经某官员介绍来我医疗队诊治。

查:面色淡,无华,触之少腹及手足清冷,舌淡少苔,脉沉细。

治本少腹属下焦,为肝肾所主,足厥阴肝经、足少阴肾经均循行于此。由于肝肾不足,下元虚冷,致使气血运行不畅,故少腹冷痛。腰为肾之府,肾虚则腰酸。肾居下焦属水,心居上焦属火,在正常情况下,水火相济,心肾相交,若肾虚心肾不交,则见失眠、神疲。肾阳不足,脾阳亦虚,脾肾阳虚不能温养四末,故四肢清冷。综上所述,此痛乃属肝肾不足,下元虚冷所致的少腹冷痛。治当补益肝肾,温暖下元,取任脉经穴为主。乃取神阙、关元,均灸,每日1次,每次20分钟。灸治时患者感到有温热感从体表直透腹里。灸治1次后,少腹冷痛稍减;灸治4次后,少腹冷痛大减,失眠好转,腰酸减轻,但手足清冷如故;灸治7次后,少腹冷痛,腰酸消除,睡眠安稳,四肢转温。又灸治3次以巩固疗效。半年后患者来我医疗队,问及病情,一切正常,并热情赞颂中国针灸之神奇。

(《现代针灸医案选》)

(十六)呃逆

医案1

壬申岁,行人虞绍东翁,患膈气之疾,形体羸瘦,药饵难愈。召视之,六脉沉涩,须取膻中,以调和其膈;再取气海,以保养其源。而元气充实,脉息自盛矣。后择时针上穴,行六阴之数,下穴行九阳之数,各灸七壮,遂痊愈。今任扬州府太守。庚辰过扬,复睹形体丰厚。

(《针灸大成》)

医案2

陈良甫治许主簿痢疾呃逆不止,诸药无效,灸期门穴不三壮而愈。

(《续名医类案》)

医案3

娄东,吴大令梅顿先生弟也。因设酬劳之宴。劳倦急甚。其夕,神昏肢倦,俄而发呃。沈曰:劳复发呃,当施温补无疑,虚气上逆,其势方张,恐汤药未能即降,须艾焫佐之为妙。一友于期门穴一壮即缓,三壮全除。调补而瘥。

(《续名医类案》)

医案4

一人得伤寒证,七日热退而呃大作。举家彷徨。虞诊其脉,皆沉细无力,人倦甚。以补中益气汤大剂加姜附,一日三帖,兼灸气海、乳根,当日呃止,脉亦充而平安。

(《古今医案按》)

(十七)噎膈

淡安治锡城李佩秋君之夫人胃脘胀痛,食不得入,水饮尚可容纳少许,病经年余,体瘦面黑,脉细舌芒,脐旁动气筑筑。水饮不能下者7日余,势极危殆,为刺脾俞、中脘、足三里,三穴并灸之,经10余次之灸治,病竟痊愈。

(《中国针灸治疗学》)

(十八)泄泻

医案 1

予尝患痹痛。既愈而溏利者久之。因灸脐中,遂不登溷。连三日灸之,三夕不登溷。若灸溏泻,脐中第一、三阴交等穴,乃其次也。

(《针灸资生经》)

医案 2

一人患暴注,因忧思伤脾也。服金液丹,霹雳汤不效,盖伤之深耳。灸命关二百壮,小便始长,服草神丹而愈。

(《扁鹊心书》)

医案 3

黄子厚治一富翁病泄泻弥年,礼子厚诊疗,尽旬不效,子厚曰:予未得其理求归。一日读易至乾卦天行健句,及朱子之注,因悟向者富翁之病,乃气不能举,为下脱也。又作字持水滴吸水,初以大指按滴上窍,则水下溜无余,乃豁然悟曰:吾能治翁证矣。即往,至则为治,艾灸百会穴,未三十四壮而泄泻止矣。

(《中国医学大辞典》)

医案 4

虞恒德治一人泄泻三日垂死,为灸天枢、气海二穴愈。

(《名医类案》)

医案 5

南通社员张慎陶报告,病者黄陈氏,37 岁。1 个月前腹痛肠鸣,日夜水泻 8～9 次,连绵至今。常头痛眩晕,饮食无味,不思食,瘦弱疲倦。1950 年 9 月 8 日来诊。用念盈药条灸足三里、天枢、三阴交,5 分钟后,病者即觉温热直达病灶,顿感舒畅,两诊痊愈。助治香连丸 30g。为防止复发,嘱购置念盈药条回家自灸。

(《承淡安灸法》)

医案 6

绍兴社员徐仁勇 1931 年报告:近邻张氏,47 岁,症状腹痛下痢,舌白腻,脉细,为灸天枢、关元,痛立止。助治香连丸 6g,痊愈。

(《承淡安灸法》)

医案 7

陕西南郑社员况乾五报告,王某,男,8 岁。1951 年 2 月 24 日晨诊:前 3 日腹痛不能食,昨夜吐泻清水甚剧,脉伏,四肢冷,直接灸神阙、气海、关元、天枢、中脘、脾俞、肾俞。灸至脉出为止。灸后数小时,吐出蛔虫数条而愈。

(《承淡安灸法》)

医案8

上海社员徐春为报告,顾小宝,男,3岁。因不按时按量饮食,致成腹泻,已经3日,时常呕吐,哭声微弱,不思食乳,坐卧不安。1952年7月27日,念盈药条灸中脘、天枢、关元、脾俞、胃俞、大肠俞各1分钟,见效。7月28日,灸同前,痊愈。

(《承淡安灸法》)

医案9

安徽华阴社员袁文轩报告,1942年7月,同乡高振东,伤寒后贪吃瓜果,以致腹泻,一日数次,日见消瘦,针药均不能止。乃为之隔蒜灸气海、关元,当晚安睡未泻,连灸2次痊愈。

(《承淡安灸法》)

医案10

张某,男,36岁,工人,住院号36112。1985年4月27日就诊。

患者15年来长期腹泻,每日5次左右。近半年症状加重,大便清稀,并带有黏液,虽经中西医长期治疗,效果不显,粪便镜检多次,真菌均为阳性,钡剂灌肠,X线检查诊断为慢性结肠炎。结合临床症状诊断为真菌性肠炎,收入我科住院治疗。刻诊:腹时隐痛,肠鸣泄泻,五更时必泻1次,便清稀色黄,夹有黏液,每日5次以上,每食油腻物泄泻尤甚,并时觉腹部坠胀,纳差,畏寒,舌淡红,苔薄白,脉细无力。诊断:泄泻。证属:脾肾阳虚,湿浊下趋肠道。治则:健脾温肾,清利湿浊。给予艾灸中脘、神阙、关元、天枢、足三里,每日1次,10次为1个疗程。灸3天后,大便每日2次,稍觉腹胀,饮食增加,如法续灸,2个疗程后,大便每日1次,临床症状消失,查粪便真菌阴性,加灸5次巩固效果,又复查2次粪便,真菌均为阴性,钡剂灌肠X线检查结果无异常,乃痊愈出院。经多次走访,效果稳定,未见复发。

[《中医杂志》(第29卷第4期).艾灸治疗真菌性肠炎59例临床疗效观察]

(十九)脾肾阳虚腹泻

医案1

陈某,男,56岁。常年大便不实,每日2~3行,纳食逐渐日减,形体消瘦日甚,舌苔终年白腻,曾多方求医而效不显。罗氏诊为脾肾阳虚,运化失司,寒湿内盛,宜用灸治。即取艾灸其足三里、中脘、命门 3 穴各 3 壮;嘱其灸瘢痕处贴敷淡水膏(每天更换),服食鱼腥 5 天。3 个月后陈某来院致谢,胃纳增,大便已实转常,舌苔白腻消退,体重增 3kg。嘱其半年灸治 1 次,以资巩固而愈。

(《当代针灸临证精要》)

医案 2

李某,男,47 岁,工人。1982 年 5 月 10 日初诊。

平素饮食不节,饥饱不均,恣食生冷。于 1974 年前后渐感腹痛并泄泻,时轻时重。常腹痛隐隐,按之痛减,吃冷食则疼痛加重。每日大便 3～6 次。时有白色泡沫脓样便,一般为溏便,有下坠感。面色萎黄不华。近 3 年来诸证加重,不能进冷食,大便每日 4～7 次,五更溏泻,饮食后时有腹痛,以脐周为甚,有时甚为剧烈,痛即有便意。腹胀,时自汗,四肢乏力,体重减轻。舌质淡,舌体胖有齿痕。苔白微厚,脉沉细。曾经大便常规检查,无异常发现。用多种抗生素治疗效果不显。证属脾胃阳虚,治以温中健脾,升阳止泻。

取穴:①天枢、神阙、关元、足三里;②脾俞、肾俞、大肠俞、命门。

治疗经过:除足三里穴用针上加灸外,其余诸穴用中号艾炷隔姜灸,每穴每次 5 壮,每日治疗 1 次,10 天为 1 个疗程,疗程间隔 5 天。每次交替使用其中一组穴位。

经上法治疗 2 个疗程,诸症消失而愈。随访 1 年未见复发。

(《当代针灸临证精要》)

医案 3

淡安按:苏城临顿路王翁日芳,年 50 余,患泄泻已 4 年,日夜五六行,精神困惫,每觉肠鸣腹痛则急如厕,一泻即止,逾一二时再行,其哲君瑞初与余善,邀余诊之,脉濡细,知为脾气下陷,内经所谓清气在下则生飧泄,一切健脾止涩之品皆已遍服。近用阿芙蓉膏暂求一时之安忍,因知非药石可奏效,乃云:此症能忍住半小时之痛苦则可治,告以故,允之,即为灸关元、天枢、脾俞、百会 4 穴各 10 余壮,竟 1 次而愈。

(《中国针灸治疗学》)

(二十)头痛

医案 1

又有士人患脑热痛甚,则自床投下,以头脑挂地,或得冷水稍觉安,而痛终不已,服诸药不效,人教灸囟会而愈,热痛且可灸,况冷瘀乎,凡脑痛脾泻先宜灸囟会,而强间等穴盖其次也。

(《针灸资生经》)

医案 2

东垣曰:先师沽古病苦头痛,发时两颊青黄、眩晕、不欲开、懒言、身体沉,兀兀欲吐。此厥阴、太阴合病,曰风痰。灸侠溪,服局方玉壶丸愈。

(《针灸聚英》)

医案 3

予少刻苦,年逾壮则脑冷,或饮酒过多,则脑痛如破。后因灸囟会穴,非特脑不复冷,它日酒醉,脑亦不痛矣。

(《针灸资生经》)

医案 4

予年踰壮,寒夜观书,每觉脑冷,饮酒过量,脑亦痛甚。后因灸囟会穴而愈。有兵士患鼻衄不已,予教令灸此穴即愈。有人久患头风,亦令灸此穴即愈,但铜人明堂经只云,主鼻塞不闻香臭等疾而已,故予书此以补其治疗之缺。

(《针灸资生经》)

医案 5

淡安治宜兴吕鹤生君头前顶额痛半年余,常用毛巾紧束之稍安,为灸囟会、上星、头维 3 穴,痛立止,乃嘱其用艾隔姜片日灸上穴 1 壮,以防复发而善其后,未来复诊,想必愈矣。

(《中国针灸治疗学》)

医案 6

广东社员李沛原报告,病者薛刘氏,43 岁。病因风寒而得,经数十中西医士治疗无效。缠绵半载,病势益增。1935 年春来诊,证象头痛眩晕,言语低微,不思饮食,体弱不能起坐,脉弦数,舌质红,苔白。第 1 次灸百会、囟会、上星、风池、曲池、合谷、丰隆、三阴交、太冲。头痛立止,眩晕未减。第 2 次又灸前穴,其病若失,起坐饮食。第 3 次灸后,已告痊愈矣。

(《承淡安灸法》)

医案 7

福建邵武范慈善报告,陈秀珠,女,20 岁,住邵武复兴路,1954 年 4 月来诊。患头痛,经用隔姜灸百会、前顶、上星、神庭,1 次痊愈。

(《承淡安灸法》)

医案 8

有人久患头风,吾令灸囟会即愈。

《针灸资生经》

医案 9

母氏随执中赴任,为江风所吹,自觉头摇如在舟车上,如是半年,乃大吐痰。遍服痰药,并灸百会、脑空、天柱方愈。

《针灸资生经》

(二十一)高血压

医案 1

古今中外把灸足三里叫作长寿灸。李氏认为足三里为胃经合穴,其性属土,土能化生万物,脾胃为后天之本,常灸之能防治百病,延年益寿。配中脘、三阴交,补中培土,调养脾胃;配关元、绝骨,补先天和后天之本,调理阴阳,延年益寿,对咳喘、肺结核、高血压、冠心病、中风等均有防治作用。20 世纪 50 年代中期,李氏血压 22.7/13.3kPa(170/100mmHg),1958 年自做足三里瘢痕灸,至今 20 余年血压一直维持正常水平。曾收治 15 例高血压病病人,瘢痕灸足三里、绝骨,14 例近、远期效果满意,既可用艾条熏灸,也可做瘢痕灸,因此力倡推广使用。

《当代针灸临证精要》之李志明临证经验

医案 2

1940 年夏,经友人介绍,赴福州路福建路口某家出诊,登楼入其室,窗户紧闭,空气浑浊,时值三伏,酷暑熏人,而患者身穿薄棉衣,毫无夏意,问其发病之缘由,其家属反映患者饮酒已有 30 年之久,每日可饮尽 1 瓶法国白兰地酒。因患高血压病已久,常服降压药,并遵医嘱已戒酒 1 年,血压仍未下降,全身怕冷日益严重,患者形体丰腴,四肢不温,精神倦怠,喜暖畏冷,脉濡细无力,舌胖质淡边有齿痕,饮食不能馨进,大便常不成形,小溲清长,夜间频多。窃思伏暑身穿棉衣,实属罕见之症,病已 1 年,针灸未必能奏立竿见影之效。当时我想患者饮酒 30 余年,今突然停饮,必然影响气血运行。盖饮酒有和血养气、暖胃祛寒之功,戒酒 1 年,而患此病,何不开戒一试。于是劝其每日中午饮绍兴老酒 100ml(2 两),以助气血之运行。患者从之,当晚电告棉衣已脱,试饮 3 天,再施温灸气海、关元、足三里等穴,1 个月告愈。血压基本正常。时医皆认为高血压病不可用灸,此知其一不知其二也。

《当代针灸临证精要》

医案 3

王某,女,62 岁,1987 年 1 月 23 日初诊。

现病史:高血压病史 8 年,冠心病病史 6 年。现头晕,后项及两肩酸沉不适,腰膝酸软乏力,心悸,夜尿频,每于春秋季节血压升高。

查:面色一般,舌质淡红,苔薄白,脉弦细,血压 22.7/13.3kPa(170/100mmHg)。

诊断:高血压病Ⅱ期(肾气虚型)。

灸百会 10 壮,灸后由于精神紧张血压未降,1 小时后血压降至 17.3/8kPa(130/60mmHg),停服一切降压药物。自 1 月 23 日灸 1 次后,至 5 月 28 日前,共检查 3 次,血压维持在 20/10.7～20/12kPa(150/80～150/90mmHg),继灸百会 10 壮,2 小时后血压降至 20/12kPa(150/90mmHg)。观察至 6 月 21 日血压维持正常。

[《上海针灸杂志》,1988,7(2)]

(二十二)心悸

予旧患心气,偶睹阴阳书,有云:"人身有四穴最急应,四百四病皆能治之。"百会盖其一也,因灸此穴而心气愈。后阅灸经,此穴果主心烦惊悸,健忘无心力。

(《针灸资生经》)

(二十三)中风

医案 1

范子默自壬午五月间口眼㖞斜,灸听会等三穴即正;右手足麻无力,灸百会、发际等七穴得愈。来年八月间,气塞涎上不能语,金虎丹加腻粉服至四丸半,气不通,涎不下,药从鼻中出,魂魄飞扬,如坠江湖中,顷欲绝。灸百会、风池等左右十二穴,气遂通,继又下十余行,伏枕半月余遂平。尔后方觉意思少异于常,心中愤乱,即使灸百会、风池等穴立效。十二穴者,听会、颊车、地仓、百会、肩髃、曲池、风市、足三里、绝骨、发际、大椎、风池也。

(《针灸资生经》)

医案 2

娄长吏病口眼㖞斜,张疗之。目之斜灸以承泣,口之㖞灸之地仓,俱效。

(《续名医类案》)

医案 3

朱丹溪治一人中风口眼㖞斜,语言不正,口角流涎,半身不遂,此元气虚弱而受外邪又兼酒色之过也。以人参、防风、麻黄、羌活、天麻、赤芍、白术等加葱姜水煎,入竹沥半盏,随灸风市、百会、曲池、合谷、绝骨、环跳、肩髃、三里等以凿窍疏风得微汗而愈。

《中国针灸治疗学》

医案 4

徐平中风不省人事,得桃源主簿为灸脐中百壮始苏,更数月乃不起。郑纠云:有一亲表中风,医者为五百壮而苏,后年八十余。使徐平灸三五百壮,安知其不永年耶。

《医说续编》论

(二十四)面瘫

医案 1

曾某,男,45 岁,门诊号 33619,患左面瘫 2 天,1964 年 11 月 6 日初诊。

自诉:左口眼㖞斜 2 天,于 1984 年 11 月 4 日发现左眼不能闭合,流涎,鼓腮漏气,吃饭时食物塞于颊部,饮食二便正常,头昏,曾服苏合丸和针灸治疗有好转。

查体:发育及营养中等;左侧口眼㖞斜,左眼不能闭合,眼裂 0.7cm,不能皱眉,额纹消失,左口角下垂。左面时有痉挛,舌苔黄薄,脉沉细而无力,血压 15.2/10.7kPa(114/80mmHg),心肺(一),肝脾未触及,膝腱反射正常。诊为风邪中络所致左口眼㖞斜,证属虚邪为患。

治以祛风散寒,温经活血为主,用隔姜灸阳白、太阳、颊车(左)各 3 壮,右合谷 3 壮,灸 5 次后症状减轻,左眼裂缩小到 0.2cm,能皱眉、鼓腮。加灸地仓 5 壮,上巨虚 3 壮,用上穴灸到 12 次左眼能闭合,能皱眉,继续灸到 18 次恢复正常,面瘫治愈。

《现代针灸医案选》

医案 2

淡安治锡城北门汤和之君口㖞眼斜症,为之灸地仓、颊车 2 次而愈。常灸时病者觉肌肉收引,歪者因此遂正。

《中国针灸治疗学》

医案 3

中国针灸社治疗股：魏师母，女，颜面神经麻痹，口眼㖞斜已有 10 日。1952 年 2 月 19 日诊。念盈药条灸攒竹、太阳、地仓、颊车。连灸 5 日痊愈。

(《承淡安灸法》)

(二十五)暑厥

阿某，男，26 岁，技工，门诊号 6082。

代诉：患者于炎夏旷野作业期间，初感头不适，心悸气促，继而大汗淋漓，旋即昏倒，由同伴背负到诊。

查体：体质虚胖，神志不清，面色苍白，冷汗如油，四肢厥冷，双目上视，瞳孔缩小，心律整，率促而弱，双肺呼吸音稍粗，腹柔，肝脾未扪及，膝反射减弱，无明显病理反射，血压测不到，苔薄白，脉微若绝。

此系受酷暑蒸熏，汗出过多，至阴液耗损，加之形气本虚，正气耗散过甚，故猝然昏倒，则病暑厥。

治以回阳救逆，补气固脱为主。

置患者于诊床，头低位，解开衣扣，擦干冷汗并保温，继用毫针补刺人中、内关、足三里、涌泉穴，同时用大艾炷灸百会、神阙（隔盐）。经反复捻针及直接灸 5 壮后，患者神志渐复苏，始为低声呻吟，继而睁开眼睛，诉灸处热痛，经再连续捻针及灸至 12 壮，神志清醒，能正常对答，乃给予糖盐水热饮，待神清，冷汗止，四肢复暖，脉起，血压稳定在 16/8.7～17.3/8.7kPa(120/65～130/65mmHg) 而退针停灸，共间歇捻针 30 分钟，重灸 15 壮病情得缓，经观察数小时病情稳定而送回家休息。

翌日患者已能自行到诊，视之神志清爽，面色泛红，语言流畅，昨日治疗后尚感微眩晕，但今日除微感疲乏外，余无明显不适。心肺正常，血压 16/9.3kPa (120/70mmHg)，苔薄润，脉缓，病已愈。

(《现代针灸医案选》)

(二十六)厥证

医案 1

一妇人时时死去，已二日矣，凡医作风治之，不效，中脘五十壮即愈。

(《扁鹊心书》)

医案2

李士材治吴门周复庵,年近五旬,荒于酒色,忽头痛发热。医以羌活汤散之,汗出不止,昏晕不醒。李灸关元十壮而醒。

(《古今医案按》)

(二十七)癥瘕

杨继洲曾治熊可山,患痢兼吐血,并绕脐一块痛,至死,脉将危绝,众医云不可治矣,杨诊之,脉虽危绝,而胸尚暖,乃为针气海,更灸至五十壮而苏,其块即散,痛即止,后治痢及吐血得愈。

(《针灸大成》)

(二十八)痰饮

淡安治苏城饮马桥吕某,面黄肿,不咳而痰多,肌肉间不时疼痛,此痛彼止;痛无定处,略痰多则痛减,少则痛甚,服药注射无甚效果,来寓诊,按脉濡细苔白滑,曰湿痰流走筋肉也,为针脾俞、中脘、关元、丰隆4穴并灸之,以后日灸1次,5日而大效,连灸半月而痊愈。

(《中国针灸治疗学》)

(二十九)癫狂痫证

医案1

一人功名不遂,神思不乐,饮食渐少,日夜昏默,已半年矣。诸医药不效。此病药不能治。令灸巨阙百壮,关元百壮,病减半。令服醇酒,一日三度,一月全安。盖醺酣忘其所慕也。

(《扁鹊心书》)

医案2

治户部王晋菴胞弟,患心痫疾数载矣,徐堂翁召予视之,须行八法开阖方可,公如其言,而刺照海、列缺、灸心俞等穴,其针待气至,乃行生成之数而愈。

(《针灸大成》)

医案3

窦材治一人得风狂,已五年,时发时止,百法不效,窦为灌睡圣散三钱,先灸巨阙三十壮,醒时再服,又灸心俞五十壮。服正心丹一料,但病患已久,须大发一回方愈,后果大发一日全好。又一妇人产后得此症,亦如前灸,服姜附汤而愈。

(《扁鹊心书》)

医案 4

有士人妄语异常,且欲打人,病数月矣。予意其是心疾,为灸百会,百会治心疾故也。又疑是鬼邪,用秦承祖灸邪法,并两手大拇指用软帛绳急缚定,当肉甲相接处灸七壮,四处皆著火而后愈。

(《针灸资生经》)

医案 5

一妇人病痛已十年,灸中脘五十壮愈。凡人有此疾,惟灸法取效最速,药不及也。

(《扁鹊心书》)

医案 6

一人病痫三年余,灸中脘五十壮即愈。

(《扁鹊心书》)

(三十)消渴

一人频饮水而渴不止。余曰:"君病是消渴也,乃脾肺气虚,非内热也。"其人曰:"前服凉药六剂,热虽退而渴不止。觉胸胁气痞而喘。"余曰:"前证止伤脾肺,因凉药复损元气,故不能健运,而水停心下也。"急灸关元、气海各三百壮,服四神丹。六十日,津液复生。方书皆作三焦猛热,下以凉药,杀人甚于刀剑。慎之。

(《扁鹊心书》)

(三十一)虚劳

医案 1

一人身长五尺,因酒色伤渐觉肌肉消瘦,令灸关元三百壮,服保元丹一斤,自后大便滑,小便长,饮食渐加,肌肉渐生,半年如故。

(《扁鹊心书》)

医案 2

叶余庆字元善,平江人,自云常患瘵疾,其居对桥而行病不能度,有僧为之灸膏肓穴,得百壮,后 2 日即能行数里,登降皆不倦,自是康强。其取穴法,但并手垂足,正身直立,勿令俯仰,取第 4 椎下两旁,同身寸各 3 寸,灸时以软物枕头覆面卧,垂手附身,或临时置身,取安便而已,叶转为人灸亦用此法。

(《中国针灸治疗学》)

医案 3

淡安治锡城南门朱德兴君饮食如常,精神不振,四肢酸软,遇事畏惧,奇懒异常,询之是否阳痿,曰不举已数月(朱君年 33),乃谓曰:此下元无火也,为灸命门、关元两穴,彼藏有肉桂,嘱为丸服之果大愈。

(《中国针灸治疗学》)

(三十二)阳虚似疟

艺人金钗,女,40 岁,患者觉背部时有一团冰冷之物。作疟疾四处求医,治疗无效。无恶寒发热及汗出。头困重身体沉重,精神不振,面色无华,手足冷。舌淡胖,脉沉小。辨证:阳虚似疟,治通督温阳。取大椎直灸 5 壮,灸后自觉身体顿轻,自诉灸前似一团冰冷云雾罩住一样,灸后即似拨云见日,顿觉晴朗,次日再灸陶道 5 壮而愈。

按:卫阳虚怯,营卫失调,故背部时时觉冷。取督脉的大椎、陶道直灸,振督脉之阳气,而见神效。

(福建针灸名医留章杰医案,张永树整理)

(三十三)痿证(吉兰-巴雷综合征)

孙某,男,5 岁,于 1980 年 10 月 15 日初诊。

代诉:1980 年 8 月无诱因而发现孩子眼斜,继而呼吸困难,急诊入院,诊断为吉兰-巴雷综合征。经抢救治疗脱险,而遗留四肢软瘫。遂来我院就诊。

查:患儿神志清,营养中等,心肺正常,肝脾未触及。上下肢全瘫,不能坐立,腹壁反射存在,膝腱、肱二头肌反射均消失,感觉正常。舌淡苔白,脉细数。证属气血双虚所致的"痿躄"。

治取阳明经曲池、合谷、足三里、肩髃、髀关等穴,加益气养营、强壮之身柱、气海穴。经 2 周的针刺,症状虽有好转,但进步不快。

11 月 1 日复诊:根据患儿症状改用以灸为主加针刺,麦粒艾炷灸气海、曲池、足三里、身柱穴,每日 1 次,每次灸 7～10 壮,在第 3 次施灸时误烧伤了足三里,但次日出现了明显效果,患儿可以搀扶站立。经 3 个月的每日灸及隔日针刺而告痊愈。1981 年 4 月随访该孩满街跑玩。

(《现代针灸医案选》)

(三十四)痿痹证

《资生经》:王执中曰:列子载偃师造偈云,废其肾则足不能行,人之患此,盖肾有病也,当灸肾俞,若一再灸而不效,宜灸环跳、风市、犊鼻、膝关、阳陵泉、三里、绝骨等穴,但按略酸痛处,即是受病处,灸之无不效也。

(《针灸资生经》)

(三十五)痹证

医案1

予冬月膝酸痛,灸犊鼻而愈。

(《针灸资生经》)

医案2

一人遍身赤肿如锥刺。余曰:"汝病易治",令灸心俞、肺俞二穴各一百壮,服胡麻散二料而愈。但手足微不随,复灸前穴五十壮,又服胡麻散二料,痊愈。

(《扁鹊心书》)

医案3

许知可因淮南大水,忽腹中如水吼,调治得愈,自此腰痛不可屈伸。思之,此必肾经感水气而得,乃灸肾俞三七壮,服麋茸丸愈。予谓腰痛不可屈伸,灸肾俞自效,不服麋茸丸亦可。

(《针灸资生经》)

医案4

舍弟腰痛出入甚艰,余用火针微微频刺肾俞,则行履如故,初不灸也,屡有人腰背伛偻,来觅点灸。予意其是筋病使然,为点阳陵泉令为灸即愈,筋会阳陵泉穴也,然则腰又不可专泥肾俞,不灸其他穴也。

(《针灸资生经》)

(三十六)腰痛

医案1

一老人腰腿痛,不能步行。令灸关元三百壮,更服金液丹,强壮如前。

(《扁鹊心书》)

医案 2

浙江富阳郭心翔报告,家兄患腰痛年余,生为灸肾俞、腰俞,一次而愈。

广州曾天治报告,家嫂曾任苍,寓广州河南茶亭直街,操西法接生业。前年秋患腰痛,不能安眠,注射吗啡后痛渐止。不意去年又犯,灸肾俞、次髎、足三里而愈。

《承淡安灸法》

医案 3

胡定一报告,古明玉之妻赵氏,21 岁,腰痛不能俯仰。云于 5 年前在田间操作,觉腰部忽然奇痛,1 小时后,又若无病然。嗣后时发时止。近 2 年,腰部疼痛无宁日,并在第 2 椎上,椎骨突出如鸡子大,同时腰部反张,一切动作失常态矣。今岁(1933 年)来诊。生用我社创制之念盈药条,为灸腰俞、命门、肾俞穴 2 次后,病人喜出望外,已能俯仰自如矣,连灸 7 次,霍然而痊。

《承淡安灸法》

(三十七)肩胛神经痛(肩背痛)

福建社员何能铃报告,病者何克饱,男,46 岁。患肩背痛,登门求治,生为灸膏肓俞、阳陵、绝骨、大杼,背上即觉微温,疼痛十去八九。次日仍灸前穴,其痛若失。(1933 年)秋风起后,肩背痛病又起。生乃毛遂自荐,为灸肩髃、曲池、膏肓俞及痛处。只灸了 2 次,病不复发。灸术诚伟大哉。

《承淡安灸法》

(三十八)外股皮下神经痛(大腿痛)

河北安国社员贾景星报告,王泽九之女孩,25 岁,1932 年春患右腿疼痛,初以为小恙,毫不介意,延至秋末,竟至寸步难行。因属至交,乃往诊焉。视其脉,沉细而迟。痛处在股之外侧,环跳之下,风市之上,不肿,亦不变色。念盈药条灸风市、阴市、阳陵、绝骨、昆仑。嘱其家人曰:此病不必针,重在多灸,频频灸之可也。1 周家人来云已愈大半矣。半月后,痊愈矣。

《承淡安灸法》

(三十九)压迫性脊髓炎(龟背)

桂林社员蔡任洪报告,桂林杂货店之子曾广森曾必刚,年 6 岁,因逃难山间,感受寒湿,归来后,突患龟背。腰间脊椎骨突起,背不能伸,坐立不得,日唯侧卧而已。

就医省医院,要其用石膏绷带半年,再观究竟。诊断为脊髓痨。曾君以儿幼畏绷,且难服侍,不敢试验。又请某草医医治。据云系椎骨挫折,须按使之直,曾君亦不敢冒险。后闻余善针灸,乃于1951年春来求诊。余为日灸天应、肾俞、腰俞、阳陵,并处以强壮筋骨补气血之剂。1个月而能行,2个月后,步履稳健,行动如常矣。

(《承淡安灸法》)

(四十)尾骨端疼痛

谢某,女,35岁,庄桥五金厂工人。

自诉:1967年初产时用产钳产下,产后尾骨端疼痛,住院月余未愈,经过X线拍片,提示为尾骶骨分裂。出院后在家休养卧床半年一直未愈。后由妇产科转来会诊,1967年12月6日用艾炷灸7壮,灸后疼痛完全消失。

(《现代针灸医案选》)

(四十一)手足麻木无力

予年逾壮,觉左手足无力,偶灸神阙而愈。

(《针灸资生经》)

(四十二)手足病

有贵人,手中指挛,继而环指亦挛,医为灸肩髃、曲池、支沟而愈,支沟在腕后三寸,或灸风池,多有不灸支沟或灸合谷云。

(《针灸资生经》)

(四十三)肘劳

沈某,43岁,肘尖部疼痛,手臂活动受限3个月前来诊治。罗氏取雷火针点燃,在肘尖压痛点,趁热烫灼5度(次)。2个月后,沈某登门致谢已愈。

(《当代针灸临证精要》)

(四十四)水肿

医案1

有人因入水得水肿,四肢皆肿,面亦肿。人为灸水分并气海,翌日朝,视其面如削矣。

(《针灸资生经》)

· 197 ·

医案 2

任某,女,21 岁,学生。

自诉:半年前曾因肾盂肾炎入院治疗,好转后出院,但此后经常复发,受凉后尤甚。1960 年 2 月 9 日又因面浮足肿,腰痛、尿频、尿急来诊。

查:尿常规:蛋白(+),白细胞(+),扁平细胞(+),红细胞 1～4 个。舌苔薄白,舌质淡红,脉象沉缓。

治取肾俞,艾条温和灸,每日 1 次,每次 30 分钟。灸 1 次后症状明显好转,10 次后临床症状消失,尿常规正常,嘱其注意卫生防护,1 年后随访未再复发。

(《现代针灸医案选》)

(四十五)慢性肾炎

广东社员李沛原报告,病者李春荣,男,15 岁,东莞牛湖乡人。病因由 1934 年春起,全身肿胀,喘促烦闷。经中医治愈后复发。1934 年 5 月病势反剧,便溺秘结,气息奄奄,请生往诊时,四肢颜面肿大,皮色光亮,大便秘结,脉微欲绝。治疗:第 1 次用念盈药条灸上脘、中脘、下脘、水分、丹田、足三里、绝骨、三阴交、承山、太冲,立即止痛,大小便通利,肿退思食。次日续诊,除灸昨穴外,加灸肾俞、脾俞、胃俞、小肠俞。助治初用五苓散加减,后以补中益气汤加减收功。效果:治疗 1 次,扶危转安。次日续灸,肿胀消退,食量增进。连灸 13 次,病已霍然,身体复原康健矣。

(《承淡安灸法》)

(四十六)遍身青

一家二奴,俱患身体遍青,渐虚羸不能食,访诸医无识者。嗣明为灸两足跌上各三七壮,便愈。

(《北史·马嗣明传》)

(四十七)癃闭

太乙神针,灸治癃闭:田氏曾于 1984 年 10 月在某医院会诊一位 63 岁的女性癃闭患者。患者视网膜术后,出现尿闭,点滴不出。留置导尿管 12 天,已有感染征象。经中西药以及针灸等多方治疗而不效。田氏认为此乃术后血气闭阻于下,三焦气机不畅,水道不通所致,故选用古法中温通、散瘀的太乙神针为之治疗。第 1 次选穴气海、水分、神阙、天枢(双),用 6 层白布包裹点燃的太乙神针的一端,分别雀啄各个穴位。3次点燃施灸后,患者即有尿意,扶坐便盆,继续灸治,随即小便可点滴而下,自觉腹部松动。第2天继用上法灸治关元、水道、神阙,仍作3次点燃灸治,灸治后能较顺利排尿。只是始排时比较费力,并有排不尽感。继第3天治疗后,即可顺利排尿,连续治5天,再未出现排尿障碍。

(《当代针灸临证精要》)

(四十八)便血

医案1

陆氏续集验方,治下血不已,量脐心与脊骨平,于脊骨上灸7壮即止,如再发,即再灸7壮,永除根,目睹人有效,余常用此灸人肠风,皆除根,神效无比,然亦须按此骨处酸痛方灸之,不痛则不灸也。

(《陆氏续集验方》)

医案2

虞恒德治一男子,四十余,素饮酒无度,得大便下血症,一日如厕二三次,每次便血一碗。以四物汤加条芩、防风、荆芥、白芷、槐花等药,连日服之不效。后用橡斗烧灰二钱七分,调入前药汁内服之,又灸脊中对脐一穴,血遂止,自是不发。

(《名医类案》)

(四十九)脚气

医案1

蔡元长知开府,正据案治事,忽如有虫自足行至腰间,即坠笔晕绝,久之方醒,据属云此病非余山人不能疗,趋使召之,余曰,此真脚气也,法当灸风市,为灸1壮,蔡霍然复常,明日病如初,再召余曰:除病根非干艾不可,从其言,灸500壮,自此遂愈。

有人久患足弱且瘦削,后灸三里、绝骨,而足如故,以黄君针灸图所谓绝骨治足疾神效,信然也。

(《中国针灸治疗学》)

医案2

文安公守姑苏,以銮舆巡幸,虚府舍,暂徙吴县,县治卑湿,旋感足痹,痛掣不堪,服药不效,乃用所闻,灼风市、肩髃、曲池三穴,终身不复作。又僧普清,苦此二十年,每发率两日,背夹脊灸三七壮,即时痛止,其他验者益众。

《夷坚志》

医案3

征南元帅染恶疾　罗公艾灸起沉疴

公元1260年秋末,元代征南元帅忒木儿统领10万大军进逼扬州,是年冬天在扬州城外安营扎寨,犒赏三军。

正当这位雄心勃勃的元帅准备一举夺下扬州城请功晋爵之际,却突然害起一场大病。初起时仅是脐腹冷痛、泄泻,隔不几天,已是两足胫小腿冷若冰霜,麻木不仁,步履艰难,病情日见加重,终于卧床不起。主帅病倒,众将校忧心忡忡,士气低落。正在这时,只见身材瘦削、年约30开外的随征文官罗谦甫,不慌不忙地走进元帅帐内,躬身作揖,众将官皆愕然。忒木儿望着站在病榻前的罗谦甫,突然想起他原是金元四大家李东垣老人的得意门生,青年时代曾随师潜心苦学医道十余载,尽得先师秘传真谛,不免心中为之一喜。

"大帅年高气弱,多年驰骋疆场,屡受寒湿侵袭加之饮食失节,致使阳不能外固,寒湿之邪阻滞经脉,故病起于下"。罗谦甫切脉之后,询问病情。

"本帅今已花甲又八之年矣!可谓古稀之躯,不幸身染顽疾,罗公若有回春之术,老夫有生之年挂齿不忘"。忒木儿说罢一声长叹!

罗谦甫不慌不忙地说:"《内经》云'感于寒则受病',大帅系寒湿相合而为病,依愚之见,当急退寒湿之邪,峻补其阳,孟子云:犹7年之病求3年之艾也,应以陈艾温灸腧穴,方能见效。"

元帅听了罗谦甫的病机分析与治疗方案,十分赞赏,连连点头说道:"妙,妙!就请罗公即速治之。"

只见罗谦甫取出陈艾绒,在忒木儿脐下1.5寸半处的气海穴,置艾绒温灸,以补下焦阳气,在两膝眼下3寸胫骨外的足三里穴,用陈艾灸煦,借此导引阳气下行,随即又在两足内踝上3寸处之三阴交穴灸之,以散两足寒湿之邪,之后,又投以附子、肉桂、白术、半夏皮温经散寒、健脾燥湿之方剂。不数日,忒木儿泻止痛减,两足渐温,又经过几天灸治,元帅竟步履自如,康复如常。罗谦甫妙手除顽疾的佳话,在元军内外不胫而走,民间不少病人纷纷向他求治。从此,罗谦甫开始了他悬壶济世的生涯。

(《健康报》,1987-04-25)

医案4

香港社员东华医院卢觉愚报告,陈寿恩足背水肿,逐渐肿至脐下,两腿酸痛无力已月余。1933 年来诊。为灸水分、关元、天枢、风市、足三里、阳陵泉、阴陵泉、悬钟、太溪、昆仑、申脉。灸后觉温暖异常,肿处渐消。唯畏痛不愿再灸。否则再灸数次,即可痊愈。后改服中药,迁延半月始痊愈出院。

福建邵武范慈善报告,江发余,男,20 岁,住邵武樵岚村,患脚气,膝以下水肿。1954 年 2 月来诊,直接灸足三里、阳陵、绝骨、阳辅、解溪、太溪、昆仑,痊愈。

(《承淡安灸法》)

(五十)背凉如冰

隔姜灸身柱穴,每次 10~20 壮,每日灸 1~2 次。

严某,女,50 岁,科技干部。4 年来脊背发凉如敷冰,心中寒战,四肢发凉并伴有失眠、自汗、纳呆等证,经各种方法治疗,效果不佳,特从云南来京求治。于1983 年 11 月收住院,单纯用上法灸身柱穴 1 次后,背凉减轻,已无寒战,5 次后背凉消失,共治疗 10 次,诸证亦逐渐好转;2 周后病愈出院。

(《当代针灸临证精要》)

(五十一)灸肾俞验案

肾俞穴是与心、肝、脾、肺、肾五脏有密切关系之穴,肾俞穴亦可以作为五脏泻穴。

在中国古典医学,脊骨中之腧穴,有肝俞、心俞、肺俞、脾俞、肾俞等,针与灸都适用。

日本已故针灸权威泽田健氏,认为肝俞、肺俞、曲池、左阳池、中脘等是施灸之要穴。

欧洲方面之针灸权威:亦常常使用肾俞穴。

肾俞穴为肾与膀胱病之要穴,近时日本针灸界权威,对肾虚症必以肾俞穴为对象。亚洲医学之寒冷的基本观念,皆以肾俞穴为适应证。在背部肾区之恶寒、膝足冰冷等,同时身体出现虚寒现象,便不能不用肾俞穴。

欧洲之针灸文献指出,肾俞穴对肾上腺作用有效,通常针灸不单只用一穴故难证实其能,本文特别记述只采用肾俞穴之治验例,在此穴经数次施灸,意外的症状即完全轻快。

医案 1

11 岁之少年,数月前患腹胀呕恶,晨起食前有水样物吐出,食后则吐稍浓之物质,每星期在肚脐周围,必定有一次疼痛,汗出疲倦,经过内科医师专门治疗,只能获一时之轻快,此病曾检查其肠有显著的膨胀,胃之化学作用与肠之酵素作用均正常。诊断为自主性神经弛缓重症,认为要治疗 1 个月,始有满意效果。病人颜面苍白,皮肤有汗出,从特殊观察,系属于一种忧郁之少年,舌湿润无苔,舌中心有黑色;腹胀,但无压痛。

神阙脉即脐上之脉,不安定,肾脉微弱,如无脉搏,数九十跳以上,此症在中医学称为肾虚。

治疗:因为肾虚,在两侧肾俞用米粒大之艾灸 2 壮。

经过:腹胀消除,颜面转为红色,脉搏减为七十二跳,恶心症状消失。

8 日后,均单独施灸肾俞,出汗症状亦消失,少年之母惊为奇迹,事实上,少年已恢复健康,无忧郁状态,诊其肾脉已可触知,再经过同样 3 次治疗,病苦全部治愈,其后继续观察 8.5 个月病无再发。

医案 2

31 岁男子,自诉 8 周前开始觉得后头部疼痛,早晨痛最剧烈,问诊膝足部有寒冷感,舌湿润无苔,腹壁柔软,神阙脉不安定,其他脉象正常,肾脉软弱如无,诊断为肾虚性头痛。

治疗:用米粒大之艾在两侧肾俞穴灸 2 壮,头痛立即消失,但 3 天后头痛再发,又照灸肾俞穴,翌朝感觉良好,至今无再发,此病经观察 8 个月。

医案 3

39 岁之妇人,3 个月前有郁血,头部重压痛苦,有热感,但腰与脚则觉寒冷,经妇科诊断认为是初发绝经期障碍,用激素。内科诊断则认为是自主神经弛缓症。望诊颜面苍白,但身体则属强壮,腰椎附近及臀部至脚皆寒冷。腹如平底舟形,软而无抵抗,神阙脉应手,肾脉微弱如无,诊断为头部郁血之肾虚症。

治疗:在两侧肾俞穴用豌豆大之艾灸 2 壮,患者痛苦立即消失,7 天后再施行 2 次治疗。其后继续治疗数次,痛苦全消,其后得病人以电话报告痊愈,此病经观察 3 个月。

医案 4

28 岁之妇人,自诉于 9 周前开始有喘息样之痛苦,夜间呼吸困难,同时心悸,在 4 周前曾入院治疗,认为是心肌障碍,给予西药,病情好转,8 日后出院。最近病势忽然变化,来诊时自诉忧郁性日增,望诊苍白而消瘦,有呼吸困难,腹壁弛缓,脐部右侧脉强,脉数 90 次,脉象正常,足部多汗,诊断为肾虚性呼吸困难。

治疗:用米粒大之艾灸两侧肾俞穴灸 2 壮,呼吸困难立即轻快。但翌日再发,脉搏 70 次以下,经 2 个月来 4 次同样灸治,恐怖状态、沉郁症全消,此病经继续观察 5 个月。

医案 5

15 岁之少年,自诉在 11 周前有夜尿症,日间小便频数,夜尿每晚均有,有疲劳感,足部通常寒冷,腰骨恶寒,由泌尿科诊察及投药未效,其后由内科医治亦未见效果。望诊为一苍白之少年,颧骨高瘦,腹柔软无压痛,脐周围脉象不安定,其他脉象则正常,肾脉虚。诊断认为是肾虚性夜尿症。

治疗:在两侧肾俞穴用樱桃大之艾灸 2 壮,每日施术 4 次,夜尿痊愈,此病经继续观察 8 个月。

以上 5 例,其共同点是:①患者皆比较年轻;②患者皆显示单纯性的肾虚证候;③各症皆成为肾俞穴的唯一施灸对象,因此效果瞬速发生。

由此可知,纯化学的、病理学的疗法,颇值商榷,此种在医学上比比皆然。但中医学以寒、热、虚、实为理解,以决定治疗法甚有把握。

医案 6

一 68 岁之气肿患者,素来有肾虚症,在治疗上如要使用肾俞穴,无可置疑,但施灸后反发生呼吸困难重症,其后在两侧太溪穴用泻法,得以消除,此病人是肾经脉实,所谓太溪脉盛,宜在太溪穴泻之乃合。

此例误用灸肾俞引起呼吸困难,此外更惹起头痛、腹痛、小便困难等症。

总之,如脉诊不当,误灸肾俞,可招致不良后果。中医学在使用针之场合有"手如握虎"之警句,此语,我以为在灸亦适用。

肾俞穴在治疗上占重要地位,上述曾有介绍过。中医学文献,亦认为肾俞穴是利用最频繁之要穴。

(现代中医药,第一、第二期.译自德国针灸杂志,1962 年 5 月)

(五十二)尿潴留

典型病例:罗某,25 岁,住院号 12278。孕 1 产 0,足先露,早期破水,宫口开全后会阴侧切行臀牵引。产后因感冒发热 3 日,治疗后热退。但小便一直不畅,每次不能排空,产后 4 日起完全不能自解。经肌内注射新斯的明,25% 普鲁卡因肾俞封闭,持续导尿管(4 小时开放 1 次)及服中药补益通利温阳行气,补气固脬等治疗均无效,27 天小便仍不能自解,来我科会诊。

诊见:有尿意而不能自解,食欲缺乏,口渴多饮,痛苦病容,腹胀如鼓,冷痛下坠,头晕,神疲倦怠,大汗淋漓。舌质淡红,苔白腻,脉弦无力。证属:寒凝瘀阻,膀胱气化失调,治宜温经散寒、化气。取穴:神阙,隔盐灸2壮后,自觉有热气入腹,再灸1壮,患者当即排尿。次日精神大为好转,又灸艾炷2壮,自觉腹部已经转温,排尿得以顺利,第3日病情痊愈出院。

体会:"隔盐灸"具有温经散寒的作用,运用方便,容易掌握,宜广泛使用。本组17例应用本法治疗,治愈10例,显效5例,好转2例,总有效率100%,疗效颇佳。运用此法的关键是盐一定要炒热。我们曾遇到2例患者,用生盐无效。改用热盐后即获得满意效果。

(《特色针灸方法与手法研讨会资料汇编》)

(五十三)阳痿、遗精

医案1

王氏认为关元是男子藏精,女子藏血之处,是元气之所,灸之能暖丹田壮元阳,补肾而益精髓。常用于治疗阳痿、尿闭、闭经、痿证。如王某婚后半年,阳痿不举,灸关元3次,每次150壮而愈。翌年喜生一子。又一痿证病人,双下肢瘫痪,二便失禁月余,先取阳明经穴刺之未效,经灸关元穴,每次100壮,每10日1次,3次而愈。

(《当代针灸临证精要》之王凤仪临证经验)

医案2

有士人年少,觅灸梦遗,为点肾俞穴,令其灸而愈。古人云,百病皆生于心,又曰百病皆用于肾,心劳生百病人皆知之,肾虚生百病,人或未知也。盖天一生水,地二生火,肾水不上升,则心火不下降,此病所由生也,人不可不养心,不可不爱护肾也。

(《针灸资生经》)

医案3

广州社员曾天治报告,新亚酒店容景福君,素有遗精病。前在保安西药房工作时,任何西药都吃过,注射过,因无效而改吃中药,亦未见效。容君以为他的病无痊愈之希望了,后闻针灸有效,登门求治。生为灸精宫、肾俞、三阴交、关元、气海、合谷、中封。前后凡5次,10余年的遗精痼疾,竟根本铲除。

福建漳州梁凤池报告,王宝龙,男,26岁,道路测量师,住漳州霞井街。精神上过劳,兼发育时期有手淫,婚后房事不节及好饮酒,以致肾亏滑精已5~6年。1933年春来诊,生为之念盈药条灸肾俞、志室、关元,连灸1周,症状大减,嘱回家自灸 1 个月,戒房事,勿过劳,勿饮酒,痊愈。

(《承淡安灸法》)

(五十四)白浊

医案 1

江西通志,载新安富室,有男子淋溺不止渐渐萎黄,诸医束手,孙卓三治之,亦弗效,偶隐几坐,以手戏弄水灌,后孔塞则前窍止,开则可通,遂悟针脑后一穴,为灸火至三炷,立愈。

(《江西通志》)

医案 2

孙晏如曾治海门大生三厂徐永之先生,江西人,庚午夏。病少腹膜胀,小便淋涩,茎中痛,每至下午,则不能步履,痛苦不堪。医治罔效,乃饬人来通,邀余往诊,即乘汽车往。为针关元、章门、阴包 3 穴,腰部即觉舒适。余回通时,已属午后,而徐君送余登车,无甚苦痛矣。再 3 日,即来通就诊,唯觉淋浊时下,茎中切痛,以病经多日,气机下陷……

因与补中益气法,合和肝意,拟方调理,精神渐愈,茎痛未松,乃针行间两穴,针后复灸,忽觉有一缕之气,蠕然上行,而达于痛处,颇惊为神奇,而茎痛愈矣,以后缓缓调摄,渐得如常。

(《中国针灸治疗学》)

(五十五)精子发育不良不育症

陈某,男 26 岁,山西省襄汾县陈郭村人,与 24 岁的李某结婚,3 年余不育。原以为女方有病,曾吃几十剂调经种子药无效。经检查得知男方精液稀薄,精子很少,而且发育不良,先后去过西安、太原、北京,用药 200 余剂。身体日见衰弱,不能劳动,有耳鸣、头晕、消瘦、精神不振等症状,曾用生精赞育丸、野菊花栓等药,2 个月后化验结果不如以前,遂失信心,家庭不和,非常苦恼。经人介绍使用灸法,直接灸关元穴,每次 20~30 壮,连灸 10 日,间日 1 次,1 个月后,自觉精力好,性交时间延长,又继续施灸 1 个月,女方停经,50 天后妊娠试验阳性,终止治疗,当年生一子甚壮。

化验单对比:1987 年 3 月检验精液,灸前为灰白色,3ml,计数太少,活动率 40%,活动力差。灸后 1 个月检验,精液为灰白色,3~4ml,计数 0.25 亿,活动率 95%,活动良好。

(五十六)食管癌医案

常某,女,72岁,山西侯马市人,职业:教师,身高160cm,体重49kg,皮肤细白,因身体虚弱提前退休。患者心胸狭窄,爱生气,体质消瘦,经常自我感觉不舒,体乏无力。于2004年11月在一次吃饭时自觉吃馒头有哽噎现象,自以为是咽部问题没有在意,此后日渐加重,感觉明显,以致只能吃流食。在2005年3月底到侯马市中心医院做内镜检查结果诊断为:食管中上段癌症。病变在门齿向下25cm处向下5cm,呈菜花样病变。因为是中、晚期,病灶靠上,年龄大,体质瘦弱不宜手术。拒绝放疗、化疗,一直未用过抗癌药物,症状逐渐加重,在没有办法的情况下,于是采用灸法,直接在病灶直上处施灸,定穴在前胸部,胸骨体上段华盖、紫宫、玉堂穴;背部相对应处身柱穴及下肢足三里穴进行直接灸法,每穴灸9壮,每日2次,共灸治1个月,以后改为每日1次,治疗3个月后改为隔日灸1次。

治疗期间,加强营养,每天3袋牛奶约750ml,4枚鸡蛋,多吃蔬菜,午餐汤面一大碗。

因诊断结果一直对患者隐瞒,但她自以为病重,一生没有去过北京,于是家人陪同利用"五一"期间带她去北京旅游。在此期间亦未断施灸,结果未出现不适,也不疲乏,旅程愉快。

灸至2005年10月中旬,患者自诉灸后精神愉快,每天只想找活干,饮食量增加,睡眠良好,下肢走路有力,体重增加,二便通畅,每天继续加强营养,直夸灸法好。

至2006年6月,共灸15个月,未有间断,现在饮食正常,能做家务劳动,精力充沛,一如常人。目前尚未做内镜复查,病灶变化不明,仍在继续治疗中。

按:此病一般发展规律,病期为8个月到1年,该患者自确诊以后已历15个多月,不但病情没有进展,反而恢复接近正常,此乃灸法之功。据报道在病灶直上灸可以控制癌细胞发展。

(五十七)原发性血小板减少症

武某,男,84岁,离休干部,住太原市。2007年6月中旬,因咳嗽痰中带血,去太原市人民医院检查,找不到出血原因,又做肺部CT断层扫描,也未见异常。8月初,发现上腹部及大腿外侧出现瘀斑。在太原市人民医院血常规检查,发现血小板为$37×10^9$/L。8月10日住山西省人民医院血液科治疗,骨穿结果为原发性血小板减少症。在 1 个月的治疗中,每天输液吃药,血小板上升不明显,病人状态也不如住院初期。9 月 11 日又转入山西中医药研究院,接受中医治疗,输液及内服中药,血小板从 $42×10^9$/L 降至 $28×10^9$/L,8 天后又降到 $2×10^9$/L。在这种情况下,笔者从 9 月 26 日加用艾灸进行治疗。

取穴:大椎、膈俞、足三里、绝骨,用小艾炷直接灸,每日 1 次,半个月后查血小板升到 $120×10^9$/L。停止服用激素和中药,坚持艾灸。10 月 13 日出院。2 个月后化验,血小板 $138×10^9$/L。2008 年 1 月 18 日化验,血小板 $203×10^9$/L。

(患者女儿、谢锡亮学生　武丽娜经治)

(五十八)痛风

刘某,男,44 岁,中铁十二局干部,患痛风症,发病部位在单侧第 1 跖趾核骨周围,有时在双侧同一部位。饮食不慎时极易诱发,对高嘌呤饮食、酒类、肥甘辛辣食品等不敢进口。发病时核骨周围红肿,活动受限,起病突然,常在夜间发作,疼痛难忍,经多处治疗,服用多种方药无效,2007 年 4 月 14 日来诊。

用生姜泥(新鲜生姜绞碎成泥)敷患处,较大艾炷施灸。取穴:大椎、足三里、商丘及阿是穴。经过几次治疗,红肿逐渐消失,尿酸盐恢复正常,疼痛缓解,三四个月痊愈。饮食不需忌口,生活质量提高,患者很满意。

仅 2007 年,我处接诊痛风患者 20 多例,症状大同小异,用同样灸法治疗,都基本治愈,未有复发。

(谢锡亮学生　莫雄豪经治)

二、外科疾病

(一)疔

医案 1

马氏室忽恶寒作呕,肩臂麻木,手心瘙痒,遂瞀闷不自知其故。但手有一疱,此乃疔毒也。令急灸患处。至五十余壮知痛。投以荆防败毒散而愈。古人谓暴死,多是疔毒。急用灯照遍身,若有小疮,即是此毒。宜急灸其疮,但是胸腹温者可灸。

(《续名医类案》)

医案 2

一小儿足患疔疮,呕吐腹胀,二日不食。欲用护心散,诊气口脉大,审其大便所出皆酸秽。余曰:“此饮食停滞耳,非疮毒内攻也。若用护心等剂则误矣”。急投保和丸二服,及隔蒜灸而愈。其时同患是症,用护心、败毒之剂者,俱致不救。

(《保婴撮要》)

医案 3

薛某,男,出生 2 个月。头枕部偏右生一疖肿,面积 1.5cm×1.5cm,按之尚硬。病史 2 天,体温 38℃,患儿哭闹不安。西医嘱服依托红霉素或肌内注射青霉素。家长因顾及婴儿太小而未行,要求用艾灸法。趁婴儿熟睡之际,用艾条温和灸 2 次,疖肿消散。

[《上海针灸杂志》,1988,7(2)]

医案 4

王某,女,26 岁,怀孕 4 个月余。右腿股内侧渐起一疖肿,红肿热痛已 4 天。诊时见疖肿头部微软,红肿面积 4cm×4cm,患部开始有跳痛感。经艾条灸治 1 次后,疼痛锐减,肿势缩小。灸 2 次后,局部肿消,仅剩疖头处一白色小脓疱。又灸 1 次,脓液吸收干燥成痂皮,脱落而愈。

[《上海针灸杂志》,1988,7(2)]

医案 5

许某,女,25 岁。患者初起左大腿外侧略有肿痛,继而全身恶寒发热,局部焮肿疼痛,状如覆杯,但尚未成脓。

取穴:阿是穴。

治疗经过:取独头大蒜切片,厚约分许,放于肿块之上,上置大艾炷灸之,以内部温热,勿使灼痛为度。翌日复诊,症状减轻大半,再按上法灸治。第 3 日后热退,肿消,痛止,诸症若失,一如常人。

(《当代针灸临证精要》之赵尔康临证经验)

(二)痘疮

一人痘靥后,手掐瘙痒,遂发血风疮。用苦参、栀、翘、防风、独活、薏苡仁、黄芩,蜜丸服。并灸风池、三里二穴各五七壮。愈。

(《续名医类案》)

(三)疮

医案 1

武昌张启明,述其父治江西商人,背左偏中疮起,根红肿,头白点,痒甚。张取蕲艾隔蒜灸三七壮,愈而不发。此上策也。

(《名医类案》)

医案 2

一男子疮溃而瘀肉不腐,以参、芪、归、术,峻补气血,更以桑枝灸之,腐而愈。

(《外科发挥》)

(四)肿毒

一男子胸肿一块,半载不消,令明灸百壮方溃,与大补药不敛,复灸以附子饼而愈。

(《续名医类案》)

(五)痈

医案 1

一男子内股患毒,肿硬痛甚,不作脓。隔蒜灸五十余壮,势退七八;以仙方活命饮,四剂而脓成;用十宣散,六剂脓溃而愈。凡疮大痛,或不痛麻木,灸最良。

(《外科发挥》)

医案 2

一男子患囊痈,久不敛,以十全大补汤加五味子、麦冬,灸以豆豉饼,月余而平。

(《外科发挥》)

医案 3

一男子患悬痈,脓清不敛,内有一核,以十全大补汤加青皮、柴胡、灸甘草,更以豆豉饼灸之,核消而敛。

(《外科发挥》)

医案 4

一男子臂患痈,不作脓。灸以豆豉饼,及饮托里药三十余剂而溃,又月余而愈。

(《外科发挥》)

医案 5

江汝洁治一男子,病小肠痈初起,左小腹近肋下一块如掌大,甚痛。江以蜂蜜调大黄末敷于痛处,再以生姜一大块切片置于大黄之上,以火熨之四五度,痛即止,逾半月而块自消。

(《名医类案》)

(六)痔

医案1

近李仓患肠风,市医以杖量脐中,于脊骨当脐处灸。即愈。予因此为人灸肠风皆除根。

(《针灸资生经》)

医案2

峡州王及郎中充西路安抚司判官,乘驴入骆谷,及素有痔疾,因此大作,其状如胡瓜,贯于肠头,热如溏灰,至驿僵仆。主驿吏曰:"此病某曾患之,须灸即瘥。"用柳枝浓煎汤,先洗痔,便用艾炷灸其上。忽觉热气一道入肠中,因大转泻,鲜血秽物一时出,至痛楚,泻后失胡瓜所在,乘驴而驰。

(《名医类案》)

医案3

江西泰和社员徐超报告,陈听锦,男,44岁,泰和人,患痔已20余年。其状:肛门肉球突出如胡瓜,大便或行长途时,即有血流出,痛苦难堪。生为灸长强、承山、二白,另以附子研末,以唾做饼贴痔上,艾灸之。觉有一道热气直达心胸。灸后大便时泻出不少黑血。连灸数日,已愈十之七八。行长途时,肛门胡瓜亦不坠下矣。

(《承淡安灸法》)

(七)疝

医案1

舍弟少戏举重,得偏坠之疾。有道人为当关元两旁相去各三寸青脉上灸七壮,即愈。

(《针灸资生经》)

医案2

王彦之患小肠气,灸关元两旁相去各三寸青脉上,灸七壮愈。

(《针灸资生经》)

医案3

赵雪山因劳后,五更起早感寒,疝气痛不可忍,憎寒战栗,六脉微而无力。以五积散加吴茱萸、小茴香,又与蟠葱散俱不效。后以艾灸之,将患人两足掌相对,以带子绑住两中趾台缝,以艾炷麦粒大灸七壮。灸完痛止。

(《续名医类案》)

医案 4

魏士珪妻徐病疝,自脐下上至于心皆胀满,呕吐、烦闷,不进饮食。滑伯仁曰:"此寒在下焦。"为灸章门、气海愈。

(《针灸聚英》)

医案 5

项关一男子,病卒疝,暴痛不住,倒于街道;人莫能动呼张救之。张引经证之邪气客于足厥阴之络,令人卒疝,故病阴丸痛也,急灸大敦二穴,其痛立止,夫大敦穴者乃足厥阴之井穴也。

(《医说续编》)

医案 6

郑亨老病疝,灸之得效,其法以净草一条及麦秆尤妙,度病人两口角为一折折断,如此三折,则折成三角,以一角安脐中心,两角在脐之下,两旁尖尽处是穴。若患在右即灸左,在左即灸右。两旁俱患,即两穴皆灸。艾炷如麦粒大,灸十四壮或二十一壮即安也。

(《医说续编》)

医案 7

孙晏如曾针邻右单姓疝气痛症,累月常发,剧痛难堪,少腹有块隆起,如手臂然,某年夏痛尤甚,汗出浃背,乃延余针,为取石门、气冲,忽然腹鸣块消,为灸大敦,又针关元得愈。

(《中国针灸治疗学》)

医案 8

淡安按:望亭尚家桥俞长志,年近 50,患少腹痛,自觉有气攻少腹,惨痛欲死,冷汗淋漓,6 日未食,奄然待毙,延余诊之,曰此衝疝也,在脐下用三角灸法,及灸关元与太冲其痛立止,处金铃子散方,以善其后。

(《中国针灸治疗学》)

(八)瘰疬

医案 1

有同舍项上患疬,人教用忍冬草研细,酒与水煎服,以滓敷而愈。次年复生,用药不效,以艾灸之而除根。有小儿耳后生疬,用药敷不效,亦灸之而愈。

(《针灸资生经》)

医案 2

缪仲淳治朱文学镳患瘰疬,为灸肩井、肘尖两穴各数壮而愈。

(《续名医类案》)

医案 3

一男子患瘰疬,肿硬本作脓,脉弦而数,以小柴胡汤兼神效瓜蒌散,各数剂;及隔蒜灸数次,月余而消。

(《外科发挥》)

医案 4

汤寿资宰锤离,有一小丫环病瘰疬已破。传灸法于本州一漕官。早灸,晚间脓水已干汛;两灸,遂无恙。后屡以治人,皆验。

(《续名医类案》)

医案 5

无锡社员贺兆海 1934 年报告,生妻 8 年未育,去年正月生一女,坠地即绝,遂致心中抑郁;体日衰弱,项生瘰疬。生初学针灸,为之温针百劳及核上,无效。反添生三核;遂实行灸法,两百劳各灸 7 壮,核上灸 21 壮,一次而渐消,连灸月余,已无迹矣。乃知此穴治瘰疬有特效,但宜灸不宜针耳。

(《承淡安灸法》)

医案 6

潘某,本市凌宵中学教员。颊下至颈部有结块,四五核相连,推之不移动,诊为瘰疬。取其双侧天井直灸各 15 壮;1 周后灸第 2 次,取天井穴之旁,亦各灸 15 壮而愈。师云:"此以直灸温通经络,攻逐留滞经络之痰浊而见效。"

(福建省针灸名医留章杰医案,张永树整理)

(九)发背

郭户为予言:"乡里有善治发背痈疽者,皆于疮上灸之,多至三二百壮,无有不愈。但艾炷小作之,炷小则人不畏灸,灸多则作效矣,盖得此法也,亦不必泥此。近有一医以治外科得名。有人发背疮,大如碗,有数孔。医亦无药可治。只以艾遍敷在疮上,灸之久方痛,则以疮上皆死肉,故初不觉痛也。旋以药调之愈。盖出于意表也。"

(《针灸资生经》)

(十)流注

一妇人患流注,脓溃清稀,脉弱恶寒,久而不愈,服内塞散,灸以附子饼而愈。

(《外科精要》)

(十一)瘤赘

一人臂上生一瘤,渐大如龙眼。其人用小艾于瘤上灸七壮;竟尔渐消。亦善法也。或用隔蒜灸之,亦无不可。

(《续名医类案》)

(十二)湿疹

林某,女,30岁。产后少腹部患湿疹,初起只是个水疱,渐至疮脓如疥,奇痒难忍。时当初夏,不得不洗浴,浴后疹剧,蔓延及四肢,舌淡,脉沉细。证属湿疹(血虚湿聚),治则:滋养气血,除湿生肌。取曲池、手三里、足三里、下髎、气海直灸各7壮,连灸3次病愈。

按:素蕴湿邪,久而化毒,产后气血亏虚,复遇湿土主令,外湿引动,致使疮脓湿疹,取上穴直灸以养气血,除湿毒、生新肌。

(福建针灸名医留章杰医案,张永树整理)

(十三)脓疱疹

某女,年50余,皈依佛门。一臂上生疹,似疥疱,或正起疱,或已结痂,痂后复起疱,沿掌心至肘部,几无良肌,取曲池、手三里直灸各10壮,经数次后次第而愈。师云:"此直灸逐湿毒,生新肌之奇效。"

(福建省针灸名医留章杰医案,张永树整理)

(十四)脚躄

有人病两脚不能行,舆诣佗,佗望见云:"已饱针灸服药矣,不复须看脉。"便使解衣,点背数十处,相去或一寸,或五寸,纵邪不相当。言灸此各十壮,灸疮愈即行。后灸处夹脊一寸,上下行端直均调,如引绳也。

(《三国志魏书华佗传》)

(十五)银屑病

医案 1

某男,年 45 岁,福州市体委干部。罹银屑病之苦(左项肩、背遍布)10 余年,多方求治,均少效。取其病位周围共 10 穴,每穴直灸 10 壮,每次直灸 100 壮,3 天 1 次,经 1 个月灸治而愈,盖亦取其直灸逐湿毒生新肌之功。

(福建省针灸名医留章杰医案,张永树整理)

医案 2

段某,男,32 岁,干部。

自诉:患者颈后局限型神经性皮炎 4 年余,自觉瘙痒难忍,曾多方治疗而无效。

查:皮损 4cm×6cm 和 5.5cm×8cm 各一块,局部呈苔藓样变。

1970 年 6 月 15 日采用艾炷灸治疗 3 次而愈,随访 8 年,未见复发。

(《现代针灸医案选》)

(十六)乳房破溃久不收口

王某,女,29 岁。

乳房破溃流脓 4 年。患者初病时,右侧乳房生一形如梅李之核,推之移动,按之硬而不坚,以后肿块逐渐增大,皮色稍红,局部隐痛,经中医外科诊为"乳痰"。切开后,流脓不止。复住院西医治疗,经全麻手术后,插管引流。去管后疮口虽结有光亮薄膜一层,形似收口,但过几日后仍破溃而流稀薄脓液。历时四载,未能痊愈。此系由"乳痰"切开后,失于调养,久不收敛,形成瘘管。

取穴:阿是穴。

治疗经过:将生川附子研成细末,加入黄酒少许,做成厚约 2 分薄饼,覆盖疮面,上以大艾炷灸之,使温热达到局部肌肤红活为度,起到温阳补虚的作用。隔日 1 次,历 30 余次,从此多年痼疾,霍然而愈,随访多年,未再复发。

(《当代针灸临证精要》)

(十七)雷诺病

倪某,男,54 岁,工人。于 1962 年 3 月 4 日初诊。

自诉:四肢末端皮肤出现苍白,发紫、麻木,已历 2 年。自 1960 年冬天发现四肢末端皮肤苍白,继则青紫麻木,大便稀薄,每日 2～3 次,经治未见减轻;1961 年冬天发展到两上肢前臂麻木,四肢末梢失去知觉。1962 年经上海某医院诊为"雷诺病"。经针灸治疗数次后,转来本院针治。

查:患者四肢末端皮肤苍白、青紫,形体消瘦,面色萎黄,纳谷不馨,胃脘闷胀,大便溏薄,每日 2～3 次,舌质淡,苔薄白根腻,脉细缓。此乃脾肾阳虚,寒邪乘虚客于经络,气滞血涩所致。

治以温补脾肾,通阳行瘀法。

灸穴:①大椎、命门;②膈俞(双);③脾俞(双);④胃俞(双);⑤肾俞(双);⑥中脘、关元;⑦足三里(双)。每次灸一组穴,间日 1 次,每穴麦粒灸 7～9 壮,轮灸完 7 组穴为 1 个疗程。

针穴:合谷(双)、太冲(双)、手三里(双)、三阴交(双)。捻转提插得气后留针,针尾烧艾 3 壮,间日 1 次,12 次为 1 个疗程。

第 1 个疗程灸完,温针四肢穴位 12 次,然后再灸治,轮流做麦粒灸和温针灸各 3 个疗程。1962 年冬天诸证有所改善,肢端青紫、麻木亦较减轻,又来做温针治疗 1 个疗程。1963 年暑天复按上穴施灸,冬天指端青紫基本好转,麻木消失。1975 年 10 月随访治愈。

(《现代针灸医案选》)

(十八)骨髓炎

徐某,男,20 岁,初诊 1987 年 1 月 1 日。患者左手中指被碰伤 1 个月余,曾口服、肌内注射抗生素,外敷芙蓉膏,未愈。摄片示中指第 1 指骨质破坏,侵犯骨髓,诊断为手指骨髓炎,即予以清创,剪去指甲排脓,再施以本法熏灸。经 20 次熏灸治疗,指头溃破部愈合,手指活动自如。3 个月后摄片复查,完全恢复正常。

[《上海针灸杂志》,1988,7(2)]

三、妇 科 疾 病

(一)月经闭止(停经、倒经)

医案 1

浙江上虞社员俞树生报告,何惠贞,女,19 岁,上塘人。由于气滞,经闭半载,形容憔悴,食欲减退。请生往诊,为灸中脘、关元、气海,胃纳渐动。连灸两星期,下紫色血块甚多,月经通顺矣。

(《承淡安灸法》)

医案 2

山西虞乡社员王公甫报告,内子年近 40,产后血亏,月经闭止,1933 年夏为灸关元,每次 10 余壮,连灸 10 余日而月经复来。爰濡笔记之,诚学针灸后之一幸事也。

(《承淡安灸法》)

(二)不孕症

王某,女,30 岁,农民。于 1959 年 4 月 2 日初诊。

自诉结婚已 4 年,无白带、痛经等妇科病史,身体较健康,但不怀孕,特来本室要求针灸治疗。询及其爱人身体也很健康,曾经南京鼓楼医院精液化验,精子正常。

治遵循《百症赋》"无子搜阴交、石关之乡"之旨。取用阴交、石关,以轻刺重灸,留针 30 分钟,隔日施治 1 次,并嘱患者每日晚于临睡前自灸关元、胞门、子户,灸至皮肤灼热充血起红晕为度。共计 10 次,自灸 1 个月。于当年 5 月患者竟而怀孕,于 1960 年 2 月生一男孩。

(《现代针灸医案选》)

(三)子宫出血(血崩)

徐州社员蒋立人报告,1949 年内人在本市梁庄小学教书。清晨,一人在办公室学习,不意有同事在她背后用小军号猛吹,她精神上猛受惊吓,神思不清,返家后即患血崩症,服中药五六服无效。脸色渐呈苍白,合家皆甚忧急。生即为隔姜灸神阙、关元各 5 大壮,每日 1 次,连灸 3 日,血崩即停止。

(《承淡安灸法》)

(四)子宫痉挛(小腹绞痛)

广州曾天治报告,东横街基督徒专修院廖节怀女士,看护士也。素有经痛病,6 个月常大痛 1 次,数年来不爽。1932 年 11 月 27 日经期为大痛之期,是晚初仅小腹作痛,继起子宫之收缩痉挛,似觉子宫冲至脐上,同时手足亦发生痉挛,数人制止其手指之屈曲,全不见效。2 小时后觉舌亦缩入,说话困难。延生急诊,至则立灸左右涌泉、足三里各 3 壮。痉挛疼痛逐渐停止。见者莫不惊奇。此后经痛亦不复发,艾灸之力何其伟哉!

(《承淡安灸法》)

(五)子宫内膜炎

医案1

上海社员程云甫报告,病者陶秀之医师之妻,28岁。病后失调,气血两虚,经来如黄泥水,漏下淋沥,色紫成块,气腥质韧,腰酸背痛,小腹时痛时止,延续2载,屡经针药医治,毫无效果。1953年3月间,至市立公济医院治疗,经医师检验断为子宫内膜炎,须动手术,住院开刀,并要大量输血。舍此并无良法。如不予以医治,半年内可能死亡。陶君因虑其身体过弱,开刀恐不能支,且医费巨大,因此延而未疗。然陶君过去之病,经生治愈,对生颇具信心,遂于7月26日陪其妻来诊。诊其脉数甚弱,面色苍白,神疲盗汗,日晡潮热,体温37℃。食纳呆滞,气息奄奄。乃告之曰:此病已入险境,但针药不能取效,唯有直接灸治2个月始有希望。陶君点首称善。当与灸关元、隐白、百会,以细艾绒如米粒大各灸7壮。百会隔姜,余均直接灸。31日二诊灸大敦、三阴交、中极各7壮。8月1日三诊灸百会(隔姜)、隐白、气海、关元各7壮。8月2日四诊灸命门、肾俞、中极各7壮。8月3日五诊灸关元、大敦各14壮。以上诸穴,轮流施灸2周后,黄水漏下均减。照上穴去百会、大敦、隐白连续灸治1个月,盗汗止,潮热退,食欲渐增,面色转佳。此后仅取关元、中极、命门三穴由陶在家隔日施灸治,3个月告瘥。

(《承淡安灸法》)

医案2

蚌埠袁文轩报告,患者王月琴,女,19岁,河南淮阳人,住蚌埠市青年街15号,淮河公司工人家属。1950年元月结婚后,每年5月、8月经常下玻璃样黏液(白带),每月经来,近40天1次,食欲缺乏,消化不良。1952年8月19日来诊,体温36.7℃,脉缓弱,面黄,肌微瘦,厌进饮食,常下白带,月经40天1次,小腹隐痛。取穴中脘、天枢、气海、关元、足三里、三阴交隔姜灸20日,以后每日轮灸上列各穴;在灸治过程中,逐渐能吃,白带灸后1星期即没有了。面色日趋红润。后病愈怀孕。

(《承淡安灸法》)

(六)胎位不正

唐某,女,35岁,病历161718号。

自诉:妊娠8个月,产科诊为横位。曾做过2次倒转术及肘膝卧位多次,并做过多次针灸均未见效。经产科介绍来诊。

查体:神志清楚,发育良好,舌苔薄白。心肺正常,腹部隆起,脉滑数,诊为胎位异常。由于孕育期间起居失宜,累及胎宫,以致气血失调,从而形成横位。治以调理胞宫气血。乃取至阴穴,用中等艾炷每次灸 7～15 壮,每日 1 次,共灸 3 次,产科复诊已转为头位。

(《现代针灸医案选》)

(七)难产

张仲文疗横产先出手,诸符药不捷,灸右脚小趾尖头三壮,炷如小麦粒,下火立产。

(《针灸资生经》)

(八)产后昏厥

医案 1

一妇人产后发昏,二目滞涩,面上发麻,牙关紧急,二手拘挛。余曰:"此胃气闭也,胃脉挟口环唇,出于齿缝,故见此证。"令灸中脘穴五十壮,即日而愈。

(《扁鹊心书》)

医案 2

有贵人内子,产后暴卒,急呼其母办后事,母至,为灸会阴、三阴交各数壮而苏。母盖名医女也。

(《针灸资生经》)

(九)滑胎(习惯性流产)

杨某,女,25 岁,于 1988 年 4 月 10 日初诊。

主诉:月经后期,经量多,血色紫红,时有块。怀孕后常有头晕心悸,腰膝酸软,少腹冷胀,四肢欠温。

病史:婚后曾孕 3 次,每次均在 4～5 个月内流产。此次就诊时,已孕 2 个月余,患者及家属十分担忧,前来求治。

查体:面色少华,舌淡苔薄白,脉左寸滑利,右尺沉弱,发育正常,营养欠佳。

诊断:子宫虚寒,冲任亏损,气血两虚,肾气不固,以致胎滑不固(习惯性流产)。

治疗:温补下元,补气养血,固摄肾气。取穴子宫、阴交、府舍三穴,用麦粒大小艾炷直接施灸,每次每穴各灸 5 壮,隔 2 日灸 1 次,连续灸治 5 次。自觉腰酸乏力、头晕心悸症状好转,面色转红润,因而增强了信心。以后每 3 日灸 1 次,直至怀孕超过 6 个月为止。后来足月顺产一男婴,至今母子均健,合家欢乐。

按语:患者因冲、任、肾三经气血皆虚,不能摄血养胎,胞宫失养而致滑胎。子宫穴是经外奇穴,位于中极穴旁开 3 寸,用小艾炷直接施灸,有温暖胞宫之效;阴交穴在脐下 1 寸,乃冲任及少阴肾经之会穴;府舍穴在冲门上 7 分系太阴脾经、厥阴肝经及阴维脉之会。此三穴均用小艾炷灸,共起温宫、补血、益气的作用,子宫得血之养,得气之充,则胎元自固。

四、儿 科 疾 病

(一)脐风

枢密孙公寸下生子数日,患脐风已不救,家人乃盛以盘盒,将送诸江。道遇者媪曰:"儿可活。"即与俱归,以艾灸脐下,即活。

(《青箱杂记》)

(二)小儿惊风

辛未岁,浙抚郭黄崖公子箕川公民爱,忽患惊风,势甚危笃。灸中冲、印堂、合谷等穴各数十壮,方作声。若依古法而只灸三五壮,岂能得愈。是当量其病势之轻重而已。

(《扁鹊心书》)

(三)慢脾风

冯鲸川治廉宪许淮江翁女 2 岁,患慢脾风,众皆为不可救矣。冯曰:脾胃亏损,元气虚弱,而舌不甚短,头不甚低,或有可治,急用附子理中汤三四服而少安,仍灸百会、三里穴,二七壮而愈。

(《中国针灸治疗学》)

(四)五积

淡安曾治望亭姚宗浜徐阿满之子,脾积年余,下脘胀痛有一块,如掌大,面黄肌瘦,时发寒热,于块之上下左右中央各刺一针,行龙虎交战手法毕,即于针柄上用艾燃灸之,有 120 壮,未觉热。翌日痛更盛,乃用雷火针熨之,立时痛止,至晚腹痛更剧,汗出淋漓,未几大下,悉为青黑黏腻之物,下脘立舒,块消无形,后处方善后而愈。

(《中国针灸治疗学》)

(五)积

淡安治一邻家鞋店内之子3岁,患呕吐泄泻,已半月余,面青眼泛,鼻出冷气,四肢厥逆,脉细无神,断为不治,给予艾绒一大团,用墨在小儿腹上点关元、天枢二处,嘱其用艾灸而去。翌晨复来,面有神采,其母谓灸后即四肢温暖,呕吐泄泻俱止,欲吮乳矣,惟灸处溃烂,为敷玉红膏,并为书一方以与之,调理善后。

(《中国针灸治疗学》)

(六)小儿水臌

裴某,男,13岁,学生,河南原阳县阳阿乡人。于1982年6月因腹痛尿少,肚皮有绷紧感,入新乡市人民医院诊断为肝硬化、腹水,住院3个月余,经中西药物治疗无效,就地转入省第三人民医院。诊断为结核性腹膜炎,经长期大量使用青、链霉素及其他抗结核新药,治疗2个月余。病儿全身水肿,腹部更大,小便短少,不能行走。又先后转入郑州河南医学院附属医院及省、市三家大医院,均诊断为结核性腹膜炎。继续用抗结核药治疗,病情稍稍缓解,但腹围仍有86cm。不得已于1982年12月底转入其父工作的地方——东北抚顺矿务局职工医院,继续用抗结核、利尿药物治疗3个多月,腹水减少不明显,旋即返乡。

1983年7月至1984年2月在河南滑县,求一位民间医生,用祖传治臌证秘方治疗,仍然无效。1984年6月住原阳县医院,疑为肝硬化,给予保肝利尿药,治疗1个月余,病情仍不见好转。同年8月份前往北京中日友好医院治疗,经服氨苯蝶啶、氢氯噻嗪、葡醛内酯及复方丹参注射液等。共治2个多月,出院诊断为:①结核性腹膜炎;②乙型肝炎、肝硬化、门脉高压症。虽经多方治疗,仍不见效,因经济负担不起而出院。此时患儿形瘦骨立,大腹便便,腹围仍在86cm以上,纳食不佳,精神萎顿。辗转3年余先后经8大医院,行程万余里,屡治不效,其父母丧失信心,绝望而归,听其自然。

1985年12月余因参加武昌中国针灸学会成立大会,路过原籍,患者与我既是同村,又有亲戚关系,专程到原阳县招待所找我求治。患者面黄肌瘦,腹胀如鼓,四肢如柴,脉象细数,舌绛质淡,无苔,触诊摸不清肝界,腹大青筋,叩呈浊音,饮食乏味,夜间盗汗,大便小便均少,诊为水臌,病久已虚,诸药罔效,当用灸法。

取穴:水分、气海、天枢。用极细之艾绒,麦粒大之艾炷,放置穴位上,直接施灸。示范其母,教会自灸。嘱其初灸时每日1次,每次各穴均灸5～7壮,以后间日1次,耐心治疗,日久见功,今后可以通信联系。

经灸2个月后,症状大减,日见向愈,家里人松心了,也忙不过来。来函索取艾卷15支,让患儿悬起温和自灸神阙穴(肚脐)每日1次,病情逐渐好转。1986年10月其母亲来函云:"体重增加12.5kg,骑自行车载重25kg,行程50km,而不觉劳累。灸治前后判若两人,正在茁壮成长中,早已参加劳动,请放心。使用灸法花钱少,又不受苦,收到奇效,全家及亲友喜出望外,不胜感谢,云云。"

(七)臌胀

有里医为李生治水肿,以药饮之不效,以受其延待之勤,一日忽为灸水分与气海穴,翌日观其面如削矣,信乎水分之能治水肿也。明堂故云,若是水病灸大良,盖此穴能分水不使妄行耳。

(《针灸资生经》)

(八)痞

社员彰祖寿报告,同事许彬子,年10岁,西林人,腹中生痞块,每于睡时,行动于内,略觉疼痛,已二三年矣,无法可以消除。为余谈及,并请治方。余姑为灸气海、天枢、中脘,并痞块四周各灸7壮,1次而块消失,现拟为余登报鸣谢。

(《承淡安灸法》)

(九)小艾炷灸身柱穴治疗小儿淋巴结核

经治5例,男2例,女3例,年龄在4－10岁,灸后治愈。

孙某,女,7岁,其妹4岁,均在1983年5月初因咳嗽、盗汗、消瘦、纳差而来我院就诊。经X线胸透诊为"肺门淋巴结核",用小艾炷直接灸身柱,每日1次,每次5壮,连灸2周后,改为隔日灸1次。治疗期间,患儿面色逐渐好转,饮食增加,盗汗减少,咳嗽减轻。1个月后患儿精神旺盛,表现正常,经X线胸透复查"心膈肺未见异常",病遂告愈。

按:日本代田文志曾对该身柱穴进行了大量临床研究,用以预防和治疗小儿诸病,每获奇效,称其为"治小儿百病之要穴"。著名针灸家谢锡亮老师认为该穴有强壮作用,对小儿发育不良,体质衰弱,食欲不佳有良效。曾见他使用该穴治愈许多病症。尤其对肺门淋巴结核、发热消瘦、乏力纳差、抗结核药物久治无效的病例,多获痊愈。余仿效之,果然灵验。

(山西襄汾县人民医院中医科裴中平经治)

(十)灸身柱穴治小儿诸病

刘某,男,7岁,患者精神萎顿,面色㿠白,食欲缺乏,消瘦乏力,夜间多汗,睡觉磨牙,午后潮热,在38～39℃,腹胀便溏,性情急躁,易怒易哭,长期服药打针效果不著,因是独生子,爱如掌珠,家长甚忧,来我院治疗,经检查,红细胞沉降率为38mm/h,X线显示肺门淋巴结核,经用麦粒大之艾炷灸身柱穴,每日7壮,5日后体温正常,饮食增加,精神好转,每晚要求看电视,连灸10余日,上述症状显著改善,表现活泼愉快,嘱家长回去自灸,1年后随访,一如常人,已经上学了。

按:身柱之穴,自古以来就是作为治疗小儿病的常用方法,是常灸穴位,在日本很久以前就普遍盛行,此法用于治小儿百病之功效倍于成人。

凡小儿眉间发现青筋,鼻下发红,溃烂,面黄肌瘦,神色异常,没精神,夜尿床,流口水,睡觉磨牙,用手搔下的头发带血等,都是病的表现,均可以灸身柱穴,艾灸本穴对于癫、狂、痫、肺结核、肺门淋巴结核、小儿惊悸、消化不良、食欲缺乏、腹泻呕吐,发育迟缓等均为适用证。

(十一)遗尿症

医案1

社员欧阳静戈报告,1954年春,病者游某,男,14岁,自小即尿床,集体生活中,这个毛病受了同居一室的同志们不少嘲笑,曾经中西医治无效。患者来求治时,只抱试一试的态度。灸关元、气海两穴,当夜即未尿床,那是从未有过的事。接着治疗5次,是隔天灸1次。以后1星期灸1次。3周后痊愈。

(《承淡安灸法》)

医案2

王某,男,12岁,山西襄汾县赵曲公社荆村人,学生,1979年3月4日初诊。其母代诉:患儿自幼至今,夜夜尿床,从未间断。患者智力、体质发育尚好。惟面色㿠白,形体羸瘦,脉沉细而弱,苔薄白质淡。乃脾肾气虚,固摄无权所致。取穴身柱、关元、三阴交(双),每穴灸5壮,每日1次,当晚遗尿即止,灸至7次,停灸观察,3个月后随访,未见复发。

医案3

蔡某,女,9岁,1979年3月12日初诊。其父代诉:自3岁患"流脑"治愈后,一直夜间遗尿,从未间断,虽经多方医治,收效不大,患儿面色萎黄,形瘦,手指发凉,少气乏力,苔白质淡,舌有齿痕,脉沉细缓,属气虚型。取穴关元、中极、三阴交(双)每穴灸5壮,隔日灸1次,3次后遗尿止,10次后停灸观察。2个月后随访,未有复发。其母说:自灸后至今,脸色好转,精神活泼,食欲增加,腿脚勤快了。

按:遗尿一证,多因下元虚冷或脾肺气虚而致。肾主闭藏,开窍于二阴,主司二便。若肾气不足,下元虚冷,则膀胱不约,不能制约水道而致小便自遗。"肺为水之上源",对通调水道,制约水道有重要作用,它具有调节水道、摄纳与排泄之作用,肺气不足则上虚不能制下,膀胱摄制无权而致遗尿。中医治疗遗尿一证,多以培元固肾、健脾益气、敛肺缩尿为法。运用麦粒大小之艾炷,将温热刺激直接作用于经穴,辨证施治,做到切合病机,施灸得当,自能收到良好效果。本组身柱穴,为治小儿百病之要穴,长期施灸可以强壮身体,增强体质,防病御邪,旺盛机体新陈代谢;关元、中极属任脉经之要穴,用于泌尿生殖系统及腹部诸疾,对遗尿一证,尤有良效;三阴交具有滋补脾胃,强壮身体之功,属足太阴脾经,为妇科及泌尿系之要穴。诸穴配伍,直接施灸,治疗遗尿,效果显著。

(十二)虚脱

杨某,男,4岁。

患儿在一天深夜,突然仰卧地不起,面色苍白,两目闭合,手足逆冷,鼻息已无,脉绝,说明阳气欲绝。宜急回阳救逆。

处方:神阙。

治疗经过:纳盐于脐中,上置姜片,以艾炷灸治,促使开窍复苏。10余壮后,即见患儿鼻翼扇动,嘘气一声,似有所觉。继续灸治共30余壮,面色转变,两目张开,手足渐温,脉搏复起,呼吸亦趋于正常。再予灸治足三里补中益气,调理脾胃功能,以善其后。

按:赵氏认为凡是阳气欲绝之证,均属灸治适应范围。只要生机尚存,按上法灸治,即能起到转危为安之功。

(《当代针灸临证精要》)

五、五官科疾病

(一)喉风

一人患喉痹,痰气上攻,咽喉瘤塞,灸天突穴五十壮,即可进粥,服姜附汤一剂即愈,此治肺也。

(《扁鹊心书》)

(二)喉痹

郑惟康主簿,尝苦喉闭,虽水亦不能下咽,灸三里穴而愈。

(《医说续编》)

(三)鼻衄

医案 1

孙晏如曾治北乡郭某鼻衄不止,百治无效,为针合谷、大椎、风府数穴,再灸上星 5 壮,至今已及 2 年,未一复发也。

(《中国针灸治疗学》)

医案 2

王执中母氏,忽患鼻衄,急取药服,凡昔与人服有甚效者,皆不效,因阅集效方云:口鼻出血不止,名脑衄,灸上星五十壮。头上不宜多灸,只灸七壮而止,次日复作,再灸十一壮而愈。有人鼻常出脓血,执中教灸囟会亦愈,则知囟会上星,皆治鼻衄之上法也,医者不可不知。

(《针灸资生经》)

医案 3

徐德占治一人患衄尤急,灸项后发际两筋间宛宛中,三壮立止。盖血自此入脑注鼻中。常人以线勒颈后,尚可止衄,此灸宜效。

(《名医类案》)

(四)鼻齆(鼻干)

王执中母氏,久病鼻干有冷气,问诸医者,医者亦不晓,但云疾病去自愈,既而病去亦不愈,后因灸绝骨而渐愈,执中亦常患此,偶绝骨微痛。而著艾鼻干亦失,初不知是灸绝骨之力,后阅《千金方》有此证,始知鼻干之去,因灸绝骨也,若鼻涕多宜灸囟会前顶，大人小儿之病无异焉。

（《针灸资生经》）

(五)牙痛

医案 1

张季明治一人患牙痛，为灸肩尖，微近骨后缝中，小举臂取之，当骨解陷中，灸五壮即瘥。尝灸数人皆愈。随左右所患，无不立验。灸毕项大痛，良久乃定，永不发。季明曰："予亲病齿痛，百方治之不效，用此法治之随瘥"。

（《名医类案》）

医案 2

辛帅旧患伤寒方愈，食青梅而牙痛甚，有道人为之灸屈手大指本节后陷中，灸三壮，初灸觉牙痒，再灸觉牙有声，三壮痛止，今二十年矣。恐阳溪穴。

（《针灸资生经》）

医案 3

有老妇人旧患牙痛，人教将两手掌交叉，以中指头尽处为穴，灸七壮，永不痛。恐是外关穴也，穴在手少阳去腕后二寸陷中。

（《针灸资生经》）

(六)吐衄

朱丹溪治一壮年，患咳而咯血，发热肌瘦，医用补药，数年而病甚，脉涩，此因好色而多怒，精神耗少，又补塞药多，营卫不行，瘀血内积，肺气壅遏，不能下降，治肺痈非吐不可，精血耗非补不可。惟倒仓法两者兼备，但使吐多于泻耳，兼灸肺俞二穴，在三椎骨下横过各一寸半，灸五次愈。

（《名医类案》）

(七)口臭

王某，男，25 岁，工人。于 1987 年 6 月 10 日初诊。

口臭 5 年余，深以为苦，曾经中西医多方治疗无效，特来我科治疗。取双侧劳宫艾灸 25 分钟。翌日患者即感口臭大减，继续施灸，共 7 次治愈，至今未见复发。

[《上海针灸杂志》,1988,7(2)]

（八）眩晕症（梅尼埃综合征）

李某,女,30岁,农民,河南原阳李庄人。于1990年11月6日初诊。

主诉:于五六日前,突然感到头晕目眩,如乘舟船,天地旋转,恶心呕吐,不能进食。

病史:平素健康,经常忙于家务和田间劳动,是一个强壮劳力。发病后头晕目眩,恶心呕吐,卧床不起。经过输液、注射、吃西药等多种方法治疗,效果不明显,患者及其家属精神压力很大。

查体:患者双腿软弱,不能独立行走,摇摇欲倒,靠人搀扶入诊室,面色清瘦,语言无力,呈明显病容。血压16/10.7kPa(120/80mmHg),脉象弦滑,舌苔厚腻,舌胖边红,皮肤干燥,有失水现象。听诊(一),腹部凹陷柔软,肝脾不大。四肢无异常,只有头顶中央百会穴处感觉失灵,用细棒触之,麻木不仁,余皆一般。诊断:眩晕病。

治疗:用麦粒大小艾炷直接施灸,取穴百会、足三里,灸百会30壮以清头目,治眩晕;灸足三里以健脾胃,每次每穴7~9壮,每日1次。辅以中药清肝热而化痰浊,凡五诊而愈。患者第5日能骑自行车来诊,自觉头目清爽,眩晕消除,能进饮食,百会穴恢复感觉。11月中旬,在路上相遇,见她用平车拉皮棉100kg,去收购站卖棉花,非常高兴,称谢不已。

按:湿浊上扰,故头晕目眩,肝胆郁热,木伐脾胃而致呕吐,本病以头晕为主症之一,在百会穴上反应迟钝,这是依据经络学说诊断的特点,就在百会穴上直接施灸有奇效。这是针灸医师的实践经验,已经相传很久了。新疆的杜毓来医师曾报道数百例治疗经验。

六、过用激素综合征

医案1

患者:史某,女,9岁,小学生,体型过胖戏呼小胖女,既往健康。

病史:1997年12月13日感冒发热40℃。腭扁桃体发炎,经某医院治疗痊愈。不久下肢出现紫色疹点,1998年1月24日经某医院诊断为过敏性紫癜,开始吃激素,每次2片,每日3次,服用1周。因适逢春节停用10天,又出现疹点,第2次服用激素,每次3片,每日3次,以后改为每次2片,每日3次,又服1周无效。经临汾地区医院仍服激素每次2片,每日3次,另外加地塞米松每日2支肌内注射,医生说是冲击疗法。效果不佳,不良反应明显增加,来我处就诊。

现症:1998 年 4 月 17 日来诊,已病 4 个多月了。主诉:身体太胖,动则气喘,下肢有很多紫红点。症见典型满月脸、黑胡子、厚肩、肥背、牛颈、隆胸、大乳房、胸前黑汗毛连至少腹部、臀大、双下肢粗大水肿,走路时双股内侧摩擦疼痛,行动不便。皮肤干燥,毛孔大,汗毛姜姜黑色,压之凹陷,紫癜散在,不时流鼻血,食欲亢进,身高 147cm,体重 53.5kg(比其母还重 0.5kg),超重 16kg。体型肥臃肿,血压 16.7/8.7kPa(125/65mmHg),脉搏每分钟 88 次。

处理:拟用针法、灸法、中药治疗,经讲解患者非常合作。于是缓慢减少激素,改为每日 3 次,每次 2 片→1 片→1/2 片→0 片,1 周后停用;用直接灸法取身柱穴调节内分泌,促进正常发育,用精细艾绒麦粒大艾炷每穴灸 7～9 壮,每日 2 次。针法:大椎、曲池、血海穴治疗过敏性紫癜,每日针 1 次。辅用中药清热凉血解毒,加减犀角地黄汤(未用犀角)小剂量。灸至 4 月 25 日,历时 8 天开始生效,疹点渐消,皮肤脱屑,体重下降 1kg,食量减少,行动比较方便,益增信心。于是停用针法及中药。灸至 5 月 12 日,大见效果,能够入学就读。在家由其母施灸,灸至近 2 个月,到 6 月 10 日诸症悉除,结束治疗。以后不时来玩,活泼可爱。2000 年 6 月 30 日来查:发育正常,健康成长,在学习打篮球,喜爱运动。2001 年 2 月 26 日来访:现年 13 岁,初中学生,身高 165cm,体重 55kg,智力良好,学习成绩优秀,饮食、发育正常。体型:修长美观,精神爽朗,聪明活泼,原来症状全都消失,一切良好,在正常发育成长中。

按:长期大量使用激素,会出现一系列不良反应,引起人体代谢功能紊乱。灸法确有调节内分泌作用,能恢复人体自然功能;灸法有抗过敏作用,能治疗许多过敏性和免疫性疾病;小儿常灸身柱有促进正常发育的作用,50 年经历确信无疑。

医案 2

患者:郭某,女,48 岁。

既往健康,生育男女各 1 人,无家族病史。10 年前常有下肢皮下出血点,1997 年以来血压高,24/16kPa(180/120mmHg),心率每分钟 130 次,身高 1.62m,体重由 55kg 增加到高达 78.5kg,终年服药无效。1999 年 12 月临汾地区医院疑为肾上腺皮质瘤,经山西省人民医院确诊,于 12 月 29 日住北京某医院,做了切除手术,住院半个月出院,大量服用激素,计用 6 周,停止后仍呕吐不止,电话咨询北京医生,仍让吃激素。

2000 年 3 月 19 日,术后 2 个半月,来我所门诊就医,血压 20.7/12kPa(155/90mmHg),心率每分钟 100 次,体重 73.5kg,满月脸,暗红色,驼背,全身水肿,到处压之凹陷,皮肤黧黑、粗糙,毛孔明显,皮干大量脱屑,全身奇痒,周身大、小关节疼痛,活动受限,站立、行走均困难,生活不能自理,如厕起不来,卧床须人帮助。乏力,不能应诊,进门就卧床。心情急躁,自觉难受,痛不欲生,自诉生不如死,情绪低落,月经量极少,4～5年来缺乏性欲。脉象迟弱,舌质胖大,白苔厚。

因病人见药即发呕,拒绝服用任何中西药物,于是只好用灸法,点穴脾俞、肾俞、足三里,当即实践,教给其家属直接灸法之技巧,回家中施灸。

4月29日复诊:40天来每天各穴灸1次,每穴各9～11壮,诸症大减或消失。血压17.7/11.7kPa(133/88mmHg),脉搏每分钟78次,信心益坚。纠正穴位,继续施灸。

6月19日3诊:各穴灸痕如黄豆大,体重55kg,心率每分钟73次。精神、情绪、血压、饮食、睡眠、二便、行动一切复原。月经、性欲灸后2个多月恢复正常。5月13日曾在山西省人民医院化验:双能量骨密度测定、血液分析、临床化学、血沉、皮质醇、甲状腺,无发现明显异常数值。

嘱继续施灸,隔2日1次,巩固疗效。2个月后可以停止治疗。病人及其家属喜出望外,不想艾灸竟有回生之力。本例初诊时,病情复杂,症状严重,十分痛苦。以往用药过多,吃不下去,拒绝用药,反对输液,无法处理,只好改用灸法,不料仅用灸法3个月就收到意外效果,5个月即停止治疗。2001年2月来电话告知,一如常人,生活愉快。

按:停用激素2个多月,理应恢复,反而加重,痛不欲生,可见痛苦之严重了。灸法有不可思议的效果,我所凡遇到此类病人均用灸法,都收到了满意的疗效。在我所对疑难大病,灸法已成常规疗法,堪称简便验方,应大力推广。

七、风湿免疫性疾病

免疫性疾病,如强直性脊柱炎、干燥综合征、类风湿关节炎、痛风性关节炎、红斑狼疮、血小板减少(增多)症、乙型病毒性肝炎……这些病名都是经正规医院用现代医学技术诊断出来的,在传统医学中无此病名(古代病名用词言简意赅,一个字或词涵盖许多病名),也不知道这些病能否用灸法。因此,灸法在治疗免疫性疾病方面还是一个大荒原,有待我们去开发研究。灸法对这些病有特殊疗效,舍弃不用是很可惜的,这类病人得不到治疗也很遗憾。

风湿免疫性疾病在大医院往往多用激素类药物治疗,而且长期大量使用,一时症状减轻,其后果并不乐观。据临床实践经验,用灸法不但安全,还可能出现惊奇的疗效,持久而不易复发。

有些用现今医学技术还查不清的病症,诊断不清,无法治疗。但都可以使用灸法,安全无害,或可出现奇迹。

(一)强直性脊柱炎

医案 1

万某,男,33 岁,上海市人。2010 年,开始感觉颈部不适,后来又腰部不适,数月且逐渐僵硬,活动不便,疼痛明显,晨起痛感加重,需侧身才能起床,起床后感觉背部脊柱边上似有尖物碰擦。当年 4 月因背部剧痛入上海某医院就医。X 线片检查:颈椎生理弧度稍变直,两侧颈椎$_{4-5}$椎间孔变窄,前纵韧带钙化,腰$_{4-5}$椎间小关节间隙模糊,两骶髂关节周围骨质密度增高,骶髂关节间隙狭窄。检测血液:HLA-B27 阳性。确诊为强直性脊柱炎。

住院治疗方法:注射益赛普,全面抑制免疫功能。从 2010 年 5 月至 2011 年 3 月,11 个月共住院 11 次,平均每月都要住一次院。用益赛普治疗至 2011 年 7 月下旬共 15 个月。患者体会:注射益赛普全面免疫抑制,使人失去抵抗力,易感冒,怕冷,自身健康感极差,感到自己是空的。益赛普每支 12.5 毫克,价格为 495 元,一年的费用二三万元,还担心不良反应,于是停止治疗。

患者从央视四频道《中华医药》栏目看到我演示灸法操作技术,来电话咨询,推荐他就近去苏州,请我的学生谢延杰划经点穴,教会用直接灸法。8 月 13 日开始直接灸。取穴:大椎、关元、肾俞、次髎、足三里等。每日 1 次,每次每穴灸 15～20 壮。灸到十多天,疼痛明显缓解,每天感受到自己在好转。灸疗半年后,日常生活中可以抬头,转头 45 度,起床时可以直接靠背部坐起来。可以站直而不用低头,走路一如正常人,可以骑车、打羽毛球、跳绳等体育活动,自身感觉很好。现在还继续灸,隔日灸 1 次,每次只灸 3～4 个穴位。照常上班,不影响工作。灸法花费极低,至 2012 年 4 月灸了 8 个月,艾绒只用了 10 多元钱。

医案 2

赵某,男,17 岁,河南开封人,2017 年 10 月 1 日初诊。舌苔白厚,边胖大有齿印,脉弦。6 年前学跳舞出大汗后就去游泳,持续 1 个暑假。3 年前发现坐的时间一长,骶髋关节痛,脊柱僵硬,手脚冷,疲乏。曾口服中药几十服,不见效。近半年来服中成药、中药及小针刀治疗,皆不见效。2017 年 7 月 4 日去上海龙华医院求治,口服风湿骨痛胶囊、益肾蠲痹丸,症状有所减轻。2017 年 3 月 22 日,在河南省医院检查 HLA-B27 阳性,血红蛋白为 165.10g/L,确诊为强直性脊柱炎。

治疗:停用药物。麦粒灸大椎,每日1次,每次11壮。新铺灸每日1次,连灸30次,后改为隔日1次。经4个月施灸,前述症状消失,脊柱活动自如,之后每周两种灸法各2次,坚持1年,未出现任何症状,生活、运动正常。

(谢锡亮学生 谢延杰经治)

医案3

杨某,男,43岁,昆明人,2017年9月26日初诊。2005年因骶髋关节僵硬、疼痛,晨僵,活动不灵活,去医院检查,化验HLA-B27阳性,确诊为强直性脊柱炎。口服柳氮磺吡啶、甲氨蝶呤,效果不佳。2013年注射益赛普,15天至20天注射1次,否则全身沉重。

证见:舌淡苔白,微厚,脉弦细,脊椎僵硬、变形,颈椎为重,腹痛,脊椎粘连。

治疗:停止药物。用新铺灸法;麦粒灸大椎、足三里,每次21壮;雷火神针悬灸涌泉穴,每日1次。连续施灸30次,晨僵消失,颈椎舒适,腰腿痛减轻,睡眠良好。麦粒灸改为隔日一次,又灸30次,症状消失。嘱以后每周铺灸、麦粒灸各2次,坚持施灸1年再化验HLA-B27,以观后效。

(谢锡亮学生 谢延杰经治)

(二)桥本甲状腺炎

宋某,女,37岁,工商局干部。2002年8月18日初诊,主诉:1998年发现高血压、甲状腺Ⅰ度肿大,经西安某大医院诊断为原发性高血压、桥本甲状腺炎。一直用西药治疗,痛苦不堪,头昏、恶心、疲乏、浮肿、多梦、盗汗、急躁、心慌、气短、怕冷、性欲减退,面色萎黄,血压140/100mmHg。根据以上症状,用直接灸法,灸大椎、足三里(双),每日1次,每穴7~9壮。学会后回家自灸。9月6日复诊,血压130/90mmHg,以上症状逐渐消失,已经上班工作,还外出旅游,自觉良好。嘱其坚持灸疗,隔日1次。一年后陪朋友来看病,自诉一切均好,血压基本正常。共用灸法3个月。

(三)未分化脊柱关节病(继发性干燥综合征)

何某,女,51岁,家庭主妇。2010年10月13日来诊。主诉腰背部困痛畏寒25年,伴口干、眼干7年。1986年无明显诱因出现腰背部困痛,夜间加重伴晨僵,怕冷,先后就诊于多家医院,给予对症治疗,效果不明显。2003年出现口干,吞咽干食困难需用水送服,牙齿部分脱落,眼干,未予特殊注意。2006年9

月,在山西某大医院诊断为未分化脊柱关节病、继发性干燥综合征、甲状腺功能减退症。治疗4年效果不佳,特来我处治疗。

检查:上述症状依然存在,且畏寒现象极为严重,腰背困痛,身体沉重,肉眼可见全身性水肿较重,尤以背部皮肤发虚,皮下好像打了气一样,第7颈椎部位高起像一个大馒头,促甲状腺素增高,胃脘部胀满,腹部触诊可听到腹腔内水声,不思饮食,每餐只能吃小半碗饭,且餐后胃部不适,舌淡苔厚腻,脉沉细,口气重,身体气味严重。由于患者长期服用激素类药物,导致免疫力低下,股骨头坏死,脾肾阳虚。

治疗当以固本补阳,提高机体免疫力,停用激素类药物。用直接灸法:重灸大椎和关元,每穴30~50壮,脾俞、肾俞、中脘、足三里每穴9壮,每日灸两次。

治疗10天,畏寒现象得以改善,背部皮肤开始出现弹性,食欲有所增加;继上法又治疗10天后,改为每日艾灸1次,每穴7~9壮,仍重灸大椎和关元穴,症状较前又有缓解,身体肿胀基本消失,衣服显得宽松了很多,精神有很大改善,每日除治疗时间以外主动要求帮诊室干活(洗洗涮涮搞卫生等),身体内散发的臭味已经消失。再按上法继续治疗10天,各种症状基本消失。总共治疗30天,基本痊愈,嘱回家自己继续灸治。2012年5月电话随访:一年半时间过去了,患者健康状况良好,在家依然坚持直接灸,逢人便讲:是艾灸疗法救了她。

(谢锡亮学生 武丽娜经治)

(四)干燥综合征

王某,女,78岁,退休职工。2010年9月3日来诊。主诉:白细胞减少一年余,白细胞数为$3.2 \times 10^9/L$,失眠、口干、眼干、双下肢无力、畏寒、心烦,近两个月出现面部黧黑等症状,手不离杯,时时饮水。经太原两家医院诊断为干燥综合征。

治疗:麦粒大艾炷直接灸。取穴:大椎、膈俞、关元、足三里,每穴7壮,每日1次。治疗2天后睡眠好转,中午可睡1个多小时,夜间睡眠5个小时。5天后口干现象大有改善,来治疗时已不带水杯了。治疗10天后因去深圳女儿家而停止治疗。2个月后回来,面色恢复正常,上述症状全部消失。嘱其坚持保健灸疗。

(谢锡亮学生 武丽娜经治)

(五)原发性血小板减少性紫癜

白某,女,50岁,山西省平遥县人。10年前发现手腕部出现青紫现象,去太原某大医院就诊,诊断为原发性血小板减少性紫癜。用多种西药治疗效果不理想,10年中血小板最高值为 $30 \times 10^9/L$ [血液中血小板正常数为$(100 \sim 300) \times 10^9/L$],每日口服泼尼松2片维持,不敢间断。2010年2月25日,突然出现月经量增多,总量达600ml,乏力,面色苍白,胸憋气短,发热伴咳嗽,咳痰不爽,体温最高为38.2℃。3月4日急诊入院,检查血小板为 $20 \times 10^9/L$。妇科B超检查为多发性子宫肌瘤,无药物过敏史及肝肾损害现象。3月6日再查血小板为 $1 \times 10^9/L$,紧急配血,当日输血小板1单位,要求病人绝对卧床,吃软食。此次住院治疗用药与上次大同小异,每日口服达那唑、氨苯酚、升血小板胶囊、氨肽素,地塞米松每天20片(上午、下午各10片)。血小板未见太大起色。

经朋友介绍,3月12日来我处治疗。检查:患者中等身材,倦怠无力,四肢可见大小不等的瘀斑7~8处,脉迟缓无力,舌淡,咳嗽、有痰。用小艾炷(麦粒大)直接灸法。取穴:大椎、膈俞、脾俞、关元、足三里、悬钟。每日1次,每次每穴灸7~9壮。停止所有药物,激素逐渐减量服用。灸疗2次后,咳嗽咳痰痊愈。灸疗第3次,精神大有好转,体力增强,可以在家做饭。灸至第4次,血小板为 $201 \times 10^9/L$。每日坚持灸疗,精神、体力、睡眠都好。3月22日第2次查血,血小板为 $267 \times 10^9/L$。3月29日第3次查血,血小板为 $242 \times 10^9/L$。患者来此灸疗前,每天服地塞米松20片(上午、下午各10片),3月12日开始灸疗后,逐日减量,每3天减少4片,至3月29日每天2片,4月上旬停服。至今血小板在正常范围。

(谢锡亮学生　武丽娜经治)

(六)血小板增多症

廖某,男,63岁,退休职工。2008年2月因中耳炎住院,常规检查发现血小板多达 $1200 \times 10^9/L$,血红蛋白增多,曾在太原某大医院血液科治疗无效,又去天津做骨髓检查,确诊为血小板增多症。在医院以激素为主,每日口服羟基脲2片,两年来依赖此药,血小板基本维持在正常水平即 $200 \times 10^9/L$ 左右,曾尝试减量,但几次减药半片,血小板即上升到 $(800 \sim 900) \times 10^9/L$,心理压力很大。也曾去太原求助中医中药,治疗几个月,效果不理想。2009年12月3日来我处用艾灸治疗。取穴:大椎、膈俞、脾俞、关元、足三里。用直接灸法。

艾灸 1 周后停服羟基脲。化验血小板情况:12 月 24 日 187×10^9/L,12 月 31 日 232×10^9/L,2010 年 1 月 11 日 267×10^9/L,1 月 18 日 344×10^9/L。治疗期间,精神状态良好,饮食起居正常,睡眠改善。一年后随访,血小板在正常范围,健康生活。

(谢锡亮学生　武丽娜经治)

(七)肿瘤病人放化疗后白细胞减少症

患者张某,女,39 岁。于 2008 年 2 月 15 日前来就诊。患者一年前因胃癌(低分化腺癌)做了胃全切手术,但还有残留,因此接受化疗,随着化疗的进行,白细胞数又开始下降。自接受艾灸治疗后仅几天时间,白细胞就由就诊时的 20×10^9/L 上升到 30×10^9/L,于是开始下一疗程的化疗。化疗期间仍坚持艾灸,化疗结束后第二天查血,白细胞为 43×10^9/L。患者仍坚持每天艾灸,精神状态良好,吃饭较前大有改善,白细胞上升到 50×10^9/L 以上,且一直维持在这个水平上。取穴:大椎、胃俞、中脘、关元、足三里。2008 年 9 月重返工作岗位,至今身体状况很好。

(谢锡亮学生　武丽娜经治)

(八)系统性红斑狼疮

医案 1

武某,女,54 岁,工人。7 年前经太原某大医院诊断为系统性红斑狼疮,跑遍了全省各大医院,后又上北京求治,效果始终不理想,身体状况一天天变差。家人及亲友十分着急,四处打听偏方妙药。其姐有一天在新华书店意外发现了《谢锡亮灸法》一书,抱着试试看的心态,多方打听来我处就诊。

2010 年 12 月 15 日,患者在家人陪同下前来就诊。当时患者颈部、颌下淋巴结多发性肿大及钙化,右侧腮腺表面结节,腮腺两侧多发性结节,面部红肿,双下肢肿胀严重,左侧乳房下至后背形成 20cm×40cm 的大面积溃烂,左臂因此不能下垂,疼痛难忍。由此引起的神经痛导致不敢深呼吸,尿频尿急严重,平均每 30 分钟就要上厕所,尽管这样裤子还总是湿的,近几年几乎不敢出门。同时血沉加快,还伴有高血糖和高血压病。

检查:舌体胖大无苔,脉沉数而滑。

治疗:鉴于病人已多方医治,经气已乱,气血两虚。应以补气血,调经气,扶正祛邪,在提高机体免疫力的基础上再对症治疗。我们制订了以艾灸为主、针刺为辅的治疗方案。艾灸取穴：大椎、膈俞、脾俞、肾俞、关元、足三里，每穴 7～9 壮，每日 1 次。治疗 1 个月，病人情况有了很大好转，血糖和血压均恢复正常，下肢水肿消失，血沉接近正常，溃烂处基本愈合，神经痛得到控制，精神状态明显好转，体力增加，患者很高兴。建议其回家由家人继续艾灸治疗。

经过近 10 个月的治疗，患者病情基本得到控制，血糖、血压、血沉基本正常，过去肿大的淋巴结早已消失，尿频尿急得到控制。患者高兴地说：2011 年 10 月份还同家人去外地旅游了一趟，这是她几年来都不敢想的事。2012 年 5 月电话随访，患者身体状况良好，没有再犯，现在每日坚持做灸疗，非常有信心。

（谢锡亮学生　武丽娜经治）

医案 2

周某，女，45 岁，杭州人，2017 年 6 月 10 日初诊。舌质红，脉沉弦。患系统性红斑狼疮 5 年，口服激素 6 片，每日 1 次。现口干，口苦，睡眠差，早上 5:00 有胸闷，经常头痛、心慌，感觉体内很热，左脸上长了很多疙瘩，奇痒。

既往：8 年前怀孕后甲亢，经服药已好，经常胃痛，口服药物。

近日化验白细胞 2.43↓，血沉 24↑，IgG 19.60↑，IgA 6.60↑，C3 0.45↓，C4 0.02↓。

治疗：新铺灸，每日 1 次；麦粒灸大椎、曲池、中脘、足三里、三阴交，每穴 15 壮，每日 1 次；雷火神针悬灸涌泉穴，每日 1 次。2 个月后隔天灸 1 次。3 个月后症状消失，激素逐渐减少，6 个月后激素减少到每天 1 片。上述灸法每周 3 次，1 年后激素隔日 1 片。2018 年 10 月 21 日化验血沉 18（正常），白细胞 3.15↓，IgG 14.70（正常），IgA 5.82↑，C3 0.42↓，C4 0.02↓。现每周铺灸、麦粒灸各 2 次，身体未有不适，激素已停用，继续观察中。

（谢锡亮学生　谢延杰经治）

（九）类风湿关节炎

朱某，女，52 岁，河南卫辉市人。患类风湿关节炎 20 余年，四肢远端踝关节、腕关节畸形，功能障碍，肿胀疼痛。曾采用甾体类、非甾体类、激素、免疫抑制药治疗，疼痛症状未减轻，各种检查结果没有改善。2011 年 2 月来诊，采用直接灸法治疗。取穴：大椎、肾俞、膏肓、足三里、太溪，每日 1 次，每穴 9～11 壮。5 个月后肿胀消失，疼痛明显好转，生活可以自理。嘱其继续坚持灸疗。

（谢锡亮学生　杨占荣经治）

(十)小儿免疫力低下

杨某,男,5岁。出生1个月患有严重湿疹,两岁半前反复发作感冒、慢性咳嗽、喘息性支气管炎、支气管肺炎、病毒性心肌炎,经常住院,严重时一个月两次住院。长期使用抗生素。2010年3月来诊,采用半粒米大艾炷直接灸法,取穴:大椎、肺俞,每日1次,每穴灸7～9壮,5个月未间断。此后间断灸。两年来很少感冒,很少吃药,患过一次肺炎,肌内注射针剂即愈。未住过医院治疗。现在患儿发育正常,营养、精神良好。

(谢锡亮学生　杨占荣经治)

(十一)痛风性关节炎

吴某,男,41岁。2006年11月22日初诊,双侧膝、踝关节疼痛10余年,时轻时重,曾到上海某医院及四川某医院治疗,均效果不佳。双踝关节处曾切除痛风结石9处。每遇食肉、喝酒后复发。现双踝关节肿大、疼痛、皮肤发黯、行走困难,舌质红、苔白,脉弦。血尿酸629μmol/L。诊断为痛风性关节炎。

治疗用直接灸,取穴:足三里、三阴交,每穴7壮,每日1次。痛点处点刺出血,患趾井穴放血。经治疗3天后疼痛大减,10天后疼痛消失,1个月后诸症消失,血尿酸401μmol/L。已正常上班,嘱其少食肥甘,禁酒,注意保养,以防复发。

(谢锡亮学生　谢延杰经治)

(十二)经常感冒

患者,女,42岁,工人,于2007年1月17日初诊。主诉2年来经常感冒,近1个月加重,合并支气管炎。临床见咳嗽、痰多。经用抗生素等输液治疗28天,疗效不佳。刻诊:怕冷,背部发凉,多汗,鼻流清涕,腰背酸困,全身乏力,舌质淡、苔白,脉细。诊断为虚寒感冒,合并支气管炎。治疗用直接灸法,穴取大椎、肺俞、关元、足三里,每穴7壮。灸治1次后,多汗、鼻流清涕、腰困乏、全身乏力等症状消失;1个月后,面色红润,精力充沛,食欲增加,痊愈,停止治疗,正常上班。随访3个月未复发。

(谢锡亮学生　谢延杰经治)

八、恶性肿瘤医案

(一)膀胱癌

严某,男,60岁,石家庄人,2015年11月6日初诊。舌淡苔白,脉细。半年前患膀胱癌,表现为尿血,尿频,身体消瘦,大便一日二三次,便稀,耳鸣,口干口苦,脾气暴躁,时有头晕,饮食不佳,易疲乏。

治疗:新铺灸,涌泉温灸,麦粒灸中极、三阴交、足三里,每穴15壮,每日1次,连灸45次,症状消失,改为隔日1次。又灸30次,以后1周2次,1年后每月灸4次。现已3年,患者没有任何不适,运动、饮食正常。

按:患者为肝火旺,脾虚,肾虚。中极穴为膀胱募穴;足三里健脾,益胃;三阴交、涌泉补肾泻火;新铺灸整体调节,扶正祛邪,固本培元,故而疗效显著。最重要的是患者能够坚持,配合治疗,而收全功。

(谢锡亮学生　谢延杰经治)

(二)肝癌晚期

盛某,男,66岁,山西安泽县人,2013年4月20日初诊。腹胀,腹痛,无食欲,疲乏无力,消瘦2个月余。安泽县人民医院彩超:肝右叶可探及约2.2cm×1.4cm的低回声结节,肝左叶向外膨隆,可见一大小约5.2cm×5.1cm类圆形回声结节。化验甲胎蛋白200。诊断为肝癌晚期。去西安第四军医大学医院住院,已不收治,也未开药。经朋友介绍前来我处诊治。面色青暗,无光泽,舌苔厚腻,脉沉细,右侧腹部隆起,上楼梯气喘,睡眠不佳。

治疗:麦粒灸大椎、肝俞、脾俞、足三里,每穴灸30壮,每日1次。两个月后饮食增加,体力恢复。主动干家务,睡眠质量明显好转,效不更方,继续施灸。6个月后,面色有光泽,体重增加,舌苔薄,脉有力,已能下地干活。灸至2016年4月29日,正常生活。以后隔天灸1次,每穴20壮。经安泽县医院彩超显示,左叶癌肿已见小,约为4.0cm×3.9cm,右叶结节消失。灸至2017年12月28日,生活如常。

按:一般人灸15天后,灸疮出现分泌物,30天后如果分泌物少,须增加壮数;分泌物多可减少壮数。身体好,分泌物会多,反之则少。分泌物的颜色淡黄最佳,淡白次之。

(谢锡亮学生　谢延杰经治)

(三)贲门癌

刘某,女,64 岁,山西临汾市人,2016 年 4 月 29 日初诊。噎哽不能进食,消瘦,时有呕吐,只能进少量流质饮食,腹胀,大便稀,疲乏无力,睡眠差两月余。舌苔厚腻,脉沉弦。临汾市人民医院 2016 年 4 月 27 日胃镜报告:贲门癌,慢性萎缩性胃炎伴糜烂,十二指肠球炎。病理化验为高分化腺癌。

治疗:麦粒灸中脘、上脘、足三里,每穴 21 壮,每日 1 次;配合新铺灸。连续灸 1 个月后,睡眠改善,大便好转,饮食增加,呕吐消失。但仍是流质饮食。麦粒灸壮数由原来 21 壮增加至 30 壮。两个月后噎哽减轻,体重增加,坚持每周灸 2 次。坚持至 2018 年 6 月,患者睡眠好,精神佳。流质饮食,生活正常,运动没有不适。

按:患者坚持好,灸量足,整体调节,疗效理想。上脘、中脘健脾养胃,止胀。足三里调气血,强壮全身,收效明显。

(谢锡亮学生 谢延杰经治)

(四)甲状腺癌

周某,女,36 岁,山西侯马市人,2013 年 10 月 9 日初诊。西医诊断为甲状腺癌,半年。未放化疗,也无口服药物。面色暗,舌苔白,脉弦细,睡眠差,饮食尚可,腰酸疲乏,身体偏胖,月经量少提前。

治疗:用麦粒灸足三里、三阴交,每穴 15 壮,每日 1 次;新铺灸每日 1 次,半个月为 1 个疗程。2 个疗程后睡眠改善,症状消失,月经正常。2 个月后改为隔日灸 1 次,4 个月后每周灸 2~3 次。坚持灸到 2016 年 12 月 10 日,未发现不适症状,正常上班生活。

按:新铺灸、麦粒灸两种灸法结合,整体调理,补气血。三阴交,肝脾肾三经交会健脾祛湿,补肾。最重要的是患者能够长期坚持,疗效持久而强。

(谢锡亮学生 谢延杰经治)

(五)甲状腺癌术后调理

顾某,女,50 岁,乌鲁木齐人,2017 年 9 月 10 日初诊。甲状腺癌右侧切除,面色黄,睡眠不佳,饮食尚可,腰痛腰酸,手脚凉,易感冒,眼干,经常头痛,头晕,疲乏,动则出汗,咽干。

治疗:麦粒灸足三里,每穴 15 壮。新铺灸,涌泉穴温灸。每日 1 次,连续灸

30 次,症状基本消失,仍然腰酸腰痛。麦粒灸加命门穴,每穴 21 壮,1 个月后腰部症状改善。继续施灸,每周 2 次。坚持至 2018 年 11 月初,未发现转移和不适症状。

按:铺灸整体调理,培本固元,足三里气血双补,腰酸腰痛灸命门效果最好,涌泉穴可引热下行。

(谢锡亮学生　谢延杰经治)

(六)胰腺癌术后化疗

杨某,男,58 岁,胰腺癌(导管腺癌四期)。患者行胰头癌切除术,术后进行了 6 个周期的化疗,并接受 3 次生物治疗。主诉身体乏力,食欲差,食量少,体重在 2 个月内下降 10 千克。于 2014 年 4 月 8 日接受麦粒灸治疗,取穴双侧足三里、双侧胰俞、双侧膈俞。

麦粒灸治疗 1 个月后,自诉食欲好转,食量增加,体重维持,嘱其加大艾绒量。治疗 2 个月后,患者体重增加 3~4 千克,嘱其增大艾绒量。治疗 5 个月后,患者体重增加 8 千克,偶有腹泻。治疗 1 年后复诊,患者自觉饮食、睡眠尚可。2015 年 5 月,患者全身湿疹而停灸 2 个月。2015 年 9 月,患者因腹腔及多脏器转移入院,同年 10 月去世。患者从确诊胰头癌后生存 20 个月,较生存预期延长 14 个月。

(谢锡亮学生　解放军总医院针灸科主任关玲经治)

(七)胃癌术后化疗

成某,男,52 岁,胃癌(中、低分化腺癌三期)。患者 2009 年 6 月行胃癌切除术,术后进行了 4 个周期的化疗。主诉身体乏力、恶心呕吐现象严重,食欲差,入睡困难。2009 年 9 月 4 日接受麦粒灸治疗,取穴双侧足三里、双侧脾俞。

麦粒灸治疗 1 个月后,自诉睡眠明显好转,恶心呕吐现象有所减轻,嘱其加大艾绒量。治疗 2 个月后,自诉乏力现象明显好转,恶心呕吐明显减轻,调整穴位嘱其继续艾灸。治疗 1 年后,患者自诉饮食好,睡眠佳,身体困倦感消失,能够正常进行日常生活及业余活动。患者坚持麦粒灸治疗 6 年,自觉身体状况良好,不影响日常生活,胃部肿瘤无复发迹象。2015 年 3 月,患者因肺部原发性鳞癌入院并进行手术治疗,术后进行了 6 个周期的化疗。同年 5 月再行麦粒灸,调整穴位为双侧足三里、双侧肺俞。现在仍然健在,胃部肿瘤无复发迹象。

按:麦粒灸在治疗慢性、难治性疾病方面有独特的疗效,有"拔本塞源"之功。通过对临床病例的回顾性总结发现,接受麦粒灸治疗的肿瘤患者的中位生存期可显著延长;治疗1周之内,疲乏、恶心、疼痛等临床症状有不同程度的改善;治疗3个月之后,血液检测指标有明显变化。两项前瞻性临床研究证明:麦粒灸能够升高肿瘤患者的白细胞总数和淋巴细胞总数,并能双向调节血小板数量,改善肿瘤患者的免疫功能,从而提高机体的抗肿瘤能力。一项基础实验研究证明:麦粒灸能够从基因转录表达的层面调节机体的免疫功能。麦粒灸治疗肿瘤的起效原理,一方面是通过皮肤的创伤激发人体的修复功能,另一方面是通过炎症反应激发机体的免疫调节功能。

（谢锡亮学生　解放军总医院针灸科主任关玲经治）

九、其 他 医 案

(一)我为自己治好髌骨骨折

笔者2014年2月1日早晨下夜班回家,途中由于路面结冰,在向马路边条石上迈时不幸滑倒,左腿髌骨磕在条石沿上,感觉剧痛,很快红肿。马上到骨科医院就诊,X线片显示髌骨骨折(断成两块),急诊医生建议马上手术。本人不同意手术,在医院未做任何处理回到家中。在腿下放一块直木板,用软布条将腿简单固定在木板上(防止膝关节活动),服用三七片活血化瘀。24小时后,开始用大粗艾条温灸膝盖四周,每次1个多小时,止痛效果很好,能维持4～5个小时,很明显消肿。艾灸1周后,肿胀基本消散。此后一直用艾灸治疗6周,无论白天黑夜,伤处痛了就灸。整个治疗期间未吃任何西药,只吃了10天接骨的草药。5周后下地活动,7周时拍片骨折愈合良好。又经过两个多月的按摩、熏洗和锻炼,未满百日就重返工作岗位。一年后,膝关节功能恢复良好。走路、上下楼、骑自行车都正常。

（谢锡亮学生　薛洪光经治）

(二)我为母亲灸好压(褥)疮

2010年11月初,我母亲在家务劳动中,不慎造成左股骨颈骨折。住院后医生认为母亲年事已高(84岁),且患有冠心病、糖尿病等多种疾病,不能进行手术,只能回家卧床休养。由于不能侧身,只能平躺,20天后,母亲的腰骶部出现压(褥)疮。开始时有4cm×4cm面积的皮肤发黑,皮破后溃疡化脓。这时我考虑用艾灸控制感染,但母亲不能侧身,无法施行治疗。于是从网上邮购专用医疗床(床板的中部可以开窗的那种)。等床期间,用云南白药和香油敷创面,但效果不好,感染仍在加重。几天后床到,马上将母亲移到医疗床上,将压(褥)疮对准床的开窗处。我则躺到床下对压(褥)疮进行治疗。先用碘伏对创面及周围消毒,然后用艾条的烟熏创面 30 分钟,热度以能耐受为限,接着用云南白药和香油敷创面,再用脱脂棉和纱布固定。开始每天治疗两次,创面由溃肿状态迅速收敛,红肿消散,分泌减少,3 天后每天治疗 1 次,创面不断缩小。十几天后,压(褥)疮完全愈合。

(谢锡亮学生　薛洪光经治)

(三)胃部不适 30 余年

刘某,女,63 岁,山西临汾人。2014 年 11 月 7 日来诊。主诉:胃部不适 30 余年,腹胀,胃痛,纳差,失眠多梦,畏寒重,腰痛,下肢无力,经常性疲乏。检查:脉细弦较弱,舌红胖,苔薄白。面色萎黄消瘦,曾胃镜查有浅表性胃炎。诊断:气血不足,血不养心;肝郁气滞,肝气犯胃;脾肾阳虚。治疗:益气补血,疏肝理气,健脾和胃,滋补肾阳。针刺:上脘、中脘、下脘、梁门、气海、上巨虚、三阴交、公孙、内关、神门、太冲。艾灸:大椎、脾俞、三焦俞、肾俞、中脘、关元、足三里。治疗 1 个疗程后基本痊愈,2 个疗程后,胃肠功能正常,精神状态良好,巩固治疗 3 个疗程,痊愈回家。建议自灸巩固疗效。后随访,胃痛再未犯过,现精气神均佳。

(谢锡亮学生　武丽娜经治)

(四)宫颈癌术后血小板增多

张某,女,63 岁,北京人。2015 年 12 月 25 日来诊。主诉:血小板增多 4 个月余。既往史:患者 2008 年行宫颈癌切除术,术后恢复正常。2014 年 8 月发现血小板增多,曾在北大人民医院检查但未发现明显诱因,服羟基脲(1 片,2 次/日)、别嘌醇(1 片,3 次/日)、阿司匹林(1 片,1 次/日),由于病情未得到有效控制,现羟基脲由原来 1 片/次增服至 2 片/次。检查:脉细涩,舌红苔白滑。血象检查血小板计数 1138(参考值 125～350),白细胞计数 4.36(参考值 4.0～10.0),骨髓检查造血组织红系、粒系增生活跃,B 超检查无异常。印象:血小板增多症,机体免疫力下降。治疗:提高免疫,益气补血。针刺:曲池、合谷、血海、悬钟、太冲。艾灸:大椎、膈俞、脾俞、肾俞、中脘、关元、足三里。治疗 1 个疗程后,血小板计数(265)恢复正常值,但白细胞计数(1.52)低于正常值。加脐灸 10 日后查血,血小板计数 114.4,白细胞计数 3.49,均基本恢复正常。共治疗 2

个疗程,痊愈,建议回家自灸以巩固疗效。

（谢锡亮学生　武丽娜经治）

(五)多囊卵巢灸后怀孕

陈某,女,30岁,山西太原人。2015年7月4日来诊。主诉:月经不调多年,大约每2月1次不等;婚后5年未孕。查雄性激素增高,子宫内有息肉(已经手术治疗),患多囊卵巢,曾2次做试管婴儿失败,现在省妇幼医院口服药物接受促排卵治疗。检查:脉象沉细尺弱,舌红苔薄白,舌体胖大。诊断:肾气不足,宫体较寒。治疗:艾灸大椎、脾俞、肾俞、命门、关元、足三里、三阴交,治疗8日后,检查卵泡发育很好,停药;共治疗3个疗程,嘱回家自行艾灸巩固疗效。11月初来报告好消息:已怀孕。患者激动地说:太不容易了。2016年7月预产期,现母子平安。

（谢锡亮学生　武丽娜经治）

(六)颈椎增生、项韧带僵硬钙化、腰肌劳损

高某,男,60岁,山西省烟草公司职员。2015年10月10日来诊。主诉:左侧上肢及手部发麻,夜不能寐,腰部酸困,畏寒重。检查:颈部颈$_{3-5}$增生、项韧带僵硬钙化、双侧冈上肌钙化、腰肌劳损。治疗:舒筋活络,祛风止痛。艾灸:大椎、至阳、筋缩、脾俞、肾俞、关元、足三里。针刺:颈部、腰部阿是穴。松解手法治疗:椎$_{3-5}$节,留针30分钟,每日1次,共治疗1个疗程,上述症状全部消失,畏寒现象明显改善,因要出差,建议回家自灸巩固疗效。

（谢锡亮学生　武丽娜经治）

(七)慢性前列腺炎三十余年

王某,男,84岁,山西医科大学退休讲师。2015年7月9日来诊。主诉:①慢性前列腺炎30余年,去年曾出现尿血(压力性损伤),现有尿频、尿线变细、尿中断、尿等待及尿残留现象,口服"保列治"治疗,效果不明显,因年龄大,医院不建议手术;②右膝关节疼痛,上下楼无力;③双下肢皮肤瘙痒;④便秘多年。检查:脉象细数结代,舌红,苔白腻,步态缓慢。治疗:主要针对老年慢性疾病进行调理,以扶正为主,除湿祛痰,活血化瘀,行气止痛。针刺:秩边、中极、水道、地机、丰隆、复溜。艾灸:大椎、脾俞、肾俞、命门、关元、足三里。治疗12日后,尿频症状缓解,起夜次数减少;皮肤瘙痒缓解,上下楼梯腿部明显有力,大便每日

241

1次。继续温灸关元,治疗2个疗程,痊愈。

(谢锡亮学生　武丽娜经治)

(八)慢阻肺三十多年

赵某,女,78岁。患慢阻肺,咳痰、喘30余年,咳吐痰多,多方治疗,病情反复发作。近5年来,夜间不能平卧。2009年6月来诊。用麦粒灸,取穴:大椎、肺俞、足三里。灸3个月后,咳痰喘明显好转,极少用药物治疗,能够平卧睡眠。患者至今每年间断施灸3～4个月,未见咳喘,身体健康。

(谢锡亮学生　杨占荣经治)

(九)术后身体虚弱

原某,女,51岁。患者先后于1986年、1995年分别做了颈部淋巴结结核手术、右肺上叶肺空洞手术。2010年患者来就诊。查:气短、无力、贫血、消瘦、易感冒。恐惧服药。治疗用麦粒灸法。取穴:大椎、肺俞、足三里,2个月后饮食增加,精神良好,体重由过去40千克增加到60千克。至今身体良好。

(谢锡亮学生　杨占荣经治)

(十)乙肝小三阳　灸6个月好了

许某,男,44岁,河南新乡市人,个体经营者。身高1.8米,体重85公斤。来诊时全身症状:皮肤瘙痒、食欲差、易怒、尿频,同时伴有鼻炎,浑身无力,困倦。2015年10月26日在当地人民医院检查,化验结果显示乙肝一、四、五项均为阳性,诊断为乙肝小三阳。未服用任何药物,采用谢氏新铺灸,灸整个后背,覆盖督脉及后背四条膀胱经所有腧穴,最后灸腹部诸穴。灸后3日,就觉身心舒畅,晚上睡眠大有好转。同时采用麦粒灸,取穴:肝俞、脾俞、足三里等,每日1次,每次7～15壮;两种灸法交替使用。起初自觉麦粒灸疼痛,经灸几次后,只觉不过瘾。经灸3个月(期间未间断),感觉每天精神极好,走路有劲了,前列腺炎同时也好了,鼻炎也不流清涕了。嘱继续坚持,隔3日灸1次。5个月后打电话说,各种症状继续好转。6个月后,一切症状、体征完全消失。精神愉悦,精力充沛,正常工作。二孩政策放开,还想生育二胎,幸福生活中,患者感叹灸法之神奇。

(谢锡亮学生　王昱骅经治)

(十一)传染性水痘

李某,6岁,学生,江苏无锡人。2018年6月14日来诊。上学期间,学校有很多学生身上出水痘,李某被传染,痒痛难耐,遂离校吃药、输液打针,不见好转。全身长满水痘,碰破流出透明液体,原处依旧是水痘。

治疗:雷火神针悬灸大椎、曲池、神阙、血海,每穴5分钟,灸完痛痒立除,3个小时后水痘明显消退。巩固治疗1周,痊愈返校,此时水痘在校内已大面积传染,此小朋友没有受影响。

(杨健行经治)

(十二)胃寒呕吐

张某,男,42岁,公司职员,山西侯马人。2017年11月18日来诊。由于气温转寒,饮食偏凉,引起胃部不适,导致呕吐。舌质白,脉象细弱无力。

治疗:雷火神针悬灸中脘、足三里,每穴15分钟,每日1次。治疗3次后症状消失。2个月内无复发,后因喝冰冻啤酒,狂吐不止,并伴有泄泻。针刺内关、曲池、足三里、公孙,留针30分钟;然后无痕麦粒灸,每穴5壮,立愈。后巩固治疗,用新铺灸,并麦粒灸足三里、中脘1个月。后无再患。

(杨健行经治)

(十三)癫痫大发作

潘某,男,30岁,河南开封市人。2017年10月1日初诊。舌淡苔白,脉弦细。10个月来癫痫大发作11次,每天小发作多次,大发作时口吐白沫,牙关紧闭,昏迷不醒。2016年4月到郑州大学一附院做磁共振检查,显示左侧额叶顶部脑镰旁异常信号,双侧上额窦炎症,右侧上额窦囊肿,口服卡马西平1次1片,1日3次,小发作减少,大发作时有发生,约5分钟后自行缓解,出现头晕,头痛。

治疗:用新铺灸法,每日1次。麦粒灸百会、身柱、足三里,每穴21壮,每日1次。两种灸法各灸30次,未出现大小发作。卡马西平减为1次1片,1日1次。两种灸法改为隔日1次,又灸30次,出现过小发作,腿抽搐2次。以后1周灸3次,6个月后停药,坚持施灸9个月,停灸,至今未有发作。

(谢锡亮学生 谢延杰经治)

(十四)头部肉瘤

赵某,男,42岁,北京人,2018年6月26日来诊。十几年前头上不明原因长了肉疙瘩,起初不在意,后来越长越大,最后形成两个莲子大小肉瘤。

治疗:麦粒灸约100壮。

大概2个小时肉瘤烧焦,患者觉热。半个月后痂落下,肉瘤消失。

(谢锡亮学生　谢延杰经治)

(十五)慢性前列腺炎

白某,男,52岁,山西侯马人,2016年9月8日初诊。半年来会阴部胀痛,尿频。每遇饮食咸、辣就会发作,经常口服左氧氟沙星、阿莫仙、三金片,前5天有效。尿化验蛋白高。反复发作十几次。近7天来,上述症状加重又外用栓剂,肚脐膏贴,无效。舌苔厚腻,舌尖红,脉弦。

治疗:给予麦粒灸关元、中极。新铺灸,每日1次。连续灸15天,症状消失,并且舌苔变薄,停止任何药物,又灸了30次,痊愈。至今2年未复发。

按:中极为膀胱经之募穴,关元穴为六阴之会。新铺灸重灸八髎、肾俞、命门,培本固原,增强免疫功能,标本兼治。

(谢锡亮学生　谢延杰经治)

(十六)治疗类风湿配合艾灸疗效好

近二十年来我采用祖传秘方配合蜜蜂蜇刺,治疗类风湿关节炎、强直性脊柱炎等,有效率达90%左右,但有个别患者疗效不明显或不稳定。

2010年,友人盖耀平向我介绍针灸泰斗谢锡亮研究和运用灸法的事迹,后来又从《中国中医药报》上看到盖先生"灸法能治风湿免疫性疾病"的文章,我非常渴望能得到谢老的指教。经盖先生介绍,我几次通过电话向谢老请教,他老人家循循善诱地给我讲了灸法治疗慢性疑难性疾病和免疫性疾病的经验。我认真拜读《谢锡亮灸法》《健康长寿与灸法》等谢锡亮先生的著作,如饥似渴地看书学习。由于我有上过成人中医专科学校的基础,按照谢老的指导反复临床实践,所以比较快地掌握了书中关于灸法的要领和技巧,针对以前治疗效果不好及新的类风湿患者,在原有治疗方法的基础上,同时增加艾灸,取得满意效果。

医案1

张某,女,57岁,黑龙江省鸡西市鸡冠区向阳委7组居民,2015年5月12

日来诊。自诉1998年因身体不适,关节肿痛,到鸡西市人民医院做各项检查,其中类风湿因子检测为阳性,当时医生即告知这种病没有什么好的治疗方法,在当地没有办法治疗。于是听说哪里能治就赶快到哪里去治,先后去过哈尔滨、沈阳、北京等地医院和个体诊所治疗,大多是吃中药,有的也配合西药,近20年的治疗不但没有什么效果,病情还逐渐加重,四肢关节肿胀变形伴晨僵,不能干家务,行走困难,曾有2次卧床不起达数月。

检查:类风湿因子30+,血沉40mm/h。四肢、手、足关节变形,各关节肿胀疼痛严重,双腿不能弯曲,行走困难。

治疗:①口服蜂宝1号药物,每日2次,每次40g,饭后20分钟服用。②蜜蜂蜇刺阿是穴,每日10~20针。③用灸法,麦粒灸,取大椎、肾俞、足三里等穴,每日1次,每次每穴9~11壮。治疗8天后,肿胀、疼痛、晨僵明显减轻。又治疗21天后,肿胀、疼痛、晨僵消失,双腿可以下蹲。第2个月口服药物正常服用,蜜蜂蜇刺和麦粒灸改为隔天或间隔2天1次。第3个月口服药物正常服用,蜜蜂蜇刺、麦粒灸改为隔2天或间隔3天1次。第4个月口服药物每次减至20g,每日2次,饭后20分钟服用。蜜蜂蜇刺和麦粒灸改为间隔5天1次。

经4个月治疗,患者肿胀、疼痛、晨僵全部消失,活动自如,可干全部家务,临床治愈。2016年5月回访,患者身体各方面状态良好。嘱其每年仍需巩固治疗1个月左右为好,如实在不能来诊所治疗,应在家自己进行艾灸保健。至2022年5月,每年都电话回访,身体各方面正常。

医案2

张某,男,47岁,黑龙江鸡西市城子河区煤矿工人。2016年7月25日来诊。自诉:患类风湿近3年,曾到山东、青海等地多次治疗无效,听其他患者介绍来诊。检查:血沉50mm/h,类风湿因子35+。晨僵,双肩、双手、手腕、双膝、双脚踝均疼痛肿胀,不能下蹲,行走困难,病情较重。

治疗:口服蜂宝1号,蜜蜂蜇刺,同时增加麦粒灸。取膏肓、肾俞、太溪等穴,每日一次,每穴9~11壮。治疗7天后肿胀、疼痛减轻,可正常走路。治疗10天后即正常上班工作。共经90天治疗,患者肿胀、疼痛、晨僵消失。2017~2022年,每年回访1次,身体正常,仍在煤矿继续工作。

[谢锡亮学生　黑龙江省鸡西市长寿研究会调本堂医药科技(黑龙江)有限公司　刘佩君]

第八章　名灸介绍

《黄帝灸法》《扁鹊灸法》并非真是黄帝、扁鹊所作,乃后人托名而已。不过从这些灸法中可以看到古人对灸法的重视。但壮数甚多,现在只可作为参考。这里选录一些,意在使读者了解古典灸法的大概。

又选录了一些日本诸家灸法,以供借鉴。

一、黄帝灸法

1. 男妇虚劳,阴疽骨蚀,肺伤寒,缠喉风,老人气喘,老人二便不禁,妇人脐下或下部出脓水,妇人半产,久则成虚劳水肿,妇人产后热不退,恐渐成痨瘵,以上各症,灸脐下三百壮。

2. 男妇水肿,久患脾疟,气厥尸厥,死脉及恶脉见,肾虚,面黑色,以上各症,灸脐下五百壮。

3. 急慢惊风,灸中脘四百壮。

4. 黄黑疸,灸命关二百壮。

5. 久患伛偻不伸,灸肾俞一百壮。

6. 产后血晕,妇人无故抽风发昏,呕吐不食,以上各症,灸中脘五十壮。

7. 鬼魇(神经精神症状)著人昏闷,灸前顶穴五十壮。

8. 久患脚气,灸涌泉穴五十壮。

9. 暑月腹痛,灸脐下三十壮。

10. 妇人产后,腹胀水肿,灸命关百壮,脐下三百壮,鬼邪著人(精神症状),灸巨阙五十壮,脐下三百壮。

二、扁鹊灸法

1. 凡诸病困重,尚有一毫真气,灸命关二穴,二三百壮,能保固不死。

2. 凡一切大病,中风失音,手足不遂,大风癞疾,灸肾俞二穴二三百壮。

3. 两目䀹䀹，不能视远，腰膝沉重，行步乏力，须灸中脘脐下，待灸疮发过，方灸三里二穴，以出热气自愈。

4. 脚气重，行步少力，灸承山二穴。

5. 远年脚气肿痛，或脚心连胫骨痛，或下腿粗重，沉重少力，可灸涌泉二穴五十壮。

6. 偏头痛，眼欲失明，灸脑空二穴七壮自愈。

7. 太阳连脑痛，灸目明二穴三十壮。

8. 久患风腰痛，灸腰俞二穴五十壮。

9. 巅顶痛，两眼失明，灸前顶二穴。

三、窦材灸法

1. 中风半身不遂，语言謇涩，乃肾气虚损也，灸关元五百壮。

2. 伤寒少阴病证，穴脉缓，昏睡自语，身重如山，或生黑靥，噎气、吐痰、腹胀，指冷过节，急灸关元三百壮可保。

3. 伤寒太阴证，身凉足冷过节，六脉弦紧，发黄紫斑，多吐涎沫，发燥热，噎气，急灸关元、命关各三百壮，伤寒唯此二症，害人甚速。

4. 脑疽发背，诸般疔疮怒毒，须灸关元三百壮，以保肾气。

5. 急喉痹，颐粗颔肿，水谷不下，此乃胃气虚，风寒客肺也，灸天突五十壮。

6. 虚劳，咳嗽潮热，咯血吐血，六脉弦紧，此乃肾气损而欲脱也，急灸关元三百壮。

7. 水肿膨胀，小便不通，气喘不卧，此乃脾气大损也，急灸命关二百壮，以救脾气，再灸关元三百壮，以扶肾水，自运消矣。

8. 脾泻注下，乃脾肾气损，二三日能损人性命，亦灸命关、关元各三百壮。

9. 休息痢，下五色脓者，乃脾气损也，半月间则损人性命，亦灸命关、关元各三百壮。

10. 霍乱吐泻，乃冷物伤胃，灸中脘五十壮，若四肢厥冷，六脉微细者，其阳欲脱，急灸关元三百壮。

11. 疟疾，乃冷物积滞而成，不过十日，半月自愈，若延绵不绝，乃成脾疟，气虚也，久则元气脱尽而死，灸中脘及左命关各百壮。

12. 黄疸，眼目及遍身皆黄，小便赤色，乃冷物伤脾所致，灸左命关百壮，忌服凉药，若兼黑疸，乃房劳伤肾，再灸命关三百壮。

13. 反胃，食已即吐，乃饮食失节，脾气损也，灸命关三百壮。

14. 尸厥,不省人事,又名气厥,灸中脘五十壮。

15. 风狂妄语,乃心气不足,为风邪客于包络也,先服通圣散,灸巨阙穴七十壮,灸疮发过,再灸三里五十壮。

16. 胁痛不止,乃饮食伤脾,灸左命关一百壮。

17. 两胁连心痛,乃恚怒伤肝、脾、肾三经。灸左命关二百壮,关元三百壮。

18. 肺寒,胸膈胀,时吐酸,逆气上攻,食已作饱,困倦无力,口中如含冰雪,此名冷痨,又名膏肓病,乃冷物伤肺,反服凉药,损其肺气,灸中府二穴各二百壮。

19. 咳嗽病,因形寒饮冷,水消肺气,灸天突穴五十壮。

20. 久嗽不止,灸肺俞二穴各五十壮即止,若伤寒后,或中年久嗽不止,恐成虚劳,当灸关元三百壮。

21. 病风,因卧风湿地处,受其毒气,中于五脏,令人面目庞起如黑云,或遍身如锥刺,或两手顽麻,灸五脏腧穴,先灸肺俞,次心俞、脾俞,再灸肝俞、肾俞各五十壮,周而复始,病愈为度。

22. 暑月发燥热,乃冷物伤脾胃肾气所致,灸命关二百壮,或心膈胀闷作痛,灸左命关五十壮,若作中暑,服凉药即死矣。

23. 中风病,方书灸百会、肩井、曲池、三里等穴,多不效,此非黄帝正法。灸关元五百壮,百发百中。

24. 中风失音,乃肺肾气损,金水不生,灸关元五百壮。

25. 肠癖下血,久不止,此饮食冷物,损大肠气也,灸神阙穴三百壮。

26. 虚劳人及老人于病后大便不通,乃服利药,灸神阙一百壮自通。

27. 小便下血,乃房事劳伤肾气,灸关元二百壮。

28. 砂石淋,诸药不效,乃肾家大虚所凝也,灸关元三百壮。

29. 上消病,日饮水三至五升,乃心肺壅热,又食冷物,伤肺肾之气,灸关元一百壮,可以免死。或春灸气海,秋灸关元三百壮,口生津液。

30. 中消病,多食,四肢羸瘦,困倦无力,乃脾胃肾虚也,当灸关元百壮。

31. 腰足不仁,行步少力,乃房劳损肾,以致骨痿,急灸关元五百壮。

32. 昏默不省人事,饮食欲进不进,或卧或不卧,或不行,莫知病之所在,乃思虑太过,耗伤心血故也,灸巨阙五十壮。

33. 贼风入耳,口眼㖞斜,随左右灸地仓五十壮。

34. 顽癣浸淫,或小儿秃疮,皆汗出如水,湿淫皮毛而起也,于生疮处,隔三寸灸三壮,出黄水愈。

35. 行路忽上膝及腿如锥痛,乃风湿所袭,于痛处灸三十壮。

36. 寒湿腰痛,灸腰俞穴五十壮。

37. 老人气喘,乃肾虚气不归海,灸关元二百壮。

38. 脚气少力,或顽麻疼痛,灸涌泉穴五十壮。

四、日本代田文志灸法

灸炷的大小,普通以米粒大(按:指大米粒)为适宜。但是对于极富于敏感的人,衰弱的人,症状危笃的人,高热的人,年老的人,小儿等,当用半米粒大或更小一些;滥施大灸是不可的;对乳儿以棉线大小即丝状灸就能充分奏效。丝状灸在成人患颜面神经麻痹时施以面部,或患眼疾时施以眼眶周围也是适宜的。

阅读古书,在往昔大概皆像是惯施大炷,如小豆大、鼠粪大、大豆大的记载很多。但是,施行那样的大灸,多没有必要。要需米粒大的灸疗,是在镇静并发急性疼痛的病症时,或是为了顿挫疗痛而在特定的穴上施灸多壮而已。

壮数(灸1穴1炷称为1壮)以大人——5壮乃至7壮,小儿——3壮乃至5壮为一般标准。关于壮数,古来并无一定的学说,《针灸甲乙经》这类书载着灸3壮或灸5壮或灸1壮等,不过是将灸炷的数目,大体指定罢了,并无非遵循不可的必要。决定壮数的仍是病人的症状,有时多,有时少。

下面是我从十几年来的经验摸索出来的依疾病而有所差异的壮数:

1. **有感冒的情况**　灸风门若不施以15壮乃至20壮无大效果。

2. **有肠炎的情况**　急性肠炎时,灸水分、大巨、气海、滑肉门、中脘、梁丘等需要10壮乃至20壮,有时甚至需灸30壮。

3. **阑尾炎**　为顿挫阑尾炎而灸气海时,可用20～30壮。

4. **神经痛**　特别对于坐骨神经痛,灸次髎、大肠俞、环跳、殷门、跗阳等穴时,灸7壮以上可以早见效果。腰痛、肩背痛其疼痛甚烈者宜增多壮数。

5. **疔疖痛等**　在手三里、合谷、养老等穴施灸时,有时也要灸30壮到200壮,还有1天要灸2次或3次的。

6. **肺结核及虚弱者**　对这类人用半粒米以下的极小炷灸,每次2～3壮,连灸1周左右,使其体力渐次恢复,再增灸壮。不要忘记"由少壮徐徐变多壮的原则"。

7. **血压亢进症**　这类病一般也是壮数少的效果大。我是普通每次以半米粒大3壮来灸的,渐渐好转后再增为5壮。这也是看清血压后而定的,如若增多壮数而血压上升就要再将它减少。

8. **高热的人**　以3壮为限,不过,在肺炎或是流行性感冒的时候,灸后溪或前谷时亦可用 5 壮或 7 壮。

9. 衰弱的人或大病后的人　自 3 壮左右开始,逐渐增至 5 壮。

灸疗的用量,使用药物时总有一次用几克,这样的分量规定,超过此量反起有害作用;和药物一样,灸疗也有一定的用量。如果将这用量弄错,病人不但不能趋向治愈,而且感到疲劳、倦怠、衰弱加剧而病症恶化。

灸疗的用量,急于奏效而多点灸炷,增加灸疗的用量是禁忌的。病是有一定的过程的,因此不必焦急,应以安静地等待治愈的时期到来为原则来进行。

灸疗的用量,由灸炷的大小和壮数及取穴的数目来决定,其公式如下:

$$灸疗的用量=使用经穴×壮数×灸炷的大小$$

举例说明,以米粒大的灸炷为 1。使用经穴数为 15 处,灸壮之数为 5 壮,那么 $1×15×5=75$,即灸疗的用量为 75。使用经穴数如为 20 处,灸壮之数为 3 壮,灸炷大小为半米粒大时,$0.5×20×3=30$,即灸疗的用量为 30。

按照我在人体上实验的结果,若是不发热的人,体力好的人,即使以米粒大的灸 5 壮乃至 7 壮,施于 20 穴乃至 40 穴,都未尝见到有害。至于像全身关节风湿、腰腹神经痛与坐骨神经痛并发者、脊椎骨痨等症,也有迫于必要甚至施灸五六十穴的,而且这样多量的灸疗即使连续半年乃至 1 年亦绝无害。

不过,话又说回来,上述的情况是特殊的,在普通的情况下,还是以灸疗的用量不过多为宜。在发热、咯血、血压高、衰弱这类病人,灸疗的用量必须极少。纵然要多,也应最初少而逐渐多。

灸法古来不对身体发热的患者施用。诚然,在高热的时候是应当注意的。对于患肺结核等体温约在 37.2℃ 的病人,灸炷宜小,壮数及灸穴也应少用。感冒及肺炎之际,在风门、尺泽、后溪等穴位施灸,是没有问题的。但应避免全身施灸。关节炎及患风湿症者在有热时,不妨避开局部,在稍稍离开它的周围处施灸也是没有问题的。肋膜炎可灸郄门,疟疾可灸前谷及大椎等穴,虽有高热,亦不忌灸。又对热度时有高低的病人,可于低温时施灸。患结核病者在午后体温上升,则以上午施灸为宜。

(《临床针灸治疗学》)

五、日本其他诸家灸法

(一)身柱之灸

身柱一穴,在第 3 椎之下,用于灸治癫狂、劳瘵、小儿惊痫、疳疾诸证。日俗称为身柱之灸。为小儿必灸之穴,可于出生后 75 天灸之。如全身出痱疮,或惊搐,则可在 75 天之内施灸。但出生后 30 天内不宜施灸。1 次可灸 30 壮、50 壮,而后续灸可至 300 壮、500 壮。

(《日用灸法》)

身柱为一般小儿常用的灸穴。二三岁的小儿如发现惊风之兆,此为必灸之穴。至于四五岁以上的儿童,则可灸肝、脾、胃等俞穴。

(《和汉三才图会》)

(二)针刺灸治

简朴质素,甘于清贫,在禅僧的行为中,实为美妙隽永的佳话。针刺灸治即为其日常生活之一。在 1 个月内,针刺灸治的日子占 2 天。云水达在这 2 天的休假期间,穿着破衣以针刺身,灸于三里、内肩,视为养生之道,这是自古以来的传统,看来禅僧之所以长寿者居多,就是这个道理。

(离病道人)

(三)民间的习俗

身柱之灸,古来作为小儿常用的灸穴,在日本国内是普遍盛行的,目前鸟取、岛根等山阴地方,也还广泛地施行着。其法于胎儿出生以后不久,即在身柱穴灸以小麦粒大的艾炷 3 壮左右,继续施行二三日至数十日不等,这是自古以来传承不绝的一种习俗。

(离病道人)

(四)小儿与灸治的疗效

对小儿灸治之效,倍于成人。予常施行灸治,坚持不用药物。在眉间发现青筋,鼻下发赤溃烂,齿牙神色有异,或用手指搔下带有血色前头发时;倘在身柱、脊中(即 11 椎之下)灸治,只要隔了 1 夜,就有 8/10 可以得到迅速治愈。即在民间具有心得的人也是很多的。甚至在禁灸的小儿科专家那里,也是屡见不鲜的。事实上,对于那些没经验的,有顾虑的,家庭人口众多的人来说,应当格外有所体验。

(《养生新语》)

(五)芭蕉翁与三里之灸

古时有过这样的说法："莫与没有灸足三里的人在一起旅行。"虽不知道是谁人所说的,可现在也还在一般地这样讲着。在出发旅行之前先灸足三里,似乎是古人的一种常识。芭蕉翁客居旅中如同家里一样,他是死于旅途中的。在他肩上小包囊中,看来一定是放置着艾和线香的。他志述长途3000里的"奥之细道"中行脚之际,先于出发以前施灸的这一件事,在他的旅行日记中,一开始就有这样的记载:"在和道神打招呼的时候,手里没有拿什么,裹着破烂的腿套,扣着笠帽的带子,心里却想念着,先去灸一灸三里,比观赏松岛之月还要重要。"

(离病道人)

第九章 灸法医话

一、东渡归来话灸法

去秋东渡,今夏归来。计驻东时日8个月余。关于彼邦教育文化、政治建设、民族精神,印象甚深。日本人民,5岁以上者,无不识字。其最低程度为高小毕业,商店职员,居家仆役,大学毕业者,大有其人。学校林立之外,各种展览会、讲演会,可谓无月不有,无日不开。其政体虽为君主,法令却非独裁。故政治修明,日臻隆盛。以言建设,则举凡声光电化,衣食住行,海陆空防,无不积极设备改良。尤以交通道路之建设,令人赞叹。而民众之守礼貌,重信义,勤俭耐劳,尤为深佩。唯性多狐疑,气量狭窄,不无可议之处。然正以此而能研究竞争,进步神速。一事一物,绝不任其模糊过去。视我中国,诸葛武侯之得其大意,陶渊明之不求甚解,不知误了多少学子!中国不欲图存则已,否则必以日为镜鉴,普及教育,尊崇礼教,努力生产建设。能如此,庶乎有望。

去年黄花初绽之时,偕杨生克容,乘轮东渡。先抵长崎。关于针灸学术之首触眼帘者,为广岛上侧某町之名灸市招。为一宽约1尺5寸、长2尺5寸之长方木板,绘一背形,画灸点数处,上书"家传名灸",悬于檐下,不啻商店之市招。日人名曰看板。后巡礼长崎街市,见有此看板者甚多。唯不见单以针名者,询之杨君至戚,谓书,家传名灸者,皆为有特效之古法灸,甚少用针。乡人信之甚笃。其以针灸二字共名者,悉为学校出身。其灸法则另一派别矣。

杨君入长崎宇和川针灸学院研究,此院为关西唯一之针灸疗养院。学生众多,病房亦大,每日求诊者颇众。凡学有根底者,于此临床实习,最为适合。院长宇和川先生,年逾古稀,和蔼可亲。教人学习,唯讲疗法,不谈玄理。每谓针灸学理,深微玄奥。与其谈似是而非之学理,毋宁讲切合实用之疗法云。此者谈话颇见忠实。余留长崎数日,即往东京。参观东京高等针灸学院,教学课分解剖、生理、病理、诊断、经穴、针学、灸学、消毒等门。院址不甚大,学员则冠全国各针校。日本针校,就所知面往参观者,东京 2 所,大阪 3 所,西京 1 所,福冈 1 所。校址似大阪之明治针灸学校为最大,设备亦较完善,院长为山崎良斋,自设灸疗院 1 所,营业异常发达。最小者为东京之东京针灸学校,校长猪又启岩氏,曾以其认为最得意之金刚流中风预防灸赠示,尚有一东京盲人技术学校,教授针术与西洋按摩术。毕业后,即为按摩技士,立即可以开业。凡在针灸学校本科毕业者,亦可自由开业。普通科毕业者,则须警视厅考试合格后,方准开业。

日人信仰针灸,故针灸医生甚多。几无一街巷不设有针灸医院。余曾去东京一家享名最高之针灸医院,受中风预防之灸。去时在上午九时,已挂至 148 号矣,可见日人信仰力之深。每在公共浴室就浴,其背部,10 人中 7 人有灸痕。然皆属工人商人,教育阶层者甚少,盖已醉心欧化,与我国之新知识阶级类似。但不如国人之更盲目的加以排斥耳。日人富研究性与进取性,事事不甘落于人后,以标新立异为荣。一针之微,以其针柄之形稍为改变,即自成一流派。或似金银质之不同,针尖之圆锐稍异,即自名为某某流派。因此乃有杉山流、杉山真传流、吉田流、大久保流,不下十七八流派,实际上治病则一,取穴则一,徒以形式微异,即自名一流,眩奇诳新,未免无聊。即灸法亦有派别,小炷多壮,大炷少壮,按压与不按压,即以此而分为流派。不知者以为每派必另有其特殊针法或灸法,一经探究,无不为之哑然。

下针方法亦为三派:捻针、管针、打针;今日最流行者为管针,次为捻针,打针已不甚用。管针下针不痛,但极不便利。行使手术,颇感麻烦。唯指力不足者与妇女小儿之畏针者,采用则甚佳。日之名针家皆用捻针法下针,与我国相同。虽下针有微感,但应用便利自在,实为下针法中之最佳者。打针法以槌打下,利于短针,不利于长针。其法盛行于昔时;今日采用者,十不获一矣。

我国针灸重补泻迎随之说,遵爪切循努之法。彼方则对经络学说废弃不谈;但为记忆上之便利,仍以十二经为系统。穴法、寸法、经外奇穴等,未有变更。于阴阳原络等说,只字不言。对针刺之目的定为三种:一曰制止法,凡生活功能之异常亢进,筋肉神经之异常兴奋,腺分泌与血液旺盛等,予以镇静缓解之法。二曰兴奋法,适与上条相反,凡各种功能减退者,使之增进,发挥力量之法。三曰诱导法,则专对于炎症,充血性,郁血性之病者,远隔患部诱导之方法。本此三法,采定 10 种手术:曰单刺、捻燃、雀啄、屋漏、置针、间歇、回旋、随针、乱针、振颤 10 种手法。简单实用。另有杉山真传流派,其手法有百种之多;名目频繁,不切实用,盖为矜奇玄异而立也。实则反易令人无所适从。日语不娴熟,考察一切,总不能满意。虽每往各大埠针校参观,会晤校中师友讨论学理时,总以不能尽意为憾。且以初会,不便长谈。寒暄之外,提出关于经穴上一二点疑问质询,无不辞为神秘难解。余常与坂本、二木、杉田、高桥、田印诸教授过从,遂少拘谨,彼等亦乐与相谈。依其讲义而谈针理,娓娓动听。以诱导法之隔部取穴询之,反复辨难,俱相与大笑,谓为神秘。常告以中国治病取穴与贵国截然不同:彼多主局部,我多重远道引诱反射。彼方取穴多而效少,我国用穴少而效捷云云;彼等似乎不甚信任。某日在实习室,其院生增山忠藏君患齿痛,余即乘机告以中日疗法之不同,中法只取合谷一穴,可以立止。同院生员怂恿试验,果然立止。教授与生员无不惊奇(所用之针为我国制者)。

日人对于 10 种传染病,禁止针治,讲义亦缺其治法。曾告坂本、高桥二君,中医针治有特效,不应禁止。彼等惊为奇谈;询我取穴法而一一详记。谓遇有机会当一试针。

日人以制针技术进步,所用之针,其细如发。针治时,病者确无甚痛苦,但效果甚微。每一病证,从未见有在二三次即收效者。大都总在 10 次以上。其继续治疗半年以上者甚多。余深叹其病家信仰之坚,医者自信之深。彼等见余一针一穴立止牙痛于须臾,惊为奇事!余告以针细则力微,所以不能收捷效之理由。以草茎与竹枝、木杵、击水成波之理喻之,彼等认为理由充足。于是余所带去之针一索而空;曾以日人之针太细,恐效果不佳,函询杨生克容。果得复书,谓自长崎卒业回国后,即采用日针治病,成效皆无,信誉尽失!正惶惑间,得余书始恍然悟。急改用国产之针应诊,成效大著云云。

日人信仰灸术更深,乡农尤甚。同院某君告我,日本乡人每于炎夏,不论有病无病,皆喜请医师施灸 1 次,可以暑中不疲劳,不受病云。余笑云此不啻为防病之灸,询似灸在何处,亦不甚了了,大约在脾俞、胃俞之间云。

福冈有一灸医名高田喜多,门庭若市,余以诊病为由,特往参观。医者须发斑白。彼为人诊察后,于应灸之所,用墨圈点。即命病人另往灸席上,由其助手施灸。室中烟雾蒸腾,病者皆裸体横陈,由其助手执太乙神针式之灸条压灸。其灸法不用布隔(隔纸)热度不甚强,艾条无药,松软不结实,灸后颇觉舒适。

余此次东行 8 个月余。彼邦之针灸学术,待秋凉时,当择刊针灸杂志。以飨同好。

(《针灸杂志》,1935 年 8 月第 12 期,承淡安)

二、承淡安灸法残稿

10年"文革"初期,红卫兵来家"破四旧"。岳父淡安公已逝世10年。遗书甚多,当被抬去不少,并扔了一大堆放火焚烧,院子里到处是碎纸残灰。第二天打扫时,发现一个很小的破本子,上面有岳父亲笔写的灸法草稿66～92页,共计26种疾病的灸法残稿。前面的已成灰烬了! 惜夫!

1. 妇人腰尻冷痛的灸法　不少妇女腰部会像冷水淋似的作冷,有时连肩部也会冷痛。灸的方法是在肺俞、心俞、足三里穴。每天睡前各灸7壮或9壮,连灸3～4周后,完全可以治好。

2. 妇人腰腹冷痛的隔姜灸法　如果腰腹部终年觉得冷飕飕的,要拿热东西如热水袋等暖着才舒服点,小便频,白带多,尤其月经期间更觉不适,头晕或头痛,老像病人似的打不起精神来,只要在下列穴位上用隔姜灸法,每天灸1次,1～2个月后,便会精神振作,身体健康了。

灸穴:命门、肾俞、大肠俞、小肠俞、次髎、下髎、中脘、肓俞、天枢、气海、关元、足三里、三阴交。

3. 头痛的灸法　我以前疲劳后便会头痛,后来逐渐加重,甚至夜间痛得不能入睡。经过1个多月的灸治,竟完全灸好了。灸穴是膝眼下3指为第一灸点,再下3指是第二灸点,再下3指是第三灸点,左右共6点。每天各灸米粒大的艾炷7壮,头痛一天天减轻,以至痊愈。

4. 漏肩风的灸法　人到了50岁左右,常会发生肩臂疼痛,不能上举,或不能反转到背后,俗名漏肩风,直接灸很有效。

灸穴:肩外俞、肩井、肺俞、魄户。

5. 慢性腹泻的灸法　一位病人自诉:5年来常常腹泻。每年夏天都要住院治疗。平常饮食冷了点,或是吃多了点,或是吃了点不容易消化的东西,便要泻几天,来诊时面色黄淡,血色毫无,肌肉消瘦,精神不振。给他灸了10天,胃口开了,精神也好了,面上也有血色了,吃点冷的也不要紧了。他对灸法有了信心,天天坚持灸治,不到1个月,身体也壮了,腹泻完全停止,恢复了过去的健康。

灸穴:心俞、膈俞、肝俞、脾俞、大肠俞、中脘、气海、天枢、三阴交、上巨虚、泉生足(奇穴,在跟骨后横纹中央)。每天各灸半粒米的艾炷7壮。

6. 便秘的灸法　便秘,三四天1次,大便干燥困难。

灸穴:肾俞、胃俞、大肠俞、天枢、气海、腹结。每天各灸米粒大的艾炷7壮。

7. **小儿麻痹症灸法**　灸穴：肺俞、肝俞、脾俞、命门、中髎、四满、手三里、中渎、阳陵泉、足三里、悬钟。每天各灸半米粒大的艾炷3壮。

8. **小儿内翻足灸法**　患者是个8岁的女孩。她5岁的时候，不小心被开水烫伤，又内伤了腰骨，走路时，右脚朝里拐，起初认为是烫伤所致，过几天就会好的。谁知竟一天天严重起来，像跛子一样了，经西医诊治，说是结核性骨膜炎，医治了3年，换了几处医师，都说是结核性病，不易治。

于是开始灸治，每天灸1次，灸了3周，走路已看不出异样。灸了3个月，完全恢复，能跑能跳了。

灸穴：筋缩、命门、上髎、外膝眼、悬钟。每天各灸半粒米大艾炷5壮。

9. **小儿脑膜炎后遗症痴呆的灸法**　患儿为7岁女孩，去年夏天患脑膜炎后，得了痴呆症，一个聪敏活泼的孩子成了痴呆无用的人。她父母非常伤心，前来要求针灸。起初3天，在她身上灸时，她好像并不觉痛，后来稍微有些知道痛似的。灸到1个多月时，神情、知觉、举动都渐趋正常。持续灸治了3个月，终于恢复了神志和活泼，又进了小学了。

灸百会、右肝俞、左脾门、命门、长强、鬼哭，每天各灸3小壮。

10. **羊痫风灸法**　灸穴百会、囟会、巨阙、中脘、肓俞、气海、足三里、涌泉，每天各灸7小壮。头2个月是每天灸1次，以后逐月渐少，改为2天1次，3天1次，又改为7天1次，10天1次，连续3年，可以完全灸好。

11. **夜尿症灸法**　灸穴身柱、命门、肓俞、关元、中极，每天各灸米粒大艾炷5壮。

12. **月经困难的灸法**　灸穴三焦俞、阳池、中脘、足三里、地机、三阴交，每天灸半粒米大艾炷各7壮。

13. **白带和月经痛灸法**　灸穴三焦俞、肾俞、中髎、中脘、气海、中极、血海、三阴交，每天用半粒米大艾炷各灸7壮。

14. **胆石症的灸法**　灸穴筋缩、胆俞、胃俞、命门、气海俞、关元俞、阳陵泉，每天各灸半粒米大艾炷15壮。

15. **颜面神经麻痹灸法**　灸穴颊车、地仓。㖞左灸右，㖞右灸左。隔姜灸，灸后用毛巾扎好，2小时内不说话，不吹风，连灸几天就会好的。

16. **瘰疬灸法**　王老师的孩子13岁了，一点也不活泼，面色总是不红润，身体发育还不及10岁的孩子。耳下颈侧常有四五个小疙瘩，医生说这是淋巴结肿大，如不早治，溃烂后就不好医了。王老师带孩子来诊，当即点穴给王老师看，教他回去每天中午给孩子灸1次，并说明不能拖延，这个病对发育很有妨碍的。

不到 1 个月,不但耳下颈侧的小疙瘩没有了,孩子的脸色也红扑扑的,大腿上的肌肉也坚实起来了,性格也活泼了。

灸穴:天柱、身柱、肝俞、脾俞、肘尖。每天各灸半粒米大艾炷 5 壮。

17.老咳嗽灸法　常年咳嗽,一到冬天咳得更厉害。半夜里总要咳咳呛呛,气急败坏地咳上一阵。应该坚持灸治,连灸 2～3 个月。

灸穴:肺俞、身柱、灵台、脾俞、肾俞、天突、中脘、气海、足三里。

18.小肠疝气灸法　灸穴命门、肾俞、关元俞和三阴交,每天各灸 3 壮。

19.脱肛灸法　灸穴腰俞、阳关、命门、百会。由下面的穴位顺序向上,每天各灸 3 壮。

20.小儿夜啼灸法　灸穴肝俞、命门,各灸半粒米大艾炷 3 壮。

21.疟疾灸法　大椎灸米粒大艾炷 5 壮。

22.迎风流泪灸法　握拳,用小艾炷在大指第一节关节正中,和小指第二节关节正中各灸 10 壮。灸时觉得烫痛即将艾炷去掉再换 1 炷,连灸 10 天就会痊愈。

23.伤风鼻塞灸法　隔姜灸上星穴。

24.白带又一灸法　用念盈药条常灸带脉、关元、腰阳关、三阴交。

25.大病后虚弱萎黄灸法　灸穴关元、三里、肾俞、命门、三阴交。

(梅焕慈)

三、日本·间中喜雄论灸法

间中喜雄,现代人,医学博士,日本医师,东洋医学会会长。

1. 值得向现代人介绍的——灸的神效　对于针灸中的"灸",现代人都抱着两大疑问,一是"这样古老的方法,难道真的还有什么效果"? 二是"烧到简直无法忍受的那样热,而且还会留下一个很难看的瘢痕来",所以就因此引起反感。

关于是否有效这一点,早有很多连现代医学也不能不承认的、证明其确有神效的资料。再为那些体验过"灸"的治疗的人,对于这治疗方法的轻松愉快,都留下了好感,而且他们对于这并不使用药品却真能治愈疼痛等疾病的效果,更感到了惊异。

就我过去 40 年间,用灸治好了他们的病痛的人比起另外一些认为无效而半途而废的患者,真不知要多出多少。

其中那种普通必须持续治疗几个月甚至好几年的三叉神经痛的重症患者,却只经过 3 次的治疗,就摆脱了那极其难受的痛楚;那种虽经两度动过开腹手术,而病势依然如故的胃溃疡患者,经过几次治疗就霍然而愈的例子,都是铁一般的事实。又如早就知道非开刀不可的痔核患者,在对方想来,那一定只是治疗刚开始的最初阶段的一灸,却就治好了他的痼疾,而不必来做第 2 次的治疗等等的实例,真有出乎意料的神效。像上面所列举的实例,的确数不清。

在这些治疗过的实例中,有的是些难医的慢性病,他们已被病魔纠缠了好多年,曾经遍访名医,到处求治。尝试过种种治疗方法而始终不能治好的,结果都不药而愈。甚至有些是越医越坏,束手无策,只好来尝试针灸治疗,而结果却得以恢复健康的例子,更是多到不胜枚举。同时,这些慢性病,大多为与生活习惯不规律及现代生活压力过大有关的神经症与胃病,因此,更值得我们注意。

在这里我要列举 6 种针灸治疗有特效的疾病如下,以供参考。

(1)原因不明的种种疼痛及莫名其妙的烦恼,都会很快消失。

(2)会使睡眠良好。

(3)调整通便。

(4)有关食欲……生活功能的提高。

(5)对于体重的标准化会收奇效。

(6)使人气色好转,连面部斑点都一起消失。

人不论男女,年龄不论老幼,所遭遇到的健康上的困扰与烦恼,这"灸"都可以一一解决。所以这"灸"非但不古老落伍,反而对于备受肉体与精神紧张痛苦的现代人来说,是最适合的一种现代健康法。

2. 灸法效果的五大特征

(1)灸可以矫正疾病反应的过与不足。

(2)灸会增加身体的抵抗力。

(3)灸会使身体引起防御反应。

(4)灸会消除身体的紧张。

(5)灸会缓解疼痛。

3. 全身灸的效用

(1)美化肌肤。

(2)安定精神。

(3)驱除疲劳。

(4)促使睡眠良好。

(5)培养精力。

(6)获得一个不轻易生病的身体。

(7)太胖太瘦都可调整。

(8)调整通便。

(9)保持血压正常。

(《灸穴治疗法》)

四、韩国·金南洙论灸法

▲ 灸是最好的医术。

▲ 针灸师是会走路的医院。

▲ 灸是提高身体战斗能力的医术。平时进行灸治的话可以预防生病,即使生病也可以战胜病魔。

▲ 灸是增强人体抵抗力的最好手段。任何医生、任何补药都无法达到如此效果。

▲ 灸会留下小小的伤疤,但是可以换回身体自然治愈的能力。这与预防针是一样的道理。预防针给身体留下一点病菌,却能使身体拥有更好的免疫力。事实上,要提高身体对疾病的抵抗能力,预防针是无法与灸相比较的。预防针只针对一种病菌,但灸可以针对所有病菌。灸是通过火烧灼,在人体内造出有药效的物质,并使身体吸收。

(金南洙,韩国著名针灸大师。1915 年出生于韩国针灸世家,11 岁开始习医,行医八十余年,人称"百岁医生"。2008 年任北京奥运会韩国代表团首席医师。著有《针通经络 灸调阴阳》等书。2020 年 12 月逝世,享年 105 岁。)

五、灸疗杂话

赤痢在药物治疗时,于大椎、身柱各灸 5～7 壮作为辅助治疗,有减低热度,增进抵抗力之效。

中风瘫痪,半身不遂之症,总以艾灸为宜。盖艾能温通经脉,活络血行也。然艾灸亦有主要穴,即曲池、肩髃、环跳、阳陵泉 4 穴,以大炷频频灸之,自能恢复其原状。余治锡邑薛瑞初之太夫人,年逾耳顺,瘫痪已 2 年余,就上述之 4 穴,频频灸之,连续有 150 壮,而竟痊愈。步履如恒。伟哉!艾灸之力,诚非其他药石所能及也。

民间于霍乱流行时,病发,每由针医于手足十指及委中、尺泽放血,针上脘、中脘、下脘、气海、天枢、足三里、承山等穴,每能止泻,止吐,止转筋,收到良效。但因吐泻失水过多,体力衰惫,虽与针治已无效果时,有经验者能改用神阙、关元做大炷多壮之灸治,还可挽救。附此备考。

寒湿之邪,久瘀于内,化而为热,客寒触之,气从小腹上冲心而痛者为冲疝。无锡望亭尚家桥俞长志君,年近50,患小腹痛。自觉有气攻小腹,惨痛欲死,冷汗淋漓,6日未食,奄然待毙,延余诊之。曰,此冲疝也。在脐上用三角灸法(三角灸法:穴在小腹。取法:仰卧露腹,以纸绳量两口角的长度3倍,折成三角形。以一角着脐心,脐心下左右各一点是灸点。疝气、小肠气亦可用此法灸之。偏左灸右点,偏右灸左点)及灸关元与太冲,其痛立止。处方以善其后。

肝有瘀热,寒邪外束,肝气不能条达,因而横逆。致使小腹疼痛,上下左右,攻冲无定,甚则四肢厥逆。治法宜取照海、太冲、独阴各灸5壮,石门7壮,又脐下5寸两旁1寸处灸7壮。

未满3岁之小儿,在生齿期或断奶期中,每每突然呼吸停止,颜面苍白或发青,眼球转动,躯干为强直性痉挛,四肢抽搐,人事不省。为时数秒钟至1~2分钟,即复常态。有时为间歇性之发作。重者日发10余次。将间歇时,喉中作笛声2~3声而醒。此名声门痉挛,即小儿急痫。发作时宜针治。平时宜注意营养,多做日光浴,使吸人乳,并每日用念盈药条灸身柱、肺俞、脾俞、天枢、足三里,可以强壮其身体,促其早愈。

按水肿之症,俱为小便短少,致水气泛滥。余遇水肿症,先灸肾俞,小溲即多,每试皆验。

呃逆不止,可取水突、膻中、巨阙、关元,用小艾炷各灸7壮。

先父梦琴公云:壮年时在沙洲纯阳堂治一农民,患阴霍乱,六脉已伏,体已僵,气如游丝,家人环视,俱谓不治矣。将疡科用之丁桂散加麝香分许,满置脐中,上用大艾团灸之,共灸30余壮,胸腹部渐温,呼气稍壮。更灸之,至四肢温,六脉出而止。计烧去艾团有120g余,脐周之肉灼至溃烂,后为敷玉红膏而愈。

余治一邻家鞋店主人之子,3岁,患呕吐泄泻已半月余,面青眼泛,鼻出冷气,四肢厥逆,脉细无神,某医断为不治。余给予艾绒一大团,用墨在小儿腹上点关元、天枢穴,嘱其用艾灸而去。翌晨复来,面有神采。其母谓灸后即四肢温暖,呕吐泄泻俱止,欲吮乳矣,唯灸处溃烂,为敷玉红膏并处方以善其后。

命门之火式微,不能蒸化津液,水泛而为寒痰。面有青黑色,手足清冷,小腹拘急,小便少,脉沉细,舌润有青紫色。命门灸十几壮,肾俞灸十几壮,膻中灸3~5壮,肺俞灸十几壮,常服金匮肾气丸,可愈。

肥胖之体痰湿最重，中气则弱，气虚痰甚，水聚成痰，留走肠间，身遂瘦削。咳逆稠痰，肠间水声漉漉，头目眩晕，足不觉冷，甚或肌肉水肿，脉弦滑，舌红润，此为痰饮。宜灸天枢、命门、膏肓、气海各十几壮，中脘 5 壮，多良。

中宫阳气式微，三焦失疏，水停胁下，成为悬饮。咳唾白沫，胁下引痛，脉弦不紧，舌白而润。灸大椎 3 壮，陶道 5 壮，至阳、灵台、肝俞各 7 壮。

三焦水道不利，水入膈膜，溢于肌腠，走于四肢，喘急不能安卧，肢节肿痛，筋骨烦痛，脉浮弦，是谓溢饮。

水气不化，支结于肺肠心下之处，患者头眩，呕吐，胀满，咳逆，气短不得卧，脉弦细，舌淡润，是谓支饮。两症治法相同。水分、关元、肺俞各灸 5～7 壮，神阙 3 壮，命门、中脘、足三里各灸 5 壮。

饮邪留伏筋骨腧穴之间，脾肾阳虚，不能蒸散，此为伏饮。症状为腰背痛，心下痞，恶寒，脉伏而滑。膻中、关元各灸 3 壮，中脘、肾俞、脾俞各灸 5 壮，膏肓灸 30 壮。

先父梦琴公治徐家园徐茂生腰背痛，为针人中、后溪、肾俞、环跳、委中等穴数次，愈针愈剧，乃诊其脉沉而滑，曰：得之矣！此饮邪伏于太阳腧穴之间也。乃为灸至阳、脾俞、命门、肾俞、关元，一治而减，再治而愈。

痰饮积于胸中留而不去，每遇风寒外束，阳气不得外泄，引动痰饮上逆，而发冷哮。形寒肢冷，咳嗽痰多，喉中有声，脉细弦，或细滑，舌润不渴。灵台灸 5～7 壮，俞府、乳根各灸 5 壮，膻中、天突各灸 3 壮。

虚喘系因肾元亏损，丹田之气不能摄纳，气浮于上，而作气喘。喘时声低息短，吸不归根，若断若续，动则更甚，心悸怔忡，两脉虚细。宜灸关元数十壮，肾俞、足三里各十几壮。

（承淡安）

六、长灸关元、足三里可保健康说

友人廖君昔年客寓香港，在酒肆中遇一老者，童颜鹤发，精神矍铄，饮啖举动，无异壮夫。心奇之，趋前与语，叩其养生术。老者云："予年八十矣，祖若父皆精针灸术。予童年体弱，予父每日为灸关元、足三里各数壮。及长，父告予，此乃健身妙法，当长期灸之，不可或辍。心记之，因于每日临睡时，灸关元、足三里各五七壮，至今仍继续施灸。生平体健无疾。虽年登八十，无异少壮。大约皆艾灸关元及足三里之效。"廖君与余善，因转述其言以告余。余以其说可信，故记之，而申其义焉。夫胃为仓廪之官，五谷之府，主纳水谷，实为生化之源。

故胃气旺,则饮食增,津液充,气血足,而身体健康。若胃气衰弱,则饮食少,营养缺乏,五官四肢渐失其灵敏作用,而身体日就羸弱矣。此李东垣氏所以有重脾胃之论也。考足三里为足阳明胃经之合穴,主治胃中寒,心腹胀痛,脏气虚惫,胃气不足,消化不良等症。灸足三里可以加强消化,促进食欲,俾营养旺盛,身体日增强健。至于关元穴属于任脉,主治积冷,诸虚百损,男子七疝,梦遗淋浊,女子瘕聚,经产带下等症。其部位为真阳所居,化生精气之处。灸之则清阳上升,浊阴下降,元阳温暖,血液充盈。阳气得阴涵养而归根蒂。阴血得阳温暖而化精微。由是阴平阳秘,生生不息。总之,灸足三里,所以使足阳明胃气旺,纳谷多而营养足,灸关元所以使任脉阴血盛,元阳暖而精血充。营养旺盛,精血充盈,而身体有不健全者乎?老者之言,诚非虚语,足供吾人研究者也。

(邓介豪.《针灸杂志》,1937 年 1 月第 28 期)

七、简便廉验的灸法

▲ 中医自古以来的传统观念,认为医乃仁术,医生必修医德,精湛医术,医天下病人之疾苦是为天职,勿贪婪财物而败德。

▲ 我国传统的针灸医学已经传播世界,它是由针法和灸法所组成,合称"针灸",是两种不同的治病方法。针是扎针,灸是艾灸,各有所长。不能以针代灸,也不能以灸代针。《内经》云:"针所不为,灸之所宜。"因为针法现在使用的人多,人们都很熟悉,而灸法用的很少,人多不知。致使针灸失去了一半作用,十分可惜。应大力推广,用于防病治病,养生保健,成为大众的方法。

▲ 灸法有几千年的历史,历代医学家留下很多著作和大量验案。经现代国内外医学科学实验研究证实,灸法能够活跃脏腑功能,旺盛新陈代谢。施灸对血压、呼吸、脉搏、心率、神经、血管、血液、内分泌、免疫功能等均有调节作用,科学性很强,内涵深邃,有理论,有依据,很适合人们防治疾病之用。

▲ 灸法并不古老,不落后,不是土法,更不是野蛮行为。灸法安全稳妥,不借药物之力,简单易学易用,经济节约,花钱很少,由医生点穴教会方法,带回家去自己灸,或由别人给灸,更加方便。只要掌握技巧,正确使用,没有多大痛苦。对人体和环境没有危害,更不会影响美容。值得向现代人推广。

▲ 灸法有神奇疗效,非实践而莫知。"纸上得来终觉浅,绝知此事要躬行。"灸字从久,从火,要长时间施灸,日久见功。灸法能治急性、慢性及难治性疾病,一定要耐心坚持下去,才会有满意的效果。

▲ 常灸足三里,能激发和调整自身之潜能,提高免疫功能,能使人身心舒

畅,精力充沛,用于养生保健,可以延年益寿,是最科学的养生之道。

▲ 灸法最大的特点是在一定的经络穴位上长期施灸,能协调脏腑功能,温通经脉运行,维护阴阳平衡,没有毒副作用,能防治、辅治中医、西医没有特效疗法的疾病,如病毒性乙型肝炎、慢性肾炎、慢性气管炎、哮喘、肺门淋巴结核、肺结核、经常感冒、癌症、白血病、红斑狼疮、硬皮病、艾滋病等免疫缺陷和免疫力低下的疾病。

▲ 灸法能结合中西医药协同医疗,不论外科手术、放疗、化疗、放支架、透析等介入疗法,都不可能是万事大吉,总有症状和不适,还需要服药和调养,在这种情况下,可以使用灸法。

▲ 使用灸法也要注意运用心理、饮食、起居、动静锻炼等卫生保健知识呵护自己。

八、喜见灸法在发展中

20 世纪二三十年代,以承淡安先生为代表的中医界,认为传统中医从来就是"针灸并重",密不可分。然而近代由于种种原因,"重针轻灸",灸法相对滞后了,失去了针灸的一半作用,不仅可惜,而且有愧于历代祖先们留下的珍贵遗产。吾人应尽大力维护这份瑰宝。

从 20 世纪 70 年代后期,在临床和教学中偏重灸法,发展灸法。为了传承和推广灸法,余先后主编出版了拙作《灸法与保健》《灸法——基础·临床·保健》《家庭实用保健灸法》《健康长寿与灸法》。近 5 年来,人民军医出版社发行《谢锡亮灸法》第 1 版、第 2 版 49 000 册。40 多年来,抓住灸法这个课题不放,执着痴迷地传承灸法。

由于人们的生活水平提高,养生保健意识不断增强,尤其是各种报刊、医药杂志、电视养生栏目大力宣传养生方法,人们对传统灸法更加重视,引起从农村乡镇到大中城市很多人对灸法的兴趣,喜爱和使用灸法的人越来越多,促进了灸法的发展。艾制品厂、艾灸器具及艾灸养生馆所也应运而生。国内河南南阳,江苏苏州,河北安国,湖北蕲春、随州等地都有艾制品厂。尤其河南南阳有艾制品厂 50 多家,据说年用原料高达 5000 多吨,制成各种艾制品行销国内外。艾灸器具发展也很快,江苏泰州、苏州、河南南阳,广州,西安等地都有生产,品种很多。近些年,上海、北京、广州、天津、杭州、苏州等地开设艾灸养生馆很多,据业内人士说,光上海就有几百家。

央视 4 频道(中文国际频道),两年来多次播放小艾炷直接灸的专题片,引起全国各地许多人对灸法的关注,不断有人来电来函、访问、咨询治病方法和操作技巧,还有要求来学习的,我都一一答复,并介绍与其邻近的学生为其传授。从而获得许多信息,得知各地使用直接灸法的人逐渐多了,灸法正在发展中。

南京中医药大学传承和弘扬灸法,王玲玲教授等主编的《麦粒灸薪传集》(人民卫生出版社 2012 年 2 月)40 多万字,考究甚详,内容丰富,对提倡和推广小艾炷直接灸法起到积极的作用。

九、呼吁用灸法防治免疫性疾病

在耄耋之年,我大声疾呼,恳请中、西大医院的专家、教授和学者们多关注中医学和基层医务人员的临床实践经验。到目前,许多疾病如乙型肝炎、艾滋病、类艾滋病等免疫性疾病还没有广泛应用灸法,这些病人还在受疾病的折磨。

现代医学科学的进展,诊断技能不断提高,出现的新病名能否用灸法防治还是一个未知数,需一一去探索。只有经过临床实践,才能积累经验。免疫性疾病和难治性疾病已进入灸法的适应证,所以说,亟待医学家和有识之士认真研究,让灸法为更多的患者解除痛苦。

十、谢锡亮话灸法

(一)

灸法耐心讲功夫,艾绒燃烧灼皮肤。
起初觉热有点痛,重复几次很舒服。
简便廉验少花钱,在家自灸不出户。
一缕芳香爽精神,风寒湿痹百病除。

(二)

灸法犹如大荒原,亟待医者去开拓。
细菌病毒均可治,免疫疾病全概括。
绝非自欺欺人语,经过实践眼开阔。
临床验案有佐证,科学研究文章多。

十一、谢锡亮话灸师临诊要诀

莫道灸法难开展,放弃不用欠学问。
艾灸神奇少人知,医者宣讲要耐心。

疑难大病用灸法,经济节约效如神。

若有巧手施艾炷,妇人孺子皆相信。

或谓炮烙受痛苦,比起手术都能忍。

麦粒艾炷容易燃,半秒时间即灭泯。

灸术之中有技巧,穴位重要应定准。

艾绒粗细有讲究,艾炷大小要区分。

壮数多少依病情,每次几穴先定真。

非瘢痕灸穴宜多,瘢痕施灸少伤身。

点燃艾炷藏妙诀,热力高低要均匀。

不经实践空害怕,误术误己误病人。

奉劝治病养生者,大力施行莫因循。

科学实验常报道,调节免疫壮人身。

笔者使用数十年,有口皆碑非空论。

十二、中国特有的医术——灸法治疗
慢性难治性疾病

笔者从事中医针灸工作近 60 年,深深感到针灸有神奇疗效,尤其灸法,更有独特作用,且已届垂暮之年仍倾力推广,特将一点心得体会介绍出来,寄厚望于后来者。

灸法最大的特色是在一定的经络穴位上长时间施灸,能调节内分泌,旺盛脏腑功能,提高免疫力,使人体生理病理得到良性改善,从而治疗各种疾病。在养生保健方面,能激活丘脑-脑垂体-促肾上腺皮质激素轴活跃起来,而发挥免疫抗衰老作用,没有毒副作用,能治中、西医没有特效疗法的疾病。

(一)难治性疾病

难治性疾病古称怪病、奇病。《黄帝内经》有奇病论,《诸病源候论》也有论述,金元时代朱震亨写有《怪单》,记载了 71 种怪病。20 世纪 90 年代,王凤岐主编《中华名医特技集成》收集 385 种病。这些类似西方医学的罕见性疾病,一般叫疑难病。据美国资料统计,有 5000 多种疾病,只有 200 种用药物能够治愈,其余 4800 多种无法可治,有 1200 万人在受这些病的折磨。

什么叫作罕见性疾病呢?凡是在美国土地上居住的人,患某一种病,人数不足 20 万,在日本认为不足 5 万,称为罕见性疾病。以上这些中西病名不同,数字多少不一,无从知道其中包括哪些疾病。随着医学的发展,将来可能搞清楚是什么病。

我们所说的难治性疾病,仅仅是根据个人浅见薄识,临床实践冒昧提出,认为这些疾病难治,中西医药尚无特效疗法。用灸法可以主治或辅助治疗。如病毒性乙型肝炎、慢性肾炎、尿毒症、慢性气管炎哮喘、肺结核、小儿肺门淋巴结核、慢性结肠炎、桥本甲状腺炎、癌症、白血病、系统性红斑狼疮、硬皮症、艾滋病、经常感冒及一切慢性衰弱虚寒证都是灸法的适应证。还有人经过实验研究,灸法有抗炎免疫作用,能治国际性难治的病,如类风湿关节炎、强直性脊柱炎、出血热、非典(SARS)、禽流感等急性传染病等,笔者提出这些病的防治,都有文献记载,实验研究,临床观察,有旁证资料可查。只是灸法在临床上使用较少,知道的人不多,没有推广开来,致使许多应该用灸法防治的病症,没有充分使用,而在其他方法当今还没良好效果的情况下,浪费许多人力、药物,贻误许多病人,这是令人遗憾的事。

(二)难治性疾病处方

经现代仪器和生化免疫学检测诊断确诊之后,按中医脏腑经脉辨证,选用循经或局部、俞募、原络、下合穴等配方取穴。

1. 病毒性乙型肝炎　主穴:肝俞、脾俞、足三里。配穴:期门、太冲、内关。

2. 慢性肾炎(尿毒症)　主穴:肾俞、脾俞、命门、大椎、关元。配穴:三阴交、水分、足三里、筑宾、三焦俞。

3. 慢性气管炎　主穴:肺俞、中府、足三里、膻中。配穴:丰隆、鱼际。

4. 哮喘　主穴:定喘、大椎、肺俞、膻中、足三里。配穴:丰隆、中脘、内关。

5. 肺结核　主穴:肺俞、膏肓、足三里、脾俞。配穴:中府、丰隆、大椎、曲池。

6. 肺门淋巴结结核　主穴:身柱、肺俞(或只灸身柱)。配穴:中脘、足三里。

7. 慢性结肠炎　主穴:脾俞、大肠俞、天枢。配穴:足三里、上巨虚。

8. 桥本甲状腺炎(慢性甲状腺炎)　主穴:人迎、大椎、足三里。配穴:合谷、中脘。

9. 食管癌(各种肿瘤)　主穴:在胸腹部病灶直上相应的体表上取穴,或敏感点上取穴。配穴:背部在病灶相对应处取穴,或身柱、灵台、中脘、足三里、内关。

10. **白血病**　主穴：膈俞（血会）、大椎、关元。配穴：足三里、中脘、曲池。

11. **系统性红斑狼疮**　主穴：大椎、关元、足三里、血海。配穴：中脘、内关、三阴交、阴陵泉、百会、风池。

12. **系统性硬皮症**　本症是一种自身免疫性结缔组织疾病。主穴：大椎、肾俞、足三里、肺俞。配穴：关元、中脘。

13. **艾滋病**　主穴：大椎、肝俞、肺俞、脾俞、肾俞、关元。配穴：中脘、内关、足三里、天枢、大肠俞。

14. **经常感冒**　主穴：风门、肺俞、大椎、关元。配穴：足三里、外关。

15. **类风湿关节炎**　主穴：大杼（骨会）、大椎、肾俞、命门。配穴：关元、中脘、足三里、绝骨（髓会）。

16. **强直性脊柱炎**　主穴：大椎、身柱、灵台、病灶两侧华佗夹脊穴。多穴多灸无妨，可以长期施灸。配穴：肾俞、绝骨（髓会）、太溪、三阴交。

17. **非典型性肺炎（SRAS）**　主穴：大椎、曲池、中脘、关元。配穴：太渊、肺俞、合谷、足三里。

18. **禽流感**　主穴：风池、风门、大椎、肺俞。配穴：足三里、合谷及对症取穴。

(三)养生保健灸

养生保健灸，可取足三里、大椎、中脘、神阙、关元、三阴交，选1～2穴。或单灸足三里，就有很好的健身作用。小儿可独取身柱穴，能促进发育，强壮身体。

养生保健灸，一次不过数分钟时间，既无多大痛苦，又经济节约，长期施灸，坚持下去，可以预防疾病，提高免疫力，延年益寿（取穴最好请针灸医师指导）。

(四)难治性疾病治疗方法

世界卫生组织有一项统计，人类疾病，有21％靠药可以治愈，63％要靠激发调动个体潜能，自然痊愈。16％任何办法都无法治愈。所以提倡传统医学、代替疗法、辅助疗法，以补常规医学之不足。世界卫生组织认为中国是世界传统医学的榜样，各种突发性传染病，难治病，寄希望于中国。中华传统文化——中医药学，博大精深，有五千年的历史，历朝各代医家对很多疾病都有实践经验。事实上西方医学认为难治性疾病，有些病用中医药治疗可能治愈，所以现在世界上掀起中医热。比如中国的针灸医学，原来世界卫生组织认为对43种病有效,而现在发展到 160 多个国家和地区在使用针灸疗法,能治 800 多种病。这就是与时俱进,开拓创新的成就。

灸法除治常见病、多发病以外,随着现代医学的进展,灸法的治疗范围也在不断扩大,还可以治难治性疾病。凡是难治性疾病,不论在用中医方法或用西医方法治疗都可以配合灸法,尤其癌症手术前后都可以使用灸法,提高抗病能力,巩固疗效,促进恢复,能减少放疗和化疗引起的毒副作用。

总之,灸法可以专用,可以配合中西药同时使用,可以促进病后康复,无病可以养生保健,防止早衰,延年益寿。

灸法的种类很多,最好选用简便的灸法。

1. 艾卷灸　艾卷灸也称艾条灸或叫温和灸,这种方法简便易行,全国各地到处都有,其特点是:热的面积大,任何穴位都可以灸,温和舒适,无疼痛,容易掌握,自己可以给自己灸。其缺点是:烟气较大,用时较长,效力没有直接灸来得快。

2. 直接灸　又叫着肤灸或化脓灸或非化脓灸,为了明白准确起见,我们改称为重直接灸和轻直接灸。因为化脓灸一般多不见化脓,只是多灸以后痂下有分泌物而已;非化脓灸,只是在穴位上轻灸 1～3 壮,不连续使用,皮肤上发黄或起小水疱,多用于配穴或对症取穴,所以称为轻直接灸。

(1)取穴少而准:所谓"精简疏穴"要少而精,一般用主穴 2～3 穴,4～6 个点。取穴姿势必须自然,要充分暴露穴位,应有依靠,这样才能持久、稳妥,坐点则坐灸,卧点则卧灸。胸腹部穴位应仰卧,背部穴位应俯卧,上肢要有依托,下肢应伸直,按分寸取准,然后施灸。

(2)艾炷大小:直接灸,艾炷如小麦粒大或稍大点也可,以耐受程度而定,不要扩大疮面,控制在黄豆大小就可以了。

(3)施灸壮数:一般每个点(穴)灸 7～11 壮,重病主穴可灸 15～20 壮,每次总数 30～60 壮,过多则易疲劳,不要要求速效,徐徐灸之,日久见功。

(4)施灸疗程:初灸,每日 1 次,连灸 7～10 次,以后隔 1 日、2 日灸 1 次。对急病重病,每日可灸 2～3 次,连续 10～15 天,也可连灸 3 个月,半年或 1 年,以实际情况而定。我们给一位食管癌患者施灸,开始每日 2 次,连灸 30 天,以后每日 1 次,隔日 1 次,连灸 1 年半还未停止。

综上所述,要掌握灸法技巧,原则是艾炷由小到大,由轻到重,重病重灸,轻病轻灸,急病连续灸,慢病间隔灸,以患者能耐受为度。有的穴位有嗜热点,越灸越不痛,越灸越舒服,可以治难治性疾病也可以养生保健。简便廉验,是为灸法之特色。

十三、灸法与顽固性皮肤病

(一)顽固性皮肤病的现代研究

现代对顽固性皮肤病的研究有新的发现,认为它是一种免疫介导性疾病。银屑病、白癜风、神经性皮炎、慢性湿疹、慢性荨麻疹、鱼鳞病、顽固性瘙痒等皮肤顽症是人类常见的皮肤病,全世界发病人数在 8000 万人以上,而且每年新增患者约 1000 万人。由于其顽固难治、愈后反复发作,又被医学界公认为极顽固性皮肤顽症。这些顽症,均为同一病性,亦即均属"免疫介导性疾病"。《皮肤病研究最新成果——揭开皮肤病"顽固"的根源》中说:北京中国中医研究院应用科技研究推广中心"皮肤黏合素"科研攻关组经长期研究发现,皮肤病实质上属于免疫介导性疾病,发病核心是皮肤自我修复与免疫介导机制的关键物质——皮肤"黏合素"先天不足、后天受损或缺失,导致皮肤自我修复功能障碍,免疫力失调,从而皮肤发生了炎症、增生、脱色、溃烂、瘙痒等病态变化。这一成果从根本上提示出银屑病等顽固性皮肤病的发病机制,为皮肤病的治疗带来了历史性突破,被誉为皮肤病治疗史上有里程碑意义的成果。

皮肤黏合素是一种免疫介质,用适当的方法激活皮肤黏合素自组织分泌,随着黏合素滴度的提高,引导抑制性 T 细胞大量增殖、分化,从而抑制了免疫异常亢进,从根本上消除表皮异常增生和真皮炎症,表现在瘙痒减轻、皮疹萎缩、糜烂面干燥、硬化的表皮脱落等。这些功效是皮肤黏合素引导抑制性 T 细胞共同发挥作用的结果。

T 细胞是一种免疫细胞,它有许多种类。一种是能产生抗体的细胞;一种是免疫抑制细胞,能消灭炎性因子;一种是记忆性细胞。它受皮肤黏合素的引导,会增殖、分化,与皮肤黏合素共同起到免疫调节作用,抑制细菌病毒等损害,修复皮损、恢复皮肤的正常功能,如银屑病(牛皮癣)、白癜风、神经性皮炎、慢性湿疹、急慢性荨麻疹、鱼鳞病、顽固性皮肤瘙痒等。

(二)艾灸治疗顽固性皮肤病的方法

中国中医科学院应用科技研究推广中心,深化理论研究,创新了高科技生物制品,使用中药制成"肤力健"胶囊内服,来调节免疫功能,疗效佳,无毒副作用,已经推广应用数年之久。

此外,艾灸治这种病在杂志、报纸上也常见报道。临床上也有过一些病例,颇有疗效。

"登山千条路",治病的方法也是越多越好。笔者认为可以用灸疗为患者解除痛苦。灸法治疗皮肤病,主要用艾灸的火力、药理和物理、化学的作用,刺激经络穴位,激发人体免疫系统,调整免疫功能尤其是皮肤黏合素和抑制性 T 细胞而实现疗效。在治疗过程中,不能只着眼局部皮损,还要有整体观念,如病人的年龄、职业、体质、精神、情绪等,是否畏寒、手足发凉、脉象虚弱,是否贫血、乏力、经常感冒,是否有关节疼痛、虚寒性疾病,妇女是否有妇科病、闭经、内分泌失调等全面考虑,用整体观念处方选穴。病情严重、皮损广泛、有免疫功能低下者,治疗处方如下:

1.全身治疗　主穴:大椎、关元、中脘、足三里、风门、肺俞、三阴交,背部肝俞、脾俞、肾俞穴。配穴:风门、风市、血海、曲池、阳陵泉。选主穴 1～2 穴,配穴 1～3 穴。灸法:用小艾炷,麦粒大,直接灸。重症每天灸 1 次,轻症间日灸 1 次。

2.局部治疗　不按经穴,以病情面积大小散开施灸,用小艾炷轻灸,勿使起疱,一个灸点只灸一次,不宜重复,以免损伤皮肤,遗留瘢痕。皮损重则重灸,皮损轻则轻灸。特别对白癜风,应着眼于全身,看有无亚健康状态,以改善免疫功能为主,在局部灸应无甚痛苦,以隔物灸或温和灸为宜。

十四、直接灸法的要诀与技巧

灸法是我中华民族发明创造的治病方法之一,有几千年的历史。历代都有很大发展,使用非常广泛。如宋代(11 世纪)太医令窦材,非常重视灸法,他认为保命之法:"灼艾第一,丹药第二,附子第三。"又比喻说,"医之治病用灸,如做饭需薪",不可缺少,非用不可。由于种种原因近百年来渐渐滞后于针法,使针灸医学失去了一半作用,十分可惜。现在我国医家提倡灸法是有历史渊源和现实意义的。

直接灸法是用细艾点燃刺激穴位,有药物和物理化学的作用,通过经络传导直达脏腑各系统,激发天赋之潜能,发挥良性调整作用,使阴阳得到平衡,治疗各种疾病。此乃最高明的养生延年之大法。有科学道理,值得向现代人介绍应用与推广。

笔者 1951 年师承近代针灸大师承淡安,尤其在灸法方面得到他的真传。从医 60 多年来一直为灸法的保存和发扬光大努力。下面就灸法讲几点要诀和技巧。

(一)以人为本,做好思想工作

首先是医生之医德,医乃仁术,医天下人之疾苦是为天职,勿贪婪财物而败德。《灵枢经》上说:"语徐而安静,手巧而心审谛者,可使行针艾。"可见,对针灸医生的要求是很严格的。

其次是做好病人的思想工作。灸法虽无多大痛苦,但用火在人肉体上点燃,不免有恐惧心理。所以耐心讲清道理,让人相信灸法,乐于接受灸法,双方配合好,才能收到满意的效果。

(二)适应证选择

灸法治病广泛,不论男女老幼,各科都有适应证。即使无明显病症,也可以养生保健,举凡身体虚弱,风、寒、湿之慢性病,无不适应;对急性病也可选择应用;尤其对难治性疾病及人体免疫功能低下、失调、缺陷,中西药难以取效的疾病最为适宜。如病毒性乙型肝炎、慢性肾炎(尿毒症)、慢性气管炎、哮喘、肺结核、肺门淋巴结结核、慢性结肠炎、桥本甲状腺炎(慢性甲状腺炎)、食管癌(各种肿瘤)、白血病、系统性红斑狼疮、系统性硬皮症、艾滋病、经常感冒、类风湿关节炎、强直性脊柱炎、非典、禽流感等。

近些年又提倡对恶性肿瘤使用灸法,不论早期或中晚期,或用中药治疗或用外科手术,放疗、化疗前后间歇期都可以加入灸法,对病人无害,对其他各种疗法也无妨碍,至少可以作为辅助疗法,尤其对手术后恢复期,减轻放疗、化疗的毒副作用,均有良好的效果。特别是得了大病、难治性病、无力治疗的贫病患者更为适宜。

(三)施灸的部位

直接灸法经长期施灸会落下瘢痕,为了不妨碍美容,应尽量避免在颜面部及明显外露部位施灸,最常用的是背部、腹部及四肢。因为这些部位肌肉丰满肥厚,又不常外露,即便有个小瘢痕也无妨碍。脏腑病多用俞、募穴都在腹背,正好两全其美。

(四)取穴要准确,方法要轻巧

取穴要先讲姿势,或坐位,或卧位,必须放松自然,充分暴露穴位,要有依靠,稳妥舒适,能够持久,然后点穴施灸。下次灸仍照原姿势灸,保持穴位不变,不能一次一换位。

穴位是按骨度法取的,固定不变。敏感点也叫阿是穴,或热敏点,或嗜热点,会随病情改变而转移或消失。用直接灸法则取固定穴位不变,以免多处灸成瘢痕。

取穴精简,以治病主穴为主,配穴少用。如胃病取胃俞、中脘为主穴,配足三里,这就5个点了。一般以3~7个点为宜。每穴灸5~9个艾炷,每次总数仅30~60个而已,操作熟练不过10分钟左右。

直接灸不能用粗艾绒、新艾绒,它含挥发油多,不易点燃,不易灭,烧的时间长,痛苦较大。用极细之艾绒、陈艾绒,颜色土黄,绵软,无杂质,无油性,易燃易灭,知痛时已灭了,无甚痛苦,人们乐于接受。市面上有成品出售,每千克约一百多元,若分成每包1克可做300~400个艾炷。一人使用,可用10天左右,物美价廉,节约经济,谁都用得起,适宜贫病。

初用直接灸法,一定要用小艾炷,不要用大艾炷,宁可多灸几壮,这也和用药一样“宁可再剂,不可重剂”。古人多用大艾炷,一两次灸成,要求化脓成灸疮。每天清洗,一个月以上才能痊愈,非常痛苦,而且麻烦,虽然疗效好,但现代人多难以接受。所以,用小艾炷轻灸、多灸、长灸同样有效,这也是与时俱进,不断创新的结果吧。况且人体产生免疫力,调整内分泌,改善体质,不是一朝一夕,一蹴而就的事,是慢慢形成的,不必要求速效。艾炷要做成宝塔型,下平上尖,不松不紧,太松易散,太紧燃烧时间长,灼痛重,必须讲究。

直接灸法古称化脓灸,现在改进之后多不化脓,长期灸称为重直接灸,临时灸几次叫轻直接灸。用这种方法可以减少灼痛,所以要讲究操作技巧。安排好体位点准穴位之后,用75%乙醇棉球消毒皮肤,把艾炷放在穴位上,用细线香点燃尖端使之均匀向下燃烧。初灸阶段燃至一半知热即捏起或压灭,术者要用自己的拇、示二指迅速大胆操作,眼明手快不会痛,这样患者才能立即止痛;再灸燃至大半知大热时,捏起或压灭;重复灸燃烧将尽时捏起或压灭,次数一多就无甚痛苦了,耐心灸下去待结痂之后就不怕痛了。时间久了有的会出现感传,还会感觉舒服,就像一种温热享受一般,非实践而莫知。

如果痂下有分泌物照常施灸。万一感染化脓,用外科换药方法很快就会痊愈,接着再灸,不要间断,免得再打基础。内衣如干净一般不会化脓,有的连灸数月至一两年也平安无事。至于轻直接灸更不必顾虑,有时仅起一个小水疱,很快就吸收了。

灸字,从久从火,必须长期耐心灸下去,日久见功。尤其慢性病及疑难病,可以灸数月数年,对老年人养生保健更应常灸。若病情稳定或其他原因如天气酷热等可以适当间隔(有的地方治哮喘专门在三伏天施灸),休息一段再灸。

(五)注意事项

1. **注意室温的调节** 在避免风吹病人的情况下,施灸时可以开窗调换空气,应特别注意室内外的温差,尤其在冬季严寒和夏季酷暑之际,更应注意使病人舒适。

2. **灸法与消毒** 在皮肤上施灸,一般对消毒要求不太严格。不过直接灸时,应用 75％乙醇棉球消毒,擦拭干净,面积要大些,以防灸后皮肤破溃,继发感染。至于灸的原料,只要将艾绒晒干,生姜用时洗净即可。

3. **晕灸的防治** 晕灸者不多见,多因初次施灸或空腹、疲劳、恐惧、体弱、姿势不当、灸炷过大、刺激过重的关系。一经发现,要立即停灸,让病人平卧,一般无甚危险。在施灸中要不断留心观察,争取早发现、早处理,防止晕灸为好。

4. **施灸与保养** 灸后要注意保持乐观、愉快的心情,精心调养,戒色欲,勿过劳,清淡素食等以助疗效。灸后调养口诀:

灸后风寒须谨避,七情莫过慎起居,

切忌生冷醇厚味,唯食素淡最适宜。

5. **施灸的程序** 如果上下前后都有配穴应先灸阳经,后灸阴经,先灸上部,再灸下部,也就是先背部,后胸腹,先头身,后四肢,以此进行。取其从阳引阴而无亢盛之弊,如果不讲次序,往往有面热、咽干、口燥的后遗症或不舒服之感觉。即便无此反应,也应当从上往下灸,循序不乱,不会遗忘,免得病人反复改变姿势,也省事省时间了。

6. **施灸的时间** 上午、下午均可。一般阴晴天也不避忌。失眠症可在临睡前施灸。出血性疾病,随时灸之,止血后,还应继续施灸一段时间,以免复发。

7. **施灸的不良反应** 由于体质和症状不同,开始施灸可能引起发热、疲倦、口干、全身不适等反应,但一般不需要顾虑,继续施灸即能消失,必要时可以拉长间隔时间,如发生口渴、便秘、尿黄等症状,可以服中药加味增液汤:生地15g,麦冬 15g,元参 15g,肉苁蓉 15g,水煎服。

8. **关于灸后洗澡问题** 凡非化脓灸(轻直接灸),可以正常洗澡。如有灸疮,则应避开疮面,当心不要洗脱灸痂,勿多浸泡。或用创可贴盖上再洗,或用消炎膏抹上一层保护灸面等方法。总之,可以洗澡。

9. **施灸的量和次数问题** 凡初施灸必须注意掌握刺激量,一般原则是:其壮数先少后多,其艾炷先小后大,逐渐增加,不可突然大剂量施灸。一般施灸5~7壮,多至15壮,因为艾炷有大小,一个大艾炷能分成几个小艾炷。一般每日灸1次,或隔日灸1次,这要和艾炷大小综合起来考虑。如果病情需要,多灸一点,病情缓和,就小灸一点、少灸一点,酌情应用。

施灸时痛与不痛、痛的程度,也可以判定病情轻重。初灸时由于心理作用,怕痛,但灸几次后,会出现嗜热,不但不痛,反觉舒服,再灸一定时间,反而怕痛、恶热,疮瘢愈合很快,这是病情向愈的表现,这时,可以减少灸量或逐渐停止。

10. 要敢于使用灸法治病 宋代闻人耆年著《备急灸法》上说:"要之富贵骄奢之人,动辄惧痛,闻说火艾,嗔怒叱去,是盖自暴自弃之甚者,苟不避人神,能忍一顷之灸,便有再生之理。自当坚壮此心,向前取活,以全肤体,不致枉夭,岂不诚然大丈夫欤?"这是鼓励人们要有勇气,敢于使用灸法治病。灸法的疗效,没有经过实践认识是不会知道的,正如陆游诗云:"纸上得来终觉浅,绝知此事要躬行"。

(这篇文章是2007年在南京参加灸法学术会议的经验交流材料,曾在《上海针灸杂志》2010年8月第29卷第8期上发表。其中有些内容与本书有关部分可能重复,但这都是大量的读者来函来电反复询问的问题,所以收录于此,方便参考。)

十五、初识直接灸法

本人虽已从事中医临床医疗20多年,但对直接灸,只闻其名,未见其术;疑是求学期间,用心不诚,老师秘而不露。幸蒙《中国中医药报》介绍,得知擅长以直接灸法治病的名老中医谢锡亮老大夫就在山西省侯马市,于是就动身去拜访他。

得知我的来意,82岁高龄的谢老立即前面引路,将我带到一处由其姓和的学生主诊、常用直接灸法治病的诊所。诊所既不邻街,也不近路,在一条僻静的小巷里。我们到达诊所时,有好几个人在候诊,等候直接灸的有5人。轮到一位看上去60岁左右的女患者艾灸时,只见和医生左手掌中托着一小团艾绒,手指夹着一根点燃的细香,右手拇、示指从左掌取一点点艾绒轻捻几下放到备妥的皮肤上(皮肤上已有一个比黄豆小、比绿豆大、如指甲厚的黑痂),艾绒就成了大小如麦粒、呈上尖下平的圆锥形艾炷,接着右手取香持平轻触艾炷尖顶点燃,3~4秒即燃完、熄灭,放上新艾炷再点燃,一个穴位每次一般燃7~9个艾炷,一炷又叫一壮。

这个女患者姓杨,是退休教师。问她灸完后有什么感觉?她回答说:背部穴位灸完后,整个背部都暖融融的;腿部足三里穴灸完后,在穴位上下呈一条带状在腿里热乎乎的;这些暖、热的感觉会持续几个小时甚至更长时间。问及疗效时,她说:以前身体较弱,难以承受工作之重和家务之累,多次晕倒在讲台上,不得不病休多年后退休,但自坚持这个灸法10多年来,身体比以往健康,感冒、腹泻之类的都很少。现在70多岁了,耳不聋,眼也不花,一顿还可以吃两碗饭。

说话间,一位高1.72米个儿的男患者,虎背熊腰的,也来艾灸,见我有点半信半疑的神色,就对我说:"我两年前比现在胖多了,但却经常感冒,冷一点、热一点、累一点就感冒,中医、西医用过多种方法都无效,后用这种灸法每天灸足三里穴,半个月后感冒就少了,1个月后病就没有了,身体也渐渐的没那么胖了;所以现在每个月都来灸上几次。这和医生呀,是年纪小(刚30出头),木事大哩。"

闲聊中,和医生告诉我,直接灸确实如谢老大夫常说的那样:"火有拔山之力""灸能起死回生"。邻县石油公司有一女职工,姓郭,山西省人民医院确诊其患肾上腺皮质瘤,在北京301医院行切除术后大量服用激素6周,停药后呕吐不止,全身浮肿,扎针时药水尚未注入,已有水液从针孔自出,针、药都无法可施,病人痛苦万状,就连坐的力气都没了,自诉生不如死,祈求家人让其死去。经用直接灸法1个月,病情即大有改善,灸3个月即治愈,到山西省人民医院复查,各项检验指标无发现明显异常值。患者现已退休在家。

有趣的是,在和医生处我看到一封来自辽宁省朝阳市气象局薛先生致谢老大夫的感谢信。薛先生自幼体弱多病,1978年因急性阑尾炎误诊,穿孔24小时后才手术,术后刀口大量流脓10多天,1个多月刀口才愈合,此后的16年身体一直虚弱,1988年考上大学也无法坚持正常就读,被迫忍痛弃学。曾为健康求百法而无效,偶见谢老大夫著的《灸法》一书,照书中的介绍,开始了自我施灸,竟然从此远离病魔。

直接灸法如此神奇,令身染微疾几年的我,心生亲尝艾灸滋味的想法,于是和医生便在我的足三里穴上燃艾施灸,当一个艾炷即将燃尽时,着艾处有点火辣辣的感觉;艾炷熄灭时,有点灼痛感觉(约半秒钟)的瞬间伴随着有一小股热力像手电筒的光束直射入里,燃第1、2炷艾时,灼痛的感觉比较明显,第3炷开始则是热力内透的感觉比较明显,燃完9炷后局部皮肤发红,但并没有灼起水疱,可见艾灸时的温度要低于沸水溅到皮肤时的那个温度。接下来在背部施灸的感觉也大体如此。连续施灸3天,局部只是出现小如黄豆的黑色薄痂皮。

　　在侯马市小住 4 天,亲眼所见,亲耳所闻,亲身尝试,深感直接灸法的确是:星星之火,能除大病;悠悠艾灸,可以健体,可以益寿。

广东省乳源瑶族自治县人民医院　文云星

(原载《中华养生保健》,2006 年第 2 期)

第十章　灸法的科学研究进展

中华人民共和国成立后,我国针灸医学获得了新生,在党的倡导下,设有很多医疗和研究机构,对于针灸作用及其原理做了大量的科学研究工作,积累了很多有价值的文献。根据许多临床资料,实验结果证明:针灸对于调动一切内在积极因素,增进机体防卫抗病能力,有十分重要的意义,针灸能使红细胞、白细胞、血小板、血色素等明显增高,对血糖、血钙等都有不同程度的调整作用,特别在病理情况下更为明显。针灸对心血管、呼吸、消化、泌尿、神经、内分泌等系统,均有良好的调节作用。总之,针灸对于实热的、兴奋的、痉挛的、功能亢进的器官组织有抑制与调整作用,而对于虚弱的、抑制的、弛缓的、功能低下的器官组织有兴奋与调节作用,使病理状态改变,逐渐趋向于正常生理范围。

一、有关灸法的文献资料摘要

《电针疗法资料选集》(1959)陕西省西安卫校《电针刺激对白血球吞噬作用的影响》:从动物实验观察,艾灸"十七椎"或电针"大椎""十七椎"3天后,第4天注射致热原,其结果艾灸或电针组动物的发热反应均较对照组弱,发热持续时间也较短。

《全国中医经络针灸学术座谈会资料选编》(1959)上海中医学院郁望耀等观察灸对手指血管容积的影响,对早期高血压的青年采用艾卷灸和隔姜灸,开始手指容积曲线有显著的波动,经灸9~13次后,曲线渐渐平稳,出现"零线",尤其在较强的隔姜灸作用下,"零线"更为明显。灸后患者感到舒服,在近2个月的实验过程中,受试者血压未见上升。

《现代针灸资料选集》第三集(1960):治疗支气管哮喘116例,选用大椎、肺俞、天突、膏肓、中府、气户等,经过针与灸并用治愈27例(3年内未发作),显著好转50例(次数减少,发作轻微),无效者39例。

《全国中西医结合研究工作经验交流会议资料选编》(1960)发表的《针灸对

机体主要防御适应功能的影响》：吉林医大从动物实验证实，艾灸对关节炎有显著的疗效。他们于大白鼠背部造成炎性肉芽囊肿，针灸"足三里"等穴，8 天后测量囊内渗出液，发现艾灸组为 3.95ml，强电针组为 3.45ml，而对照组为 7.03ml，说明施灸和电针有一定的抗渗出作用。

上海中医学院《科研论文汇编》(1961)章育正报道艾灸能增加免疫动物凝集素的产生，其效价较对照组高出 1 倍多，维持时间较长。

《全国中医经络针灸学术座谈会资料选编》(1961)北京医学院附属人民医院报道对抗体形成的影响：观察隔姜灸家兔"大椎"穴对免疫功能的影响，显示施灸组产生溶血素抗体之时间晚于对照组，且其效价低，消失早。

《免疫学进展》(1962)毛良等采用刚果红试验对吞噬作用的影响，发现灸肾俞穴 4 次后，对家兔网状内皮系统的吞噬功能有明显的促进作用。

《中华外科杂志》(1963)上海第二医学院发表了"灸法防治休克的实验研究与临床应用"。

上海中医学院《针灸学》(1974)针灸对免疫反应的影响(主要为对白细胞吞噬作用及抗体形成的影响)：北京医学院的研究证明，针刺正常人足三里、合谷后，白细胞对金黄色葡萄球菌的吞噬指数显著上升 1～2 倍(灸后平均增加 0.5 倍)。吞噬能力也有相应提高。

《中医药研究参考》(1975)报道：美国有人研究灸"人中"穴对氟烷麻醉狗心脏的影响，实验组在施灸后 10 分钟心输出量增加近 3％，2 小时后仍可维持此水平；单纯麻醉组则无明显变化。灸后 2 小时内每搏输出量平均增加 19％，心率增加 16％，单纯麻醉组变化不明显。作者认为灸"人中"穴具有拟交感效应。

《中医药研究参考》(1976)报道灸的抗癌作用：须藤作等曾做过灸法抗癌作用的实验研究，以实验组小白鼠背部 20 处各灸 1 壮，灸后 3 小时接种 100 万个癌细胞，第 5 周艾氏腹水癌接种组抑制率达 50％，睾丸肿瘤接种组抑制率达 60％，对照组未见抑制。另外将施灸部位的皮肤组织用生理盐水提取，于癌细胞接种后 24 小时腹腔注射 0.5ml，连续 10 天，观察 40 天，结果艾氏腹水接种组抑制率达 60％，睾丸肿瘤接种组抑制率达 70％；对照组均未见到抑制。在试管内用台盼蓝检查杀伤癌细胞情况，结果表明，该物没有直接杀伤癌细胞的作用。作者认为，施灸的物理性刺激对机体是一种非特异性反应，其抗癌的作用是非特异性的。

四川《中江科技》(1979)报道"化脓灸治疗慢性支气管炎 1087 例临床报告"，有效率达 89.1％。

《中医杂志》(1980)上海中医研究所周才一等为了研究艾灸对机体免疫防卫功能的作用,以小白鼠为实验对象,采用巨噬细胞(肝、脾和腹腔)体内和体外的研究方法,观察艾灸对小白鼠单核巨噬细胞系统吞噬功能的影响。他们通过不同剂量炭粒对正常小白鼠单核巨噬细胞吞噬活性的动力学观察,艾灸"中脘"穴对小白鼠巨噬细胞系统吞噬功能的作用;艾灸对小白鼠腹腔巨噬细胞吞噬功能的影响。实验所得结果,初步观察到艾灸小白鼠"中脘"穴能增强机体单核巨噬细胞系统的吞噬功能,表现为给小白鼠静脉注入一定量胶体炭粒在血液中消失的速度增快,吞噬能力明显增强。艾灸"中脘"穴后,小白鼠腹腔巨噬细胞吞噬增高,其吞噬百分率和吞噬指数均较相应对照组明显为高。

《中医杂志》(1980)"我国30年的针灸研究概况"中关于艾灸对机体的免疫防卫功能的研究,有人通过艾灸对小白鼠的实验,表明艾灸能增强单核巨噬细胞的吞噬功能。另一组对家兔实验的结果,看到经伤寒杆菌液或绵羊红细胞免疫后灸大椎或百会能促进伤寒杆菌凝集素或溶血的产生,其平均效价较对照组高出2倍有余。他们又利用溶血空斑试验(PFC)来测定艾灸对抗体形成细胞的影响,发现实验动物的溶血空斑数较对照动物多出3倍。

《日本医学介绍》(1980)野间重任等《灸法对艾氏实体癌的实验研究》:根据温热疗法可抑制癌细胞的增殖,于是用小白鼠进行实验,在癌的直上方皮肤施灸,其结果:"根据病理组织学所见,施灸处发生灸疮者,其肿瘤坏死均较严重,未形成灸疮者,其坏死程度较轻。通过实验证明,灸法是有一定作用的,具体表现在施灸皮肤直下坏死层扩大,肿块消失:白细胞,尤其是淋巴细胞增多;使10mm×10mm以内的肿块消失;2例癌瘤有移动现象,大的癌瘤中央施灸处出现环状凹陷,以及抑制较大肿瘤的增殖作用等。其作用机制可能与灸的温热作用产生异种蛋白体作用,以及细胞免疫、体液免疫、自主神经的作用有关……"

《中国针灸》(1981)马少群等《温灸治疗高血压及心脏病》:认为温灸有扶阳、活血化瘀之功能。凡病人五脏功能没有出现绝症者,只要坚持温灸治疗就可有痊愈希望。治疗范围包括:心绞痛、动脉硬化性心脏病、风湿性心脏病、肺源性心脏病。结论是,温灸疗法操作简便,对高血压、心脏病效果满意,是治本的疗法。

《中国针灸》(1981)阎庆瑞《足三里穴考·关于足三里的现代研究》摘要如下。

(1)对血液成分的影响。对白细胞总数及分类有调整作用,对红细胞沉降率可引起增加和明显减慢,对血小板的数目有调整作用,对血糖有调整作用,可使高者降低,低者升高;对血内乳酸、丙酮酸有保护性调整作用,能使血中游离组胺明显下降。

(2)对循环功能的影响:对心率的调整,在心率异常情况下,其调整作用表现明显,对血管舒缩有调整作用,对血压有调整作用,在低血压情况下有升压作用,在高血压情况下有降压作用。

(3)对呼吸功能的影响:可以调整生理功能,使通气量、肺活量、耗氧量增加,对病理呼吸功能的调整能使气道阻力下降。

(4)对消化功能的影响:能使健康人唾液淀粉酶含量显著增高,对胃运动功能有调整作用;对胃液分泌呈现有利于疾病恢复的调整作用;对阑尾蠕动、排出有增强作用。

(5)对防卫免疫反应的影响:足三里有抗炎作用,有增强白细胞吞噬能力的作用;对各种特异性抗体及非特异性抗体,都具有加速产生提高其免疫效价的作用。

《上海中医药杂志》(1982)桂金水等《艾灸对人体细胞免疫功能的影响》:我们用直接灸中的化脓灸和间接灸中的隔药饼灸在人体上进行对细胞免疫功能影响的观察,发现两种灸法均能使人体细胞免疫功能提高。特别要指出的是21例硬皮病阳虚患者,灸前淋巴细胞转化率均低于正常值,灸后20例有非常显著的提高。26例哮喘患者,其中11例灸前淋巴细胞转化率低于正常值,灸后淋巴细胞转化率均提高,而其余15例灸前数值在正常范围,灸后仅3例比原来提高。说明原来转化率低于正常值者,灸后均明显提高,且绝大部分能转至正常范围。而原来转化率在正常范围内,灸后变化不明显。由此可见,艾灸对机体具有调整作用,可使不正常的转为正常……淋巴细胞转化试验与E-玫瑰花环试验目前已广泛应用于机体细胞免疫功能的测定,临床上还用于某些疾病作为机体细胞免疫状态、预后及疗效的考察指标……从艾灸后淋巴细胞转化率及E-玫瑰花环形成率的提高,说明这些指标有助于艾灸作用机制及用灸法异病同治的研究。

《中国针灸》(1982)中医研究院广安门医院蒋幼光等报道了艾灸足三里对血浆纤维蛋白原及纤维蛋白降解产物的影响观察,证实了艾灸足三里有强身保健和预防中风的作用,经观察47例三期高血压患者中,纤维蛋白原高于正常者16例,占34%;纤维蛋白降解产物(FDP)47例,高于正常者34例,占72.3%,说明部分病人血液凝聚增高。经灸足三里后,纤维蛋白原和FDP有明显下降,说明艾灸足三里有降低血液凝聚的作用和预防脑血栓形成再次发生的作用。

对其中19例病人,灸后半年复查FDP与治疗前比较,仍有显著降低,说明艾灸足三里对预防中风具有远期作用。

近20年来国内有10多种医学杂志登载艾灸至阴穴矫正胎位的报道,达数千例之多,取得了良好效果,江西省还做了艾灸至阴穴的原理探讨工作。

上述实例说明灸法是有科学价值的,值得进一步研究推广应用。但关于灸法对人体作用的原理,有许多用现代既有的医学科学知识还不能解释清楚,或者说尚未被现代医学所发现,有待于今后的努力了。

二、日本对灸法的试验与临床研究

日本医学界对灸法表现了很大的激情,"明治维新"以后,日本从西方引进了现代医学科学。但是,现代医学科学的引进,并没有排斥汉方医学的继续应用。相反,却运用现代医学科学知识,对于在民间广泛应用行之有效的针灸疗法,进行了科学研究,肯定了针灸疗法的效果和价值,研究了它和西方现代医学的关系,提高和发展了针灸疗法。特别是进入20世纪以来,日本医学家对针灸疗法的研究工作蓬勃发展,学术论文层出不穷。仅据20世纪50年代日本医学家的不完全统计,比较声誉卓著的科研论文达60余篇。

近代日本针灸学者泽田健,信奉中国古典医学,用直接灸法极多,取得良好效果。他在日本颇有声誉,人称"泽田派"。他的学生代田文志,曾任针灸研究所所长,他著的《简易灸法》中,综合了灸法的医学试验效果14条和临床治疗效果7条,摘译如下,以供借鉴。

(一)灸法的医学试验效果

1. 对白细胞的影响　施灸的结果,白细胞数量显著增加,其噬菌作用增大。也就是说,增加了吞噬细菌的能力,强化了机体防御力。

在正常生理状态下,白细胞为$(6\sim10)\times10^9/L$。施灸后约2小时,其数倍增,延续3~4天后恢复生理状态。而且这时增加的白细胞呈疾病恢复期增加的淋巴球性白细胞,其噬菌作用很强,所以对于维持健康和治疗疾病都有效果。

2. 对红细胞的影响　连续施灸6周以上,红细胞约增加20%,血色素也有所增加。停灸以后6个月内依然保持增加的趋势。增加血量,旺盛体力。

在正常生理状态下,女子红细胞$4.5\times10^{12}/L$,男子$5\times10^{12}/L$。连续施灸6周以后,其数量约增加20%,即大约增加$1\times10^{12}/L$,女子达$5.5\times10^{12}/L$,男子达$6\times10^{12}/L$。而且一旦产生增加趋势,即使停灸以后,6个月之内依然保持这种增加趋势。为了增加红细胞,最少须连续灸治6周,所以,单从增加体力这一点讲,也是必须长时间连续灸治的。

3. 对血清的影响　施灸可使免疫体大量产生。补体量调理素也有所增加,做过人工免疫的人通过灸治可增加免疫体(溶血素、凝集素、沉降素),即增加免疫力,加强对各种疾病的抵抗力。

4. 对血液凝固的影响　施灸后血液凝固时间可以缩短,仅一次施灸30分钟后就可奏效。即增大止血作用,因此,可以应用于有出血性倾向的疾病如痔出血、鼻出血、子宫出血、咯血、胃肠出血、眼底出血等。

5. 对红细胞沉降速度的影响　据报道说施灸后血沉加速,但那是只灸1次的情况。进行这项研究的原博士本人也声称"但连续施治后结果如何尚未经过试验"。而据我们的临床实验,连续灸治结果,血沉的速度下降。不少病例证明,灸治前沉降速度约为1小时50mm者,灸治1个月以后可降至15mm或更低。

6. 对血压的影响　这项研究也只见灸治1次以后的情况。一般说来,灸1次时,当时血压稍有上升,然后下降到原来水平或比原来稍低一些。然而,完全不上升者居多,其次是只灸1次者不久即恢复原血压;而连续施灸时,则血压可以得到调节,高血压逐渐降低,低血压逐渐上升。

7. 对骨骼系统的影响　施灸后可促进骨骼系统的发育,这得益于摄取蔗糖而引起的酸中毒性骨病带来碱性变化;同时,管状骨的长径延长显著增加。即防止骨病,促进骨骼的正常发育,从而得到良好的体格。特别是幼年、少年期更是如此。

8. 对体液的影响　施灸后血液的酸中毒得到改善,使体液的性质正常化,从而促使身体功能的正常化。

9. 对结核的影响　使用适当的分量施灸时,对于结核可起预防及治疗的效果。经用土拨鼠实验,先对实验动物进行施灸,然后对实验动物和对照动物注射同样的结核菌,两者同样发病,然而实验动物抵抗力强,多数表现出治愈倾向,而对照动物则很快病情恶化,全部死亡。可见,预先施灸,可对结核症起到预防的效果。又对实验动物和对照动物两者都注入结核菌,使之发病,然后对实验的动物进行灸治,则试验动物抵抗力强,表现出治愈倾向,而对照动物则全部死亡。可见,在发病后施灸,可起到治病的效果。

10. 对疲劳曲线的影响　施灸可以减轻肌肉的疲劳。灸治比不灸治,疲劳少得多。又对不疲劳的肌肉进行灸治,也比其自然放任状态,疲劳恢复显著加快。可见,灸治对于防止疲劳和缓解疲劳都是很有效的。目前工业疲劳的防止和恢复正在成为重要问题,仅此一点,也应该推广普及健康灸。

11. **对肾功能的影响** 施灸可以促进利尿作用。据越智博士的实验,尿量增加 20～200ml,对照临床实例,对慢性肾炎等,可逐渐增加尿量,减少尿蛋白,趋向治愈。可见施灸对于肾功能是有效的。

12. **组织毒素的产生和蛋白体疗法** 施灸是一种小火伤。由于这种火伤而产生的蛋白质(皮肤是由蛋白质组成的)分解产物,直接从皮肤吸收至体内,在身体组织中产生一种叫作组织毒素的物质,这种物质可起到药物作用,施灸过程中,与经常连续注射少量组织毒素有同样的效果。这种组织毒素的发现者,前京城帝大药理学教研室主任、教授大泽胜博士认为,针灸疗效的科学本质在于这种组织毒素,再加以对神经进行温热、电流或器械的刺激时,分布在其支配下的血管之中产生一个能动物质 X,通过这两者的作用而收到疗效。也就是说,针以 X 为主体,而灸则以组织毒素＋X 为主体的疗法。这里所说的 X,其产生机制尚需进一步研究,不过,归根结底是起作用于神经和血管。

13. **与黑特带的关系** 针灸方面重要的经穴中,有与黑特知觉过敏带一致的,具有诊断和治疗的意义。这是后藤道雄博士的研究成果,可以说,为探讨东洋医学 3000 年来一贯主张的经络经穴的奥秘提供了钥匙。

所谓黑特带,是指内脏的某一部位有病时,与该内脏好像毫无关系的皮肤某处一定部位上产生痛觉或过敏带。这种黑特带和灸法上的所谓经穴多有一致之处,而且,黑特带仅止于诊断点,而灸法的经穴,既是诊断点,又是治疗点,比黑特带远为有用。今后将成为日本医学的研究课题,事实上,黑特带是一种比较含糊的带状,而经穴则是极其严密精确的东西,是古人凭其深邃的经验和敏锐的直感而形成的。不过,又能从黑特带学说得到说明,更足以提高其身价。

14. **皮肤-内脏反射** 京都大学石川生理学教研室研究针灸治病原理达 20 余年,动员了十几位博士,规模庞大,他们通过黑特带的追试实验,弄清了它的发现理由,进而弄清了其给予皮肤的刺激如何影响内脏的运动和分泌,从而阐明针灸有效的理由。他们的实验证明,给予体表部的刺激,可使内脏运动亢进或抑制,可以引起内脏感觉的亢进或抑制,以及内脏分泌的亢进或抑制。多年来,治疗者与被治疗者,都抱有同样的疑团,在身体表面上针、灸,何以能够治病,通过他们的研究,这个问题的主要部分总算是弄清了。

(二)灸法的临床治疗效果

如上所述,关于灸的医学实验效果,已经做过种种研究,其治病原理呈现逐渐揭晓之势。但还有尚未着手研究而已被我们临床上所确认了的种种效果,现摘记其大要如下。

1. 镇痛作用　灸法能镇痛是当前的事实,俗话说:"灸为救急",对于神经痛、风湿痛、头痛、胃痉挛等证,其镇痛效果大多显著,一次治愈者并不罕见。

2. 神经的抑制或兴奋作用　神经遇到刺激就会兴奋,刺激过度则引起疲劳而产生抑制。巧妙地运用这种性质,进行灸治,可以使功能低下、衰弱或麻痹的神经兴奋起来,或使由于过敏而引起疼痛、痉挛的神经镇静下来。基于这种理由,不仅像前面说过的对于神经痛、风湿痛、头痛、胃痉挛之类卓有疗效,而且对于神经麻痹、脑出血引起的半身不遂以及小儿麻痹等也都有效。

又:当内脏发生病变时,作为内脏的皮肤反射,经络或经穴上往往出现特有的硬结带和压痛,这时,就在该处施灸,可以立即使该硬结、压痛减轻或消失。

3. 血行的促进作用　灸可使血行旺盛。对知觉神经的刺激,可引起反射,作用于血管运动神经,因而灸后血管暂时缩小,继而逐渐扩张,血行显著旺盛,所以灸后如同浴后,通常有同样的快感(舒适感)。血行旺盛可促使新陈代谢,既可全面增进健康程度,又可对由于血行障碍而产生的种种疾病、炎症、肿胀等卓有疗效。

4. 组织充血提高营养　施灸及灸后,以施灸部位为中心,出现明显的充血,从而使这部位的营养加强,新陈代谢旺盛,组织恢复青春。例如秃头病,在其秃头中心施灸有时可使毛发重生。在白发老人头部施灸,而在其周围出现黑发的事例则是屡见不鲜的。这些都说明灸的刺激可使营养加强。

5. 吸收能力旺盛　灸可使组织的吸收能力旺盛。胃肠的吸收能力好了,则全部营养转好,也可加紧吸收病理的产物,胸膜、腹膜的渗出物及水肿、炎症等的吸收也可加快,跌打损伤引起皮下出血、脑出血、眼底出血等的吸收也可以加快。

6. 调整各种分泌腺的功能　体内各种分泌腺有病时,灸治可以起调整作用,纠正其过与不足之处。慢性胃肠病患者往往是胃肠消化液不足,灸治可以促进消化液的分泌,使消化好转,而对于胃酸过多症患者则可适当地加以抑制。对于唾液腺、胆汁也起同样的调节作用。

此外,对于肾上腺、睾丸、卵巢、甲状腺、胰腺等内分泌腺(激素)的分泌也可以起到调节作用,确属事实。灸治对糖尿病疗效卓著,就是可使胰腺内分泌转好的明证。施灸治愈生殖器性神经衰弱、更年期症状、不孕症、月经不调的事例,可以想见其作用于睾丸、卵巢,使男性激素、女性激素的分泌增加。

7. 加强自然治愈能力 适当施灸,可加强自然治愈作用,其结果是使全身的生理功能好转,促进疾病的治愈。灸治促进外科创伤的治愈,也可说明这一点。

疾病的治愈,主要依靠人体内在的自然治愈能力,而药物和医生只不过居于辅助地位。通过灸治,使全身生理功能旺盛,则自然治愈力随之增强,成为总治百病的原动力。

以上14条和7条是我们摘译日本学者的一些科研资料。可能还有更多的国内外研究资料,目前尚未见到,是很遗憾的事。今后,希望有条件的单位和学者们,能够对于灸法的研究做出更大的成果,是我们的迫切愿望。

三、灸法作用机制及免疫学研究

▲ 《上海针灸杂志》1990年第9卷第4期,桂金水“近十年来灸法的临床和实验研究进展”

摘要:临床研究,灸治原发性高血压预防中风过程中,发现血压下降并保持相对稳定,全血比黏度、纤维蛋白原均有明显下降,保持了血凝和纤维蛋白溶解系统的平衡,有效地预防中风的发生。直接灸神庭穴治疗中风,症状改善,同时其患肢甲皱微循环明显加快。艾灸天窗、百会穴治疗脑血管病所致偏瘫,总有效率为97%,患者脑血流图有明显改善,高血脂、胆固醇也有下降趋势。

桥本甲状腺炎是一种异常的自身免疫反应引起的甲状腺病,灸法治疗34例,不仅临床症状、体征明显改善,而且甲状腺抗体结合率明显降低,血清总T_4、T_3含量明显升高,促甲状腺素(TSH)含量明显降低。本病患者治疗前$OKT4^+$/$OKT8^+$细胞比值与自身花环形成率明显高于正常,灸治后均明显降低,趋向正常,提示艾灸具有调节机体免疫功能与甲状腺功能的作用。

慢性乙型病毒性肝炎也是一种免疫性疾病。灸治后,SGPT下降十分明显,血清白蛋白升高显著。HBeAg转阴率为54%与抗HBe转阳率22%,均明显高于国外报道的自然转阴率20%与转阳率6%。另外艾灸后血清免疫球蛋白(尤其IgG),循环免疫复合物明显下降,而补体C3及B因子、E-花环形成率明显升高,这些均有力提示,艾灸可有效地调节慢性乙肝患者免疫系统功能,从而抑制HBV复制,减轻或修复肝细胞病理损害,促进病情改善。

支气管哮喘系过敏性的免疫性疾病,化脓灸治疗本病 487 例,总有效率为 74.3%。发现患者免疫系统功能普遍低下,艾灸对免疫功能有双向调节作用。认为灸治获效与血清 IgE 含量降低与外周血嗜碱粒细胞计数减少有关。

硬皮病是一种自身免疫性的结缔组织疾病,灸法治疗 21 例,治疗前淋巴细胞转化率明显低于正常值,灸后显著提高,并接近正常水平。灸治后不但症状减轻,而且微循环障碍也得到改善。

休克与血流动力学障碍及微循环障碍有着密切关系。艾灸关元穴治疗 30 例休克,有效率为 73%,灸治后收缩压、脉压显著增加,舒张压也略有增加,指尖温度上升,对外周毛细血管灌流有改善作用。

温和灸治疗外感风寒发热,总有效率为 95.31%。灸治化脓性感染 52 例,总有效率为 96.2%。灸治带状疱疹,艾灸阳池穴治疗急性睾丸炎,麦粒灸后溪穴治疗睑腺炎,均取得效果。

对 20 例不宜手术、化疗的晚期食管癌、胃癌患者用麦粒灸背俞穴,局部隔药饼灸,临床有效 12 例。灸法治疗 5 例因接受放疗、化疗后白细胞总值降至 $2 \times 10^9/L$ 的恶性肿瘤,经灸治后白细胞总数均有升高,症状也有明显改善。艾灸大椎穴对小鼠不论是实体型 S-180 瘤,还是腹水型 ECA 瘤均有一定防止瘤体生长、外袭的治疗作用。艾灸关元穴可以延长接种 HAC 肿瘤小鼠的生存期,并对肿瘤的生长在早期有一定的抑制作用。

实验研究,艾灸可以改变体液免疫功能,同时还能影响 T 淋巴细胞数目与功能,活跃白细胞、巨噬细胞吞噬能力,这在预防医学与治疗学上均有重要意义,也为临床上针灸消炎、抗病毒、退热和促进病灶愈合等作用提供了实验依据。

艾灸对机体细胞免疫和体液免疫功能均有不同程度的影响,特别是对高或低于正常值者,经灸后,高值可降低,低值可升高,说明艾灸有双向调节作用。

艾灸足三里有降低血流凝聚的作用。血液流变学有异常,灸治后全血比黏度和血小板聚集均明显改善。

以艾卷灸经穴,观察到感传路线基本上与古代文献所记载的循行路线相符。对 856 例多种疾病进行灸治,出现阳性感传者占 85%。灸治支气管哮喘中,观察到患者 14 条经络均可出现经络感传现象。

▲　《针灸临床杂志》1994 年第 10 卷第 1 期,瞿道荡等"直接灸调节癌症患者细胞免疫功能的观察"

摘要:采用小艾炷直接灸法,观察治疗前后患者的细胞免疫功能状况。结果表明:①艾灸对接受过化疗、白细胞数明显低下者,有一定的升提作用。②艾灸对癌症患者的 K 细胞 ADCC 活性似有双向调节作用。③艾灸可提高癌症患者的淋巴细胞转化率。④艾灸可使本组癌症患者明显低下的 NK 细胞毒活性得到显著增强。⑤艾灸对癌症患者的 CD2$^+$、CD4$^+$、CD8$^+$ 细胞绝对值无明显影响,但显著提高 CD4$^+$/CD8$^+$ 值,提高癌症患者的免疫功能,增强机体抗御肿瘤的功能。对癌症患者,尤其是对那些失去手术根治机会的癌症患者的治疗,仍是医学界共同研究的重大课题,已有不少文献报道针刺治疗肿瘤具有一定的作用。笔者通过大量动物实验观察,认为灸法在肿瘤的治疗中同样具有一定的作用。

▲ 《江苏中医》1994 年第 15 卷第 5 期,徐兰凤"灸法作用机制浅谈"

摘要:灸治疗法能防病治病、强身保健和益寿延年的作用已为大量的临床实践和实验研究所证明,其适应证较广,特别用于阳虚、阴寒之邪为患及经药物、针刺等治疗效果不佳的病症,甚至对某些实证、热证亦可用灸法。

现代的实验研究证明,灸关元对心输出量,外周血管阻力,平均血压都有明显增加,不但能增加心率而抗休克,还能增加肾血流量,肾小球滤过率以及 Na$^+$,Cl$^-$,K$^+$ 离子的排泄。灸关元能明显延长接种 HAC 瘤细胞后的小鼠存活期,抑制肿瘤的生长速度,有一定的抗肿瘤作用。灸至阴穴,使母体血中的游离皮质醇大大增加,加强子宫的活动功能而起到矫正胎位的作用。瘢痕灸治高血压,能改善血黏度,改善血管张力,而起到降血压的作用,并能减少和预防中风。

施灸后,机体的功能发生了变化,抗病能力得到增强。从免疫角度来看,这种特殊的物质可能是"免疫激活素"。这种"免疫激活素"具有催化剂和调节剂的特性,在施灸后,这种被激活的物质不断刺激机体,活化了机体的免疫系统。灸法的作用类似于抗原,但其本身不是抗原,它是一种温热刺激,直接刺激机体,使免疫物质得以激活。从免疫补体激活途径来看,类似于替代途径,走近路,疗效快,"免疫激活素"的作用就其本质来说,可能是加强了球蛋白的生成。因此,灸法的作用机制,主要是激活加强了免疫系统的功能,使其充分发挥作用,并不是在体内产生一种新的物质,它是建立在机体原有的免疫物质基础上的,这是迄今为止的实验证明了的。所以灸法能防治疾病,保健强身,益寿延年的作用应归功于"免疫激活素"。

▲ 《江苏中医》1994 年第 15 卷第 10 期,吴中朝等"灸法抗衰防老的立论依据"

摘要：作者对现今保健灸法增进内分泌功能,提高免疫能力,调整机体微量元素,改善微循环等临床和实验研究结果做了总结,并根据自己的观察,对灸法抗衰防老作用予以肯定,认为灸法在防病保健、延缓衰老方面有其理论和实践之依据。

选用神阙、足三里对老年人进行保健灸观察,结果细胞免疫(包括红细胞免疫)体液免疫功能均有明显提高。

内分泌水平下降或变化是人体衰老的原因之一,肾阳虚老年人性腺分泌水平较低,睾酮分泌量减少,丘脑-垂体-性腺轴各个环节失调。艾灸能提高睾酮和人绒毛膜促性腺激素,调整丘脑-垂体-性腺轴的功能而抗衰老。

▲ 《中国针灸》1996 年第 7 期,王凤玲等"灸神阙穴对中老年人免疫功能及全身状态的影响"

摘要：本课题以艾灸神阙穴来探讨此问题,结果如下:中老年人免疫系统功能减退表现为细胞免疫变化,如 $CD2^+$ 及 $CD4^+$ 减少,$CD4^+/CD8^+$ 比值降低,而 $CD8^+$ 不变。其中 $CD2^+$ 及 $CD4^+$ 具有增强细胞免疫功能及刺激 B 细胞产生抗体。$CD8^+$ 具有抑制效应,可抑制体液免疫,是免疫调节的关键细胞。观察组灸神阙穴后,$CD2^+$ 及 $CD4^+$ 于正常偏低情况下,均有不同程度提高,对 $CD8^+$ 影响不大,从而使 $CD4^+/CD8^+$ 比值略有上升。对照组多项指标均无显著性差异,虽然 $CD4^+/CD8^+$ 比值也有上升,但观察组灸后 $CD4^+/CD8^+$ 比值明显高于对照组,有显著性差异,因而提示灸神阙穴可以提高细胞免疫功能。

人体中的免疫球蛋白是构成体液免疫的基础,是机体抗感染的主要因素之一,免疫球蛋白在人体中保持相对稳定性,可使老年人具有一定抗病能力,因而也是长寿的表现。本课题中,大部分中老年人 IgG 及 IgA 均属正常水平,小部分偏低。就其异常偏低者中,IgA 经灸神阙穴后较对照组有明显提高,IgG 也有明显改善,而对正常水平影响不大,故灸神阙穴,可以调节提高体液免疫功能。

中老年人随年龄增长,机体生理功能的衰退于临床上出现精力不足、疲乏、出汗、心烦、血压不稳、纳差、睡眠不实、大便时有不调。灸神阙穴后,其症状与对照组相比,有明显改善。能提高中老年人因机体功能处于低下状态而导致的免疫功能下降现象,从而在调整人体整体机制基础上,起到防治疾病、增强体质的作用,以达到益寿延年目的。

▲ 《中国针灸》1997 年第 4 期,唐照亮等"灸疗抗炎免疫作用的实验研究"

摘要：近年来灸疗的应用与研究有所加强,尤其在感染、免疫性疾病的防治与保健方面发挥其独特的功效。类风湿关节炎是这类疾病的代表之一。该病在我国是一种常见病、多发病,患者有数百万之多,目前尚无根治疗法,临床应用艾灸防治能取得较好的疗效。

灸疗对一些慢性炎症和炎症免疫性疾病有较好的疗效。如慢性乙肝、支气管哮喘、慢性结肠炎、类风湿关节炎、流行性出血热、桥本甲状腺炎、肿瘤等,其中有些疾病是国际性的难题。慢性炎症常伴有免疫功能的障碍,而灸疗的特点之一就是在抗炎的同时,又影响机体的免疫状态,增强或调整机体的免疫功能。灸疗的许多防病治病与保健抗衰等无不与其抗炎免疫作用有关。

▲ 《中国针灸》2001 年 9 月第 21 卷第 9 期,王磊等"艾灸疗法作用机理国内外研究进展"

摘要:目前,国内外在艾灸的药性作用、物理作用、局部(包括穴位)作用,艾灸对免疫系统……研究表明,艾灸在治疗免疫相关的疾病过程中,具有抗感染、抗自身免疫病、抗过敏反应、抗癌、抗痛和抗衰老等作用,这主要是通过调节体内失衡的免疫功能实现的,艾灸具有增强机体非特异性免疫功能的作用,从而达到防病治病的功效。

关于艾灸疗法的作用机制,目前国际上有 4 种观点:①温热刺激效应;②非特异性自体蛋白疗法学说;③非特异性应激反应;④芳香疗法。艾灸的作用机制是由燃艾时所产生的物理因子和化学因子,作用于腧穴感受装置与外周神经传入途径,刺激信号传入中枢,经过整合作用传出信号,调控机体神经-内分泌-免疫网络系统、循环系统等,从而调节机体的内环境,以达到防病治病的功效。

附录 A　谢锡亮相关文章选编

澄江学派创始人
——承淡安先生的针灸学术思想及治学方法

　　承淡安(1899—1957)是近代杰出的针灸教育学家。先生祖籍江阴,幼承家传针灸医学,长随名医翟简庄先生侍诊,尽得其传。又赴沪上,研习西医,贯通中西医学。1935年,东渡扶桑,遍历三岛,考察针灸。于20世纪30年代初在无锡创办中国针灸学研究社,设函授部,盛极一时,学员遍及海内外达万人之多;成立我国第一所针灸专门学校培养许多人才;首创《针灸杂志》先后发行50多期;抗战期间办传习班,先后收实习生及入门弟子亦逾千人。1950年恢复中国针灸学研究社工作,一生著作及译著20多种。1954年应聘出任南京中医学校(1958年改为中医学院)校长。先生一生,志在复兴针灸绝学,以弘扬针灸为己任,为继承发扬祖国针灸医学作出了巨大贡献。今就先生的学术思想及治学方法仅管见所知简述如下。

一、学术思想

　　先生壮年之时,正值军阀混战、国家多事之秋。日寇侵华野心日益暴露,虎视眈眈,时有爆发战争之危险。内忧外患,天灾人祸,民不聊生,贫困交加。我中华民族被外人辱为"东亚病夫"。先生素抱忧国忧民之心,秉承家传医术之所长,认为谋求救国救民之道莫如医药,医药之便莫如针灸。

　　先生自幼读经史子集,及长拜名医为师,深知祖国医学哲理深奥,治法渊博,学医必从基础做起,所以先生主张欲通中医,学习针灸,必先学习中医最基本的知识,如阴阳、五行、经络、脏象、营卫气血、精神津液、四诊八纲、辨证施治,尤其对《伤寒论》更加推崇。历年办讲习所、专门学校、研究社带徒,无不首先讲授。随着时代发展,新医学在我国逐渐普及,先生又专程赴上海学习西医,从而深知其长。特别是生理学、解剖学对针灸医生尤为重要。现代检验方法及医技手段对帮助诊断疾病,实属必要。"以中医为主,西为我用,衷中参西",是先生的一贯主张。先生常谆谆教导学生:"只要有医学基础,不论中医西医,要学针灸非常容易,一席之谈,即得要领。"鼓励先学基础,然后学针灸就容易了。

先生认为,针灸医学有四大内容,即针科学、灸科学、经穴学、治疗学,必须掌握这四门知识,才能解决问题。几十年来,用此法教学,循序渐进,没有不成功的,再进一步深入研究针灸医学就要学习经典著作了。

先生认为,"全部中医基础理论体系,都是针灸的理论基础,应该学习研究。若就其中与针灸更为密切相关而为针灸界所必须首先学习研究的则为经络学说。"

经络学说内容复杂,是一个难题,但针灸医生必须全面掌握。前人所说:"不懂脏腑经络,开口动手便错。"先生笃信之,对经络学说深信不疑。几十年来,一直视为教学之重点,也是学习经穴的秘诀。先生说:"不讲经络,穴道就杂乱无章了。"他在日本考察时,发现古本《十四经发挥》,欣喜若狂,立即点校发行。先生十分重视经络学说,多次发表提倡经络学说的文章。以为虽然现代科学尚未证实经络的实质,但临床上确有感传现象,有医疗效果。所以先生暂把经络比作"如声如光",过后虽无迹象可寻,但确有物质基础。特别是在晚年,更加确定经络确实存在,大声疾呼,针灸医生必须注重经络研究。

二、治学方法

先生治学严谨。认为针灸之术是不用药而治病的方法,关键在于手技。犹如书法家一样,同是一支笔,写出来的字,技巧笔神各异。因此,针灸家必须练针。"练针先练气",气即一种无形的功力,要先学会养气,养气之法,必先学会意守丹田,将一身之气收入丹田,用时运到臂、腕、手指。以医生之气,通过针具调整病人之气,以达到阴阳平衡之目的。

练针方法很简便,利用一切可用的机会,用拇指示指中指持针,如握毛笔状在粗纸或布团上做提、插、捻、转的动作,反复练习,自然会熟练,此谓之"指力"。有了功底,再做轻、重、疾、徐的动作,反复习练,自然轻巧自如,此谓之"活力"。临床应用时,以丹田之气,运用指力、活力三者融为一体,针随心使,随心所欲,进行补或泄之法,以达治病之目的。这样病人就会少受痛苦,疗效也高。先生早年对练针方法就极为重视,曾有《运针不痛心法要诀》之作。

针灸歌诀是前贤集经验之精华编成的韵语,易懂易记。先生认为,针灸内容非常丰富,必须熟读歌诀才能牢记,才能执简驭繁,才能应用于临床。在学习经络穴位时,必先读十四经穴分寸歌,要求学生必须达到滚瓜烂熟的程度。每提一经,能从头到尾很流利地背诵出来;每问一穴的部位或取法,就能用一句歌诀答出来;每提一穴名,就知道属于何经,是否什么要穴。达到这三条要求后,再反复在人体划经点穴,切实掌握全身经络穴位并了如指掌;有此基本功,临床上应用经穴时就会左右逢源、运用自如了。临床实践要先读治疗歌诀,它是前贤经验,编为诗词韵语,言简意赅,文实并茂。如《行针指要赋》《百症赋》《杂病穴歌》《标幽赋》《马丹阳十二诀》等,也要选择几篇熟读,在配方选穴时,就能脱口而出,有所依据了。

灸法虽然操作简单,也要反复练习才能熟练。先生在教学中特别强调学生上临床时必先实习各种灸法,必须达到操作熟练、运用自如的程度。

先生认为,《千金方》上所说"针而不灸,灸而不针,皆非良医也。"是非常正确的。所以在他的著作中,特别重视灸法,而且用的方法很多,直接灸、隔姜灸、温针灸、艾卷灸、温筒灸、加药灸等,因病而施。先生晚年更重视灸法,虽在病中仍不停研究、写作。1957 年 7 月 10 日逝世后,在遗物中发现有一本小日记簿,封面上写着:想到就写,看到就写。日期是从 1957 年 3 月 3 日开始,其中一条"灸的效力比针强。"特别推崇灸法,还系统地编写了灸法,可惜现在仅留有一部《灸法残稿》。

先生非常重视手法和针具,一生不断研究改革针具,讲究粗细长短,各适其宜。对针尖、针体、针根、针柄都要考究,尽量完善便于使用,减少痛苦。尤其讲究"精简疏针"。所谓"精简疏针",不是简单地少取几个穴的问题,它的内涵是很深刻的。如同用兵,兵贵精而不在多,关键在一个"精"字。要达到精亦非易事。先生要求学生必须对中医学有过硬的理论知识,熟练的基本功,才能做到配穴中肯,抓住关键。"精简疏针",每用一穴是循经取穴、局部取穴、特效穴、循经治疗、隔经治疗,或子午流注、灵龟八法等,必须联系各项基本功,按经络、脏腑、阴阳、五行辨证,治则讲出方义,决不能妄用一穴,妄刺一针。

准确取穴,是针灸医生的基本功之一,前人有"取三经用一经而可正,取五穴用一穴而必端"的名言,也是先生教学的原则。在划经点穴时,一丝不苟,必定亲自示范,分经点划,然后让学生互相点划,亲自指导。毕业时总考,绝对认真,不及格不发证书,不承认是承门学生。这种认真负责的精神,实属难能可贵,令人折服。

先生提倡一经诊断清楚,就要考虑选择最佳治疗方法。可针则针,应灸则灸,不宜针灸者则用药物。先生认为,《千金方》上说的"针灸而不药,药而不针灸,尤非良医也"是至理名言。一个好医生,一定要针、灸、药三者皆备,才堪称上工。先生用药多宗《伤寒》《金匮》,使用经方,也重验方、单方。总之,以仁慈为怀,救人为本,惜物为念,选择最佳方案,恒念物力维艰,能省就省,病人可悯,贫病免费。认真选择针具,精制艾绒,尽量做到让病人少受苦,多治病,才是医生的本意。从先生所著《中国针灸》中,就可看出先生用针、用灸、用药的奥妙。先生常说:"用针不在多少,用药不在贵贱,以中病为主,过犹不及,恰到好处,才是医生的技巧。开大方用贵药,多针滥灸,吾不为也。"

先生一生,勇于改革创新,在毫针、三棱针上下过很多功夫。早在20世纪30年代,就使用电针、电灸,企图改进针灸之术。对艾卷、温灸器进行过深入研究,创制念盈药条及新式温灸筒。20世纪50年代初,推广日本赤羽幸兵卫氏法——知热感度测定法和皮内针法。善于吸收外来文化,同时翻译日本针灸医书多种。最后又创制了揿针、角针等。

先生是近代针灸界的泰斗,一生致力于针灸事业,鞠躬尽瘁,成绩斐然,著作等身。本文所述先生的学术思想和治学方法,仅是片段而已。

三、后人敬仰

近几年来,国内外十几家报纸、杂志发表了纪念承先生的文章,还载入了《世界名人词典》。

1989年9月,领导部门委托江苏省中医学会,在先生的故乡江阴市(澄江)召开了"纪念承淡安先生90诞辰暨国际针灸学术会议"。参加的有中医界的领导、江苏省卫生厅、南京中医医院及有关部门的代表。医史学家耿鉴庭在《健康报》上发表了文章。中国针灸学会副会长、世界针联主席王雪苔,当场赋诗赞扬。有全国各地亲授学生和再传弟子一百余人参加。还有来自美国、英国和我国台湾、香港等地的学者及承先生的家属。会上印发了一巨册《纪念承淡安先生九十诞辰暨国际针灸学术会议论文集》,并举行了汉白玉雕像揭幕式,一尊安放在江阴市中医院,一尊安放在南京中医学院。会上同时宣布承先生的学术思想为"澄江学派"。这是一次很隆重的纪念盛会。

同年,台湾省《自然疗法》杂志以专辑发表了会议内容,向海内外传播。

现在江阴市和湖南中医学院均设有陈列馆,特将先生的功绩一一展出,供人参观。

先生的学生很多,仅知在上海的有陈大中、张晟星,苏州的戚淦,南京的邱茂良、杨长森、萧少卿、盛灿若、李锄,北京的杨甲三、赵尔康、程莘农,河南的邵经明,泉州的留章杰,重庆的戴念芳,广西的颜幼斋,香港的谢永光等,都在继承师志,为弘扬针灸事业而奋斗。

先生的夫人姜怀琳医师及其后代仍在苏州市大石头巷牛车弄六号故居居住。先生的子婿梅焕慈先生不断整理先生遗著;他的女儿承为奋,继承家学,是当代针灸名家。经常有国内的学者和国外中医界、针灸界知名人士前来访问,缅怀这位伟大的针灸导师。

谢锡亮　2007 年 6 月

珍视我们的宝贝——传统灸法

谢锡亮的大名,作者在中医学院念书的时候就有耳闻。他作为近代针灸大师、澄江学派创始人承淡安的亲传弟子,在山西省侯马市默默耕耘,50 余年如一日创办“中国澄江学派针灸医学研究所”,致力于临床医疗和培养针灸人才。知道他的人都很敬仰他,有一位校友曾对我讲:“别看我是针灸系的,在谢老给我们讲课前,我对针灸其实谈不上了解,但是听谢老讲课后,我才真正知道针灸应该怎么学,并深深地热爱上了她。”

一个春雨绵绵的午后,不曾想这位令人尊敬的老者在我一位校友的陪同下出现在我的办公室,随身的包里竟是厚厚一摞资料。没顾得上喝一口热水,谢老已在说明此行的目的:“我就是想呼吁一下,救救传统灸法,这么好的方法,作为中国传统中医药的重要组成部分,我们不能眼看着她被淹没。”谢老话讲得很急切,“你看看”,谢老从资料中抽出一份《北京晚报》,是 2004 年 4 月 19 日的报纸,在第 46 版上,有一篇题为《专家呼吁抢救中国灸》的文章,“我认为媒体应该多发一些这样的文章,唤醒人们,千万不能把宝贝丢掉。”

灸法,即使是正规中医药院校出来的学生,恐怕对此也知之甚少,说到具体操作,更是没有几个人亲身实践。《内经》上说:“针所不为,灸之所宜。”唐代孙思邈说:“针而不灸,灸而不针,皆非良医也。”明代《医学入门》上说:“凡药之不及,针之不到,必须灸之。”可见自古医圣名贤都很重视灸法,并把灸法作为治疗的重要手段,把“会用灸法”作为医师必备素质之一。

但是,近些年来针灸学界偏重于针法,逐渐减少了灸法的使用。针灸科常常是"但见针刺病,不闻艾绒香"。那么,灸法是通过什么来治病的,它与针法有什么不同,它的适应证有哪些呢? 谢老为我们娓娓道来。

"《神灸经论》上说:'夫灸取于火,以火性热而至速,体柔而用刚,能消阴翳,走而不守,善入脏腑。取艾之辛香为炷,能通十二经,入三阴,理气血,以治百病,效如反掌。'可见灸法效力之大。虽然针灸都是在经络穴位上施行,有共同之处,但灸法独具专长,不能以针代灸。明代龚居中在《痰火点雪》中说:'灸法去病之功难以枚举,凡虚实寒热,轻重远近,无往不宜。'可见灸法治病之广。几十年来据临床上的实践,很多病均适宜用灸法。特别是对免疫性疾病如乙型肝炎,我在临床用灸法治疗数百例,收到了满意的效果,不论急慢性均可施灸。患者首先是自觉症状消失,体征改善,逐渐化验指标也会相继转阴,尤其是病毒复制标志转阴,抗体出现,表示传染性减弱或消失。此外,灸法对阳痿、早泄、遗精、遗尿、长期发热、哮喘、眩晕、贫血、胎位不正、子宫出血、经常感冒、小儿发育不良、结核病、胃肠病等效果良好。总之,只要是慢性病、常规医疗没有办法的病,用传统灸法都能收到意想不到的良好效果。"

灸法能有这么好的治疗效果,可为什么没能引起足够的重视呢? 据一些专业人士说,现在灸法不能得到广泛的应用,主要有以下几个原因:①留下瘢痕,为近代崇尚美容之大忌,尤其是欧美国家,从来只重针而不重灸;②艾灸烟雾弥漫,造成空气污染,是今天提倡环境保护人士的大忌;③灸法操作时间太久,对医师的经济效益来说,并不划算。

但据谢老讲,其实用灸法并不像人们想像的那样痛苦,因为直接灸法的艾柱如麦粒大小,每穴只灸 7～9 壮,长期施灸,只会出现一个豆大黑痂,停灸后20～30 天即可脱落,以后和正常皮肤差别不大,或遗留黄豆大一个浅瘢痕。例如灸法治乙肝的穴位主要在背部或下肢,不会影响美容。在临床上他发现,中老年人患疑难重病、慢性病,或是保健,都能接受灸法,而不会在乎小小瘢痕。另外,因为灸法用的是极细的艾绒,量很小,不会产生太多烟雾。日本人研究发现,艾绒燃烧之气味芳香,还能净化空气,对人体无害。有人用红外线照射代替灸法,但红外线照射没有艾的药理作用,与灸法疗效不会完全相同,虽未见对比,也可能不会超越灸法之效果。谢老语重心长地说,为了治病,解除痛苦,不能单求方便、省事,而不追求更高的疗效。至于经济效益,灸法治乙肝,每人不过两三穴,4～6 个点,每穴不过 7～9 壮,3～5 分钟即可灸完一次,十分方便,同时能大大减轻病人的经济负担,治疗所用的时间还短。治病人多了,经济效益自然也会好的。

谢老说,灸法种类很多,但对于大病、疑难病,最好选用直接灸法。就是将极细之艾绒做成麦粒大的艾炷,直接放在穴位上燃烧,最高只有 60～70℃的热力,能耐 1 秒钟知大热时即按灭,反复施灸,穴位上结痂,再灸不但少痛,反觉舒服,能够坚持,日久见功。用灸法首先要做好病人思想工作,解除顾虑,医患合作,安置好体位,取准穴位,打个记号,消毒皮肤,将艾绒制成圆锥形之艾炷,上尖下平,直立于穴位之上,用细线香从顶端轻轻接触点燃,使之均匀向下燃烧。首壮燃至一半知热时,医者即用手指迅速压灭或捏起;第 2 壮仍在原处燃至大半知大热时,即压灭或捏起;第 3 壮燃至将尽知痛时即压灭或捏起。每次每穴连灸 7～9 壮,连灸数日,以后可以隔日一次,若灸 2～4 个穴,不过几分钟,操作熟练之后就轻而易举了。

谢老突然话锋一转,他说:"现在艾滋病很猖獗。艾滋病是一种免疫缺陷性传染病,一旦被感染,不仅主要表现为细胞免疫缺陷,而且体液免疫功能也会受到一定影响,尤其是 T4 细胞明显降低,T4/T8 比值下降。我们在临床实践中,体会到灸法对病毒性、免疫性疾病都有很好的治疗效果,而且科学实验已经证实灸法能增加 B 细胞、T4 细胞,提高 T4/T8 比值,只是目前尚未见到有人使用直接灸法防治艾滋病的报道。虽然中药、针法有许多资料,也有一定疗效,但放着灸法不用是多么可惜啊!"

谢老表示,虽已年届八十,如果有机会,他非常愿意用灸法为艾滋病的防治做一些事情。如在艾滋病多发的地区举办短期灸法培训班,以乡村医生作为培养对象,不难,只要二三天时间就能学会。然后让他们做指导,鼓励病人自灸、家中人助灸,或患者之间互灸,长期下去必见功效。原料花不了几个钱,即便自费患者都能负担得起。倘能和中药联合应用疗效会更好。如果此法行之有效,将是全世界艾滋病人的福祉,也是中国传统医学对人类的又一个伟大贡献。

谢老起身告辞了,望着老人在校友搀扶下雨中踽踽而行的背影,我心中不由得一阵愧疚,灸法传承几千年,被历代医家所重视,而偏偏在我们手中被弃而不用,是灸法本身不再适应现代社会的需要了呢,还是作为中医事业的继承者,我们所做的立足于继承的实际工作太少了?继承不够,何谈发扬?这也许是整个中医界面临的问题。

《中国中医药报》记者　白晓芸
(原载 2004 年 6 月 29 日《中国中医药报》)

针灸并重　发展中医药

针灸是我国传统医学的重要组成部分,数千年来为中华民族的繁衍做出了巨大贡献。而今,中医针灸申遗成功,笔者感慨很良多。这不仅是中国针灸界的喜事,也进一步增强了中华民族的自信心和自豪感。

一、承前贤遗愿　化国医为世界医

中华民族是最早使用针灸的民族。唐代医学家孙思邈(公元581－682年)著的《备急千金要方》说:"针而不灸,灸而不针,皆非良医也。"公元1822年,清朝道光皇帝颁诏,称:"针刺大圣,非奉君之所宜",令太医院永远停止针灸科,使针灸的发展受到严重阻滞,但在民间仍然流传。

清末民初,西学东渐,针灸更难登大雅之堂,中医药学受到进一步的冲击。我国近代著名的针灸医学家和针灸教育家,被誉为"中国针灸复兴之父"的承淡安先生(1899－1957),以发扬祖国针灸绝学为急务,以提倡推广针灸学术为己任,联合同道,公开家学。一是创办了中国针灸学研究社;二是创刊了我国最早的针灸专业杂志——《针灸杂志》;三是创立了我国最早的针灸专门医院,撰写了十余部学术专著;四是游学日本,学习考察日本针灸发展状况。经数十年传道授业,国内外弟子有逾万之多。他为我国近代针灸的复兴做出了卓越贡献,对现代针灸研究和发展产生了巨大影响,是传统针灸向现代针灸转变的奠基人。

承先生在《增订中国针灸治疗学》自序中说:"俾我国数千年独特之医术得标扬于世界,岂个人之私幸也哉!"他在1933年10月10日《针灸杂志》创刊号上呼吁:"吾侪国民,亟应拥护国粹,努力奋斗。庶异日绝学发扬,利溥环球,化国医为世界医,吾于是赖矣。"这充分体现了前贤先哲们的博大胸怀和世界眼光。

新中国成立后,党和政府号召继承祖国医学遗产,针灸得到空前发展,中医院校设立针灸科。由于种种原因,针灸的推广和发展一度比较缓慢。改革开放以后,针灸又有了很大发展。相信中医针灸申遗成功后,承先生等前辈的遗愿将成为现实。

二、灸法"简便廉验"易于推广

现在，中国针灸已传遍世界，目前世界上有 160 多个国家在使用中医针灸。然而，作为针灸的发源地，针灸在我国并没有深入普及和推广。其实针与灸各有所长，不能以针代灸，也不能以灸代针。现在使用针法的人较多，人们都较熟悉，而灸法用得少，人多不知，致使针灸失去了一半作用，十分可惜。可以说，"灸法"面临着失传的危机。

早在春秋战国以前，中华民族就使用灸法了。《左传》上说，成公 10 年（公元前 581 年），晋景公病，延秦国太医令医缓来诊，医缓说："疾不可为矣，病在肓之上，膏之下，攻之不可，达之不及，药不治焉。"这里所说的"攻"即灸法，"达"即针刺。《孟子》中有"七年之病求三年之艾"的记载。1973 年长沙马王堆三号汉墓中出土的帛书中，记载经脉灸法的就有 3 篇，可能是《黄帝内经》前期的珍贵文献。

在中医史上，历代医学家都重视灸法，如明代李梴在《医学入门》中说："凡药之不及，针之不到，必须灸之。"灸法历史很长，但不古老、不落后，至现在还非常实用，它不是土法，而是中医治病疗疾的技术之一。灸法安全稳妥，经济节约，成本很低，易学易用，只要掌握技巧，正确操作，没有多大痛苦，对人体和环境无害。

简言之，灸法具有简、便、廉、验的特点。历代医学家留下很多著作和验案。经国内外现代医学科学试验研究证实，灸法能够活跃脏腑功能，旺盛新陈代谢。施灸时对血压、呼吸、脉搏、心率、神经、血管、血液、内分泌、免疫系统等都有调节作用，能防治、辅助治疗目前某些尚无特效疗法的疾病，如病毒性乙型肝炎、慢性肾炎、慢性气管炎、哮喘、癌症、白血病等疾病。

此外，灸法还可以结合中西医药协同治疗。不论外科手术、放疗、化疗、放支架、透析等介入疗法，治疗后都伴有症状和不适，还需要服药和调养，这种情况下可以使用灸法。

三、传承针灸　亟待提高学术技术

针灸能传承到今天，主要依赖于它有确凿可靠的疗效。疗效才是硬道理。中医针灸申遗成功后，我们面临的任务更重，要走的路更长，要做的事更多。最关键的是要提高针灸的学术水平，水平高了，疗效好了，才能被越来越多的公众所接受和认可，才会有较大的发展。

当前，我国慢性非传染性疾病发病率和死亡率仍然在持续上升，传染病威胁依然存在,老龄化问题日趋严重,疾病负担和公众健康已成为社会关注的重点和焦点。人们"看病难,看病贵"的问题很突出。针灸在这方面大有用武之地,发挥它"简、便、廉、验"的独特作用。针灸尤其是灸法,在我们面前还有广阔的"荒原",亟待我们去发现、去开拓、去实践。各级医疗机构要重视针灸的开展,多做普及推广工作。要加紧培养针灸人才,通过各种形式的教育培训,大力提高针灸的学术水平,为造福人类做出贡献。

谢锡亮　讲述　盖耀平　整理

(原载 2011 年 2 月 17 日《中国中医药报》)

中医传统教学法——背诵歌诀

祖国医学历史悠久,内容丰富,著作浩瀚。初学者往往望洋兴叹,不知从何下手。然而,从历代名家和自学成材者的学医经历来看,他们大都是下功夫苦读背诵,博览群书而成功的。所以背诵是中医传统教学方法之一,千万不可忽视!

针灸医学的内容非常丰富,特别是经穴部分要占绝大篇幅。如十四经脉的循行路线,病候和数百个穴道的分寸部位以及各种特要穴,还有许多治疗歌诀,卷帙浩繁,种类很多,不易记忆。使初学者感到茫无涯际,无处问津,不知从何入门。历代医学家经过千百年的临床实践和教学经验,把它分类归纳,撮其精华,编成韵语、口诀或歌赋形式。文字简练,词略义广,便于诵读,便于记忆。它的特点是概括性强,实用价值大,文气流畅,铿锵和谐,念起来朗朗上口,悦耳动听,一旦念熟就会长期不忘,为我所用。尤其是在青少年时代把它读熟,能够背诵过来,就会终生牢记,临床使用时就能左右逢源,脱口而出,准确地拟出配方找到穴位。

临床医生使用针灸歌诀,犹如演员登场歌唱、相声家说白语一样,必须熟记,能够背诵,说来就来,从容流利,出口成词。否则临用时胸无成竹,茫然失措,再查书本那就来不及了。因此必须重视基本功的锻炼,把各种常用的歌诀读熟,给临床应用打下良好基础,其中十四经穴分寸歌尤为重要。

(一)

为什么要先读十四经穴分寸歌?因为十四经穴在针灸学中占很大篇幅,是针灸学的重要部分。临床上不论针刺、艾灸,都必须在一定的经穴上施行。然而十四经穴分布于周身,错综复杂,只靠讲解或阅读不易记牢;零散记,则杂乱无章,学前忘后,费力大,收效小,即便强记住穴名,还不知道所在部位和分寸;如果只知穴名,不知该穴归哪一经,就掌握不了经穴的主治原则,也不会循经取穴。因此,必须熟读十四经穴分寸歌,把经脉循行和穴位系统地搞清楚,有了这个基础,其他治疗歌诀就好读了。

读十四经穴分寸歌要达到的标准,也就是对熟练程度的要求。按照方法下功夫读,大约经过三四周就能把十四经穴分寸歌诀读得滚瓜烂熟,快速流利,随时随地都能出口成歌。凡指出来一条经脉,就能有次序地背出本经的穴名和分寸;指出一个穴名能答出归哪一经,是否什么"特要穴";指出一个穴名要会背出本穴的一句口诀,指出分寸部位。

(二)

读歌诀需要有主次,选择少而精的,勿贪大喜多,要抓住最紧要的,才能收到事半功倍的效果。仍以十四经穴分寸歌为例,如果读会十四经穴分寸歌,不但熟悉了全身穴位名称,同时也对经脉在体表循行的路线有了概念;并且给循经取穴打下了良好基础,易于掌握经穴的共性——主治原则。读会本歌诀,就能代替《脏腑十二经穴起止穴歌》《十四经脉循行歌》《十四经穴总歌》和《周身经穴赋》,一举多得,省力省时,条理清,不混乱,收效大。因此,读歌诀要善于选择,抓住重点,不能见歌就读。在方法上要苦读巧读,最好在每天清早,如同读古典文学、诗词、外语、台词一样,高声朗诵,眼看耳听,心领神会,念一遍等于默念数遍。这就叫"朗读法",要逐句、逐段、逐经地念下去。也就是逐句攻,分段读,按章节,有条不紊地依次读熟。

具体方法是,念会上句再念下句,念会上段再念下段,念会一经再念一经,每天早上都要从头念起,熟悉的要开快车一念就过,到生的地方再努力"攻"。生句绕口之处,要连念数十遍,念熟了再往前念。总之,不厌百遍千遍地大声念下去。最后达到能背诵的程度。这就是循环往复背诵法,先"死读"而后就能活用了。读歌诀时首先要理解歌词的意思。对生字的读音要查字典读准确,对术语、名词要理解;还要知道哪是本经的穴道,哪是借用别经穴名,用来说明本经穴道分寸位置的。凡是本经穴名下要画个记号,以示为本经穴名的标志;"特要穴"也可以画记号。还要注意经脉循行的起止、转折、通关过节之处,以便了解经脉的循行路线。读完分寸歌,再通过实际划经点穴,就能掌握全身的主要经脉、穴名、部位、分寸了。然后再把十二经脉、十五络脉、奇经八脉、十二经别、十二经筋、十二皮部的内外循行、属络、联系、分支、交接、交叉之处，细细阅读，反复描画，切实熟记就能全面了解复杂的经络系统了。所以，必须下一番苦功把它读熟。其次再读治疗歌诀。有的歌诀篇幅很短，有的比较顺口，再加有十四经穴分寸歌的基础，那就容易读，容易记了。

（三）

读歌诀要持之以恒，心承口诵，功夫下到，自然有成。即便读熟之后也要不时地温习，反复吟哦，才能巩固，所谓"歌诀不厌千遍读，熟读深思妙自知"。读歌诀要学白居易"苦学力文，不惶寝息，口舌生疮，手肘成胝"的精神；要有"头悬梁，锥刺股"的勇气。读歌诀也可以和练针结合起来，俗话说："针不离手，歌不离口"，同时进行，节约时间。也可以将默读、默写和朗诵结合起来，默读便于思索，抄写可以加深理解，朗读有助记忆。"世上无难事，只要肯登攀"。古往今来，凡是在学术上有成就的人，都是苦读苦学得来的。好逸恶劳，不动脑子，终将虚度年华，一事无成。须知"书山有路勤为径，学海无边苦作舟"。这就是读书的最好方法，也是我们练习针灸基本功的最好方法。

学习中医其他各科也不例外，都需要熟读歌诀和主要经文。如脉诀、药性、汤头，属于初学者必读之歌诀；再进一步要读内经、难经、伤寒、金匮、温病等重要条文，多多益善，量力选读，以精为要，以熟为贵，精读熟记，到临床应用时便知其要妙之处了，千万不能认为是死读书而走"捷径"，取"巧法"，只求当时理解而不求熟记。这样一则记忆不能持久，二则临床应用时不知确切便茫然无所措了。望学者留意，身体力行，就能明辨巧拙，真正体会"书到用时方恨少，是非经过不知难"了。以上浅见，请学者参考，不妥之处希望指正。

谢锡亮
1985 年 11 月

针灸治病广泛　不可忽视个案

我相信现代实验针灸学，做动物实验，设对照组观察和临床统计学，求 P 值大小，得出成百上千病例有效率、百分比等，是科学方法，无可非议。但我个人在行医半个多世纪中，因环境条件关系，很难做到科学实验和大量病例统计。可是针灸治奇病、怪病有立竿见影之效，即便是个案也不可忽视。

一、喉闭促欲死

1953 年春夏之交,我骑自行车路经临汾县贾得乡贾升村,听见院内哭声甚哀,众人乱乱哄哄。在病家门口有一面熟人阻拦:"先生,病人则死能救否?"来不及回答,急速入内,慌忙间只见一妇女体态健壮,年约四十左右,呼之不应,口唇发绀,众云"喉疼死了",当时刚由苏州毕业归来,临床经验尚少,情急万分,我也十分紧张,不可能按次序诊治,忽然想起"少商大指内侧端,鼻衄喉痹刺可已",喉痹刺少商。顾不得许多。于是掏出三棱针在肺经井穴少商穴上重刺放血,出血黑而浓。渐见微弱呼吸,少停便呻吟有声,约十余分钟便开口说:"憋死了"。撬开口腔只见双侧扁桃体肿大,当时农村缺少医药,我也两手空空,再无它法。守候约一小时病人平安,即告辞而去。

按语:有的病症一生只遇到一例,当然无法统计,也不可能计算百分比。但是,虽只一例,针灸确实有效,能解除痛苦,也应收入针灸治疗范围之中,因此针灸能治多少种病很难定数。国际卫生组织认可针灸能治 42 种病似应扩大范围。

二、气厥(精神刺激性休克)

1971 年在襄汾县医院工作,办中医学习班,响应号召带学生 80 余人上山采药,住在霍州市霍山脚下小村中。一农民妇女约五十岁上下,因其子夜间去外村看电影,众多人已回来,唯其子迟迟未归,她等待许久,心急如火,忽然晕倒在地,不作声色,问之不答,气息奄奄,状若死去。急切来不及详细诊察,立即刺膻中、内关,久久无反应。又针人中、足三里、大陵,连续行针 30～40 分钟才渐复苏,一小时后始平安。问之她常因生气发作此病,一针即过,唯这次历时过长,令人紧张担心。

按语:此症多见于神经质之妇女,往往一针甫下病人便长吁叹气或大哭,或立即安静下来,从而恢复。这次历时过久,众皆惊慌。因此凡遇此症,当耐心施治,万万不可因不见效而放弃不治,会误大事。

三、颈部砸伤双臂疼痛难忍

1980 年,在襄汾县张礼村家中居住,正在集中精力写材料,突然一位在县里当干部的邻里带其母亲来诊。因昨天其夫在平房上晒玉茭,不慎横卧摔下,她在下边站立,恰巧其髂骨碰在她的后颈部,立即休克,一小时后才苏醒。随引起双臂疼痛,无伤无痕,动作尚可,只是愈疼愈烈,终夜不眠,注射多次及口服止痛药无效。苦莫名状,站立不住。让她坐下,顺手取出 28 号 1.5 寸粗针,刺入大椎穴中,行针之后针感麻至左手,左臂不疼了;将针略向上提,转向偏右行针,针感麻至右手指,右臂疼亦止。当即出现奇迹,不禁失笑,一场痛苦就此消失。

按语:古人说:"气速至而速效,效之信,如风扫云开明乎若见苍天。"真是如此灵验,出乎意料之外。先师近代针灸学家承淡安先生云:"针灸之功,既便且捷……"诚然至理名言,信不虚也。

我认为针灸治疗濒死患者能救活,痛苦不堪能立即消除,这就是有效,就是科学,治一个算一个,不必强求多少例百分比。因为病种不同,病情复杂,各人环境不同,生活条件不一,个体差异有别,哪能规范一种模式,统一标准?唯有用中医辨证求因,对症治疗,灵活机动,才是好方法。

谢锡亮　讲述　谢晋生　整理

忆谢锡亮先生

2008 年,我退休以后,一个偶然的机会结识了谢锡亮先生,从此开启了与他的十年情缘。谢锡亮视我为忘年交,我尊他为师长。在谢锡亮的熏陶下,我对灸法产生了浓厚兴趣,帮助他收集信息和整理资料、编写和校对书稿、联系出版等事宜。工作之余,谢锡亮也谈天说地,聊国事家事,更多时候给我谈学习,谈人生,谈他的学医从医经历。如今,斯人已逝,我再无机会当面聆听他的教诲,剩下的唯有回忆一次次在脑海重现。

谢锡亮是中国针灸澄江学派的重要代表人物之一。1951 年,他投考苏州"中国针灸学研究社实习研究班",拜著名针灸教育家承淡安先生为师。当年中秋节,承淡安即兴写一首小诗赠予谢锡亮:"君自三晋来,相随习薄技。发奋攻岐黄,针灸遍环宇。"60 多年来,谢锡亮不忘恩师教诲,为传承和弘扬灸法不遗余力。他 87 岁赋诗《感怀承师》:"负笈千里学针灸,心传口授几春秋。六十年来医教研,遥望苏州频叩首。"承淡安说过:"针灸之功效,既广且捷,针灸之施用,亦便亦廉,易于普及,宜于贫病,允为利民之国粹,实有推广之必要。"谢锡亮牢记老师的教诲,把传承和弘扬针灸作为自己的光荣使命。

1957 年,承师去世后,谢锡亮与承淡安之女承为奋、子婿梅焕慈及大师母经常书信联系,并多次赴苏州看望他们。承为奋晚年患癌症,他多次赠款资助。1959 年,谢锡亮与中国中医研究院中国医史文献研究所特约研究员郑卓人讨论如何推广承淡安的针灸学术思想和教育方法,并带着郑卓人的介绍信去中国中医研究院图书馆拜访医史学家耿鉴庭教授,请他从医学史的角度撰写对承淡安的评价。

谢锡亮在山西襄汾县人民医院工作 30 多年,亲手创建了襄汾县中医医院。1990 年退休后,在侯马成立了中国澄江学派针灸医学研究所。海内外的学友、同行及慕名来访者经常来信、来电登门交流、求教或切磋。1995 年,日本京都针灸学者名越礼子到苏州拜访承师,因承师已故,其亲属介绍她来侯马跟谢锡亮学习。

1989 年 9 月,纪念承淡安诞辰 90 周年暨针灸术研讨会在承师故乡江苏江阴举行,谢锡亮在会上的发言"回忆恩师承淡安二三事"编入会议资料。1999 年 9 月,纪念承淡安诞辰 100 周年暨国际针灸发展研讨会在江苏江阴举行,谢锡亮在会上作了"深刺风府"的发言,收入大会资料汇编。2000 年,中国中医药出版社策划编写《中国百年百名中医临床家》丛书,他担任主审,组织人员编写完成《中国百年百名中医临床家·承淡安》。上世纪 70 年代末,谢锡亮开始把自己研究和临床积累的经验编写成书,先后出版了《灸法与保健》《灸法》《家庭实用保健灸法》《针灸基本功》《谢锡亮灸法》《健康长寿与灸法》《谢锡亮灸法医案》等书。

谢锡亮长期在基层工作,从未离开过临床。他对灸法的研究是深入和全面的,他所形成的学术思想和学术观点,都来源于他临证实践的探讨和思考。几十年来,他应用灸法从养生保健到治疗一般常见病,到治疗难治性疾病、风湿免疫性疾病,还对恶性肿瘤使用灸法,呼吁用灸法防治艾滋病。在风湿免疫性疾病范畴内,经他和他指导的学生治疗的就有强直性脊柱炎、干燥综合征、血小板减少、血小板增多、类风湿关节炎、系统性红斑狼疮、桥本甲状腺炎、免疫功能紊乱等病症;治疗恶性肿瘤或肿瘤术后、放化疗后的不良反应,均有很多验案。仅强直性脊柱炎用灸法取效的就有几十例。

谢锡亮生前多次说过,如果在大医院能开展灸法治疗或者在基层得以推广,许多目前中西药所不及的免疫性疾病、难治性疾病,许多现代医学中病因不明或病因虽明但缺乏有效治疗方法的病症,或可获得满意的疗效,而且可以缓解看病难、看病贵的问题,使许多家庭不致因病致贫、因病返贫甚至酿成悲剧。

在谢锡亮逝世一周年时,谨以此文纪念之。

盖耀平

(原载《中国中医药报》2019 年 1 月 17 日)

赠诗谢锡亮

①原中国中医研究院特约研究员、承门高足郑卓人赠诗谢锡亮先生

医苑何人崛异军,承门翘楚共推君。

轩岐致志功无竟,著述等身迥不群。

已广栽培烂桃李,更多康济泽襄汾。

愧余蹇足追难及,双谢齐名乐所闻。

注:双谢指谢锡亮和香港中国针灸协会会长谢永光。

②山西省考古学会理事、丁村民俗博物馆馆长陶富海赠诗谢锡亮

四十年前结谢君,魁梧坦荡有精神。

人流试用枕头草,癖病深研子午针。

十载妖风成炼狱,期年鹞式见真金。

一朝洗雪莫须有,放马穹空任我奔。

游学京门邀盛誉,交流港九喜同仁。

著书追索医源理,疗病术求素问真。

耆耄不言仁者寿,但求此世不欺心。

附录 B　谢锡亮灸法学术思想浅说

　　谢锡亮 1951 年师从近代针灸大师承淡安,尤其在灸法方面得到承师的真传。他在基层从事中医针灸工作 60 多年,针、灸、药都用,针法、灸法并重,深深感到针灸有奇特疗效,但对灸法更为重视。他不仅在临床中反复实践和深刻体验,而且不遗余力地进行宣传和培养人才。他在灸法理论和临床等方面都对前人的认识有一定的发挥,对灸法有独特的见解和观点。他认为,灸法不但可以养生保健,治疗常见病,而且对一些难治性疾病、免疫性疾病有特殊的疗效。经谢老和他指导的学生用灸法治疗难治性疾病、免疫性疾病的取效验案很多。经过长期临床实践,认为直接灸法能激发和调动人体免疫系统的功能,对风湿免疫范畴的一些疾病有很好的疗效。他用灸法治疗疑难病症,是对传统灸法继承和发扬的典范。他对直接灸法深入研究,推崇麦粒灸,总结出了麦粒灸的要诀和操作技巧,使之具有简、便、廉、验的特点。麦粒灸已在行业内被广泛应用,在民间也引起众多人士对灸法的喜爱和使用。

　　谢锡亮晚年,还时刻关注中医针灸事业的发展,学习现代医学发展的新成果,特别是一直执着地研究灸法,达到痴迷的程度。随着临床经验的丰富,对自己出版的著作一再修订,不断增补新的内容。他说:"我已垂垂老矣,不忍见患者饱受疾病折磨之苦。这点经验不应带走,留给后人参考,得不到应用,实在可惜!"为了培养和激励后来人,他悉心指导和鼓励后来人大胆实践,通过电话或上门来访的机会,给他们传授灸法及用灸法治疗疑难疾病的经验,为他们解难释惑,并且把学生们的临床验案收录编入自己的灸法书中。他一生著述颇丰,他著的《灸法与保健》《灸法(基础·临床·保健)》《家庭实用保健灸法》《针灸基本功》(1、2 版)、《谢锡亮灸法》(1、2、3、4、5 版)、《健康长寿与灸法》(1、2、3 版)、《谢锡亮灸法医案》等书,出版后都深受读者欢迎。谢老在弘扬灸法方面取得的学术成就,为业内人士所称道,亦为世人所敬仰。

(一)灸法治病广泛

谢老认为灸法治病范围广泛,不论男女老幼,各科都有适应证,即使无明显症状,也可以养生保健。举凡身体虚弱和风、寒、湿之慢性病,无不适应,对急性病,也可选择应用。尤其对难治性疾病及人体免疫功能低下、失调、缺陷、中西药难以取效的疾病最为适宜。

(二)用直接灸法防治乙型肝炎

慢性乙型肝炎是我国发病率较高的传染病之一,目前中西药物对该病尚无特效疗法。谢锡亮从 20 世纪 70 年代就在临床上采用麦粒灸法以调整机体的整体功能,几十年来治疗乙型肝炎几百例,均取得满意效果。他对乙肝辨证分型,将乙肝分为 5 个证型:湿热困脾型、脾胃虚弱型、肝气郁结型、肝肾阳虚型、血瘀气滞型。取穴以肝俞、脾俞、阳陵泉、阴陵泉、足三里(30 岁以下患者不灸足三里穴,15 岁以下患者灸身柱穴)、三阴交等穴为主穴,并随证配穴,施直接灸法。并且主张用足三里直接灸来预防该病。他认为,直接灸法适用于各种肝炎,能治能防,只要病情延缓时日,给灸法提供时间,常灸即能生效。实践证明,用直接灸法治疗乙肝,优于常规的保肝药和干扰素、抗病毒等药物,而且疗效确切,花费很低。

谢老认为,慢性肝炎常以正气虚弱为本,邪实为标。在治则上,多以扶正为主,祛邪为辅。本病在肝,而累及脾肾,久则肝脾肾三脏皆病,必须以此选方遣药。用灸法治疗则比较简单,概括性强,虽然病因病机复杂,但灸法是以强健身体、调整免疫功能为主,所以证型不必严格区别,症状不必细分,也不必针对某种生化指标,只要选用主穴就可以统治诸疾。灸法能使脾胃健壮,增加营养,调整免疫,抵抗病毒,自能消除症状,促进肝细胞及肝功能的恢复。

(三)灸法能治风湿免疫性疾病

谢锡亮较早地发现和响亮地提出用灸法治疗风湿免疫性疾病。他在治疗乙肝时发现,灸法能调节免疫功能。他考虑到风湿免疫性疾病在很多大医院往往用激素类药物治疗,而且长期大量使用,其效果多为一时减轻症状,其后果并不乐观。根据临床实践经验,用灸法治疗不但安全,无毒副作用,而且可能出现惊奇的疗效,持久而且不易复发,即使长期失于养护偶有变化,再灸也会很快生效。

在风湿免疫性疾病范畴内,有许多病症适合用灸法,如强直性脊柱炎、干燥综合征、血小板减少、血小板增多、类风湿关节炎、系统性红斑狼疮、桥本甲状腺炎、免疫功能紊乱等病症。一些患者经正规大医院用现代医学技术诊断,治疗效果不理想,用灸法却取得满意疗效。

有些用现今医学技术还查不清的病症如长期低热、经常性感冒、周期性呕吐等,诊断不清,无法治疗,但都可以使用灸法,安全无害,或可出现奇迹。

(四)提倡对艾滋病和恶性肿瘤使用灸法

谢锡亮认为,艾滋病是病毒感染、免疫缺陷,发病症状和体征与乙肝有相似之处,提出直接灸法可以防治艾滋病。

他认为,艾滋病是免疫功能低下的疾病,艾灸可以调整机体的免疫功能,使免疫系统的功能趋向正常。"正气存内,邪不可干",灸法有扶正祛邪的作用。他在临床上设计出防治艾滋病的灸疗方法。1993 年,他的论文"用直接灸法防治艾滋病",受到在日本举行的第三届世界针灸大会的重视,被翻译成日文选为大会发言材料。

提倡对恶性肿瘤使用灸法。他认为,不论早期或中晚期,用中药治疗或用外科手术,放疗、化疗前后及间歇期,都可以加入灸法。或在手术后不进行放疗、化疗和过度治疗,只用灸法,提高免疫系统功能。对病人无害,对其他各种疗法也无妨碍,至少可以作为辅助疗法,尤其对于手术后恢复期,减轻放化疗的毒副作用,均有良好的效果。特别是对得了大病、难治性疾病,无力治好的贫穷患者更为适宜。

(五)对直接灸法有创新性的贡献

谢锡亮长期在基层工作,深切体会到患者特别是农村百姓看病的难处。近 40 多年来,他潜心研究并临床实践,把重点放在简便易用的灸法上。他认为,灸法可以使贫穷患者少花钱,可以切实解除他们的困难和痛苦。

他改进了古人的直接灸法,提倡并使用麦粒灸,总结出麦粒灸的操作要点和技巧,广为传授和宣传。他总结的"直接灸法的要诀与技巧",2007 年在南京参加灸法学术会议上作了经验交流,2010 年《上海针灸杂志》发表(《直接灸法的要诀与技巧》见本书第九章十四)。

他总结出麦粒灸的特点:①烧灼轻,痛苦小,一般人都能接受,特别是小儿、妇女;②费时短,一次 8～10 分钟,不影响工作;③创伤轻微不化脓,不用做善后处理;④冒烟很少,不污染环境,还芳香空气;⑤不留大瘢痕,不影响美容,不灸面部及外露部位;⑥治病多,对难治性疾病可以学会长期自灸;⑦适用治未病,养生保健,延缓衰老,健康美容;⑧花费少,经济实用,既适合广大群众,也适宜难治性疾病、慢性病和常年吃药受折磨的人。

他发明的麦粒灸压灭法,可以提高患者对麦粒灸的耐受度。压灭法的操作方法:用麦粒灸时,当第 1 壮艾炷燃至一半,知热即用手指按灭,或用右手示指、拇指快速捏走;第 2 壮仍在原处施灸,燃至大半,知大热时即按灭或捏走;第 3 壮燃至将尽,知大痛时速按灭或捏走,同时医者可用左手拇、示、中三指按摩或轻叩穴道周围,以减轻患者痛苦。耐心灸至 10 多次后,感觉就不甚痛了。连续施灸,不几日就能达到化脓之目的。若不化脓,坚持灸下去,也同样收效。

(六)十分重视和强调针灸基本功的训练

谢锡亮认为,针灸基本功的内容,就是熟读歌诀,划经点穴,练习针法,练习灸法。针灸内容非常丰富,必须熟读歌诀,才能记牢,才能执简驭繁,才能应用于临床。在学习经络穴位时,必先读十四经分寸歌,要求学生必须达到滚瓜烂熟的程度。每提一经,能从头到尾很流利地背诵出来;每提一穴名,就知道属于何经,是否为特要穴。做到这些,再反复在人体划经点穴,掌握全身经络穴位,临床就能够运用自如了。

他认为,针与灸各有所长,不能以针代灸,也不能以灸代针。现在使用针法的人较多,而灸法用得少(特别是在大医院),致使针灸失去了一半作用,十分可惜。灸法历史很长,但不古老,不落后,现在仍然十分实用。它不是土法,而是中医治病防病的技术之一。灸法安全稳妥,经济节约,易学易用,成本很低,只要掌握技巧,正确操作,没有多大痛苦,对人体和环境无害。关键是要规范和提高灸法的技术水平,水平高了,疗效好了,才能被越来越多的公众接受和认可,才会有较大的发展。

(七)要勇于实践 开拓荒原

谢锡亮先生几十年来学习、研究、传授灸法,临床应用,与中外学者交流经验,十分注意收集报纸刊物上的有关信息,认为灸法发展到现在,还是一片广阔的荒原,还有许多未知数,有待人们去开发和进行科学研究。他说,对很多疾病的防治还有太多的路没有走过。灸法对一些疑难病症的作用值得认真探索,尤其是免疫性疾病,有待用灸法试治,探索其疗效。对病毒性疾病、免疫缺陷疾病、自身免疫性疾病、免疫力低下等如艾滋病、甲流感、SARS 等,用灸法可能有普遍效果,对皮肤病也有治疗价值。据临床实践经验,用灸法不但安全,而且可能出现意想不到的疗效,持久而不易复发,即使长期失于养护有变化,再灸也会很快生效。

遗憾的是,直接灸法——小艾炷直接灸法,现在很多地方和灸疗医生还不多应用,因此影响了灸法的推广,十分可惜。灸法并不是神秘高深的技术,一经学习和实践,便豁然开朗。现在开展用灸法治病并不困难,可以根据正规医院诊断的病名,用灸法试治,记录观察其效果,积累经验。如果比用其他方法疗效好,不论中西医门诊、住院,都可以开展。只要掌握方法和技巧,谨慎使用,是十分安全的,可以边学边用。这种简便廉验的医术对病人非常有益。对一般病症,不会直接灸,可用温和灸、隔物灸,不伤皮肤,坚持下去就有效果。他在 88 岁时还赋诗曰:

灸法犹如大荒漠,亟待医者去开拓。

细菌病毒均可治,免疫疾病全概括。

绝非自欺欺人语,经过实践眼开阔。

临床验案有佐证,科学研究文章多。

(因水平有限,笔者仅在这里对谢锡亮灸法学术思想作一浅述,未能窥其全貌,有待今后进一步整理发掘,以供探讨。)

(盖耀平)

附录 C 谢锡亮年谱

1925年农历九月十六日　谢锡亮出生于河南省原阳县阳阿乡吴寨村。

1943年9月至1945年8月　在河南省开封维新高中及省日文专科学校读书。青年时代在家中受四胞兄传授,热爱祖国医药学,尤喜针灸之术。

1948年4月至1950年5月　在原籍大裴寨开中药店,开始潜心医学,博览群书,苦练基本功,背诵歌诀及经典原文,习认中药,品尝性味,亲炼膏丹,仅三年即窥其门径,临床治疗多获良效。

1951年　投考苏州中国针灸学研究社实习研究班,拜著名针灸教育家承淡安先生为师。当年中秋节师生合影后,承淡安先生即兴赋诗一首赠学生谢锡亮:君自三晋来,相随习薄技。发奋攻岐黄,针灸遍环宇。1953年2月,谢锡亮在实习研究班毕业时成绩居全班之首。

1956年7月至1958年8月　在原阳县举办中医进修班、针灸培训班共5期,学员239人。主讲针灸学。同时开设门诊部,义务为群众看病。

1957年8月　带领原阳县针灸医生训练班的72名学员,深入原阳灾区,防病治病,免费医疗,半个多月时间,在东西100多华里、270多个村庄治疗患者6583人,其中发现疟疾病人69例,用针法全部治愈。为了总结经验,他写了"针刺治疗69例疟疾报告",发表于《中医杂志》1958年第3期,对当时控制疟疾流行起到了一定作用。这是他学医以来初次发表学术文章。

1961年5月至1990年　在襄汾县人民医院中医科、针灸科、科研室、医务办公室工作。历任中医科主任,主治医师,副主任医师,主任医师,中医院院长。"文革"期间,遭受批判和冲击,被打成"资产阶级反动学术权威",身体和精神上受到很大摧残。党的十一届三中全会后得以平反,不遗余力地投身中医事业。

1958年至1980年　在襄汾县人民医院曾研究用针灸治疗小儿麻痹,总结出了少取穴、取准穴、用细针、轻刺激或用灸的方法,既减轻了患儿痛苦,又获得较好效果。他毫无保留地把经验传授给同事和学生。当时专设30张病床,多年间共收治患儿 4967 例,使得当时的襄汾县医院由于治疗小儿麻痹而闻名省内外。根据积累的临床经验,主持写成总结报告,选为 1984 年在北京召开的第二届世界针灸大会发言材料。

1979 年 9 月 山西省襄汾县科委、襄汾县卫生局、襄汾县人民医院以内部交流资料形式印发谢锡亮著《灸法与保健》。

1982 年 在石家庄参加全国子午流注学术会议,谢锡亮在大会发言"子午流注纳子图说"。

1982 年 山西人民出版社出版发行谢锡亮编著的《药性赋注解》,第 1 次印刷 7 万余册。

1983 年 6 月 《云南中医》杂志发表谢锡亮文章"太极图浅解"。

1983 年 10 月 被香港中国针灸协会聘为顾问委员会顾问。

1984 年 4 月 山西人民出版社出版谢锡亮著《灸法(基础·临床·保健)》(两次印刷 20 000 余册)。

1984 年 受山西省卫生厅委托,在曲沃县举办山西省针灸提高班,任班主任,担任主课。

1984 年 6 月 设计子午流注推算盘(第 1 代)及说明书,苏州针具厂印制。

1985 年 加入中国共产党。

1986 年 《中国针灸》发表谢锡亮"针灸治疗小儿麻痹 2296 例临床报道"。

1986 年 7 月 谢锡亮"深刺风府之技巧"等编入《中国当代针灸家临床精要》。

1987 年 创建山西襄汾县中医医院,任名誉院长。

1987 年 5 月 设计子午流注推算盘(第 3 代)及说明书,由苏州姑苏厂制作发行。

1989 年 山西电教馆拍摄完成谢锡亮主讲的《中国传统灸法》电教片。

1989 年 6 月 被聘为中国针灸专家讲师团教授。

1989 年 纪念承淡安诞辰 90 周年暨针灸学术研讨会在江阴举行,谢锡亮在会上的发言"回忆恩师承淡安二三事"收入会议资料汇编。

1990 年 在襄汾县人民医院退休。受承淡安家人委托在侯马成立了中国澄江学派针灸医学研究所,不断接受各地前来学习的学员,先后培养学徒近百名。

1991 年,台湾省《自然疗法》等十四卷第三期发表谢锡亮《用直接灸法防治艾滋病》。

1993 年 3 月 中国医药科技出版社出版谢锡亮《实用家庭保健灸法》。

1993 年 "用直接灸法防治艾滋病"论文受到在日本举办的第三届世界针灸大会的重视,选为大会发言材料。

1996 年　谢锡亮应邀赴美国洛杉矶教学和临床医疗,受到美国同行欢迎。

1999 年　纪念承淡安诞辰 100 周年暨国际针灸发展学术研讨会在江阴举行,谢锡亮参加会议,所写"深刺风府"一文收入大会资料汇编。

2000 年,谢锡亮与夫人王玉兰为故乡河南原阳县阳阿乡吴寨村建学校捐款十万元。

2000 年　中国中医药出版社策划编写《中国百年百名中医临床家》丛书,谢锡亮贡献学术资料,担任主审,组织人员编写完成《中国百年百名中医临床家·承淡安》卷一书。

2001 年 6 月,台湾省《自然疗法》第 24 卷第 2 期发表谢锡亮《深刺风府(附医案数例)》。

2002 年 7 月,台湾省《自然疗法》第 25 卷第 2 期发表《中国澄江学派"二谢"讨论灸法治乙肝》。注:二谢即谢锡亮与香港谢永光。

2003 年 6 月、9 月,台湾省《自然疗法》第 26 卷第 2 期、第 26 卷第 3 期发表谢锡亮《历代医家对灸法的论述》。

2003 年,谢锡亮当选为中国民间中医医药研究开发协会特种灸法研究专业委员会第二届理事会名誉会长。

2004 年 3 月,台湾省《自然疗法》第 27 卷第 1 期、第 2 期发表谢锡亮《谢锡亮灸法医案》。

2004 年 6 月 28 日　《中国中医药报》发表谢锡亮文章"向足三里要长寿"。

2006 年 2 月　《中国中医药报》发表"珍视我们的宝贝——传统灸法(用直接灸法防治艾滋病)"。

2006 年 10 月 25 日　《中国中医药报》发表谢锡亮"灸法治疗慢性难治性疾病心得"。

2007 年 3 月　人民军医出版社出版《谢锡亮灸法》第 1 版。

2007 年 4 月　人民卫生出版社出版谢锡亮《针灸基本功》。

2009 年　山西省针灸学会授予谢锡亮"针灸泰斗"称号。

2010 年 3 月　人民军医出版社出版《谢锡亮灸法》第 2 版。

2010 年 8 月　《上海针灸杂志》第 29 卷第 8 期发表谢锡亮"灸法的要诀与技巧"。

2010 年　中央电视台《中华医药》"我的健康我做主"栏目来侯马采访拍摄《谢锡亮直接灸法》。

2010 年 8 月　美国普林斯顿中国针灸中心董事长蔡达木、院长谢小芬和他们的老师——福建泉州中医院针灸科主任张永树前来拜访谢锡亮并交流学术。

2010 年 12 月　人民军医出版社出版谢锡亮《健康长寿与灸法》第 1 版。

2011 年 2 月 17 日　中医针灸申遗成功后,谢锡亮在《中国中医药报》发表"针灸并重　发展中医药"文章,呼吁继承和弘扬祖国医学遗产,普及和推广灸法。

2011 年 6 月,北京中医药大学针灸推拿学院特邀谢锡亮担任针灸特色疗法推广培训班讲习专家。

2013 年 3 月　人民军医出版社出版《谢锡亮灸法》第 3 版。

2013 年 12 月 14 日　韩国著名针灸师金南洙来侯马拜访谢锡亮并交流学术。

2014 年 1 月　人民军医出版社出版谢锡亮《健康长寿与灸法》第 2 版。

2014 年 5 月　人民卫生出版社出版《谢锡亮灸法医案》。

2014 年 8 月　人民卫生电子音像出版社出版《谢锡亮划经点穴》光盘。

2015 年 6 月 30 日　山西市场导报发表"我省针灸名医谢锡亮与澄江学派的不解之缘"。

2016 年 5 月　山西省卫生和计划生育委员会授予谢锡亮首批"山西省名老中医"称号。

2016 年 7 月　灸法治肝病列入侯马市非物质文化遗产。

2016 年 9 月　谢氏艾灸列入临汾市非物质文化遗产。

2017 年 10 月　谢氏艾灸列入山西省非物质文化遗产。

2017 年 1 月　河南科学技术出版社出版《谢锡亮灸法》第 4 版。

2017 年 1 月　河南科学技术出版社出版《健康长寿与灸法》第 3 版。

2018 年 1 月 16 日(农历十一月卅日)　谢锡亮在山西侯马市因病逝世,享年 93 岁。

2018 年 11 月　中国台湾文光图书有限公司引进版权,以中文繁体字出版《谢锡亮灸法》第 4 版。

2019 年 4 月,河南科学技术出版社出版《谢锡亮灸法》第 5 版。

2019 年 6 月,谢锡亮学生关玲、谢延科和谢锡亮之子谢晋生、谢原生、谢寅生出资在山西中医药大学设立"谢锡亮奖学金"。同年 6 月 10 日,山西中医药大学举行"谢锡亮奖学金签约仪式暨颁奖大会",为首批 10 名品学兼优的针灸推拿专业学生颁奖。

2020 年 6 月,人民卫生出版社出版谢锡亮《针灸基本功》第 2 版。

(盖耀平　整理)

参 考 文 献

[1]　吴中朝,等.灸法抗衰老的立论依据.江苏中医,1994,15(10)

[2]　徐兰凤,等.灸法作用机理浅谈.江苏中医,1994,15(5)

[3]　翟道荡,等.直接灸调节癌症患者细胞免疫功能的观察.针灸临床杂志,1994,10(1)

[4]　王凤玲,等.灸神阙穴对中老年人免疫功能及其全身状态的影响.中国针灸,1996(7)

[5]　崔峻,等.近十年灸法治疗哮喘的研究概况.中国针灸,1997,22(3)

[6]　唐照亮,等.灸疗抗炎免疫作用的实验研究.中国针灸,1997,22(4)

[7]　黄涛,等.解读日本历史上的"国民三里灸运动".中国针灸,2004,24(10)

[8]　王雪苔.论针灸特色.中国针灸,2005,25(2)

[9]　谢锡亮.实用家庭保健灸法.北京:中国医药科技出版社,1993

[10]　桂金水.近十年来灸法的临床和实验研究进展.上海针灸杂志,1990,9(4)

[11]　赵宏,等.艾灸治疗 SARS 恢复期 9 例临床观察.中国针灸,2003,23(9)

[12]　泉州中医学会.针灸界廿年.针灸界,1997,33

[13]　黄帝内经·素问.北京:人民卫生出版社,1963

[14]　张衡如校.灵枢经.北京:人民卫生出版社,1964

[15]　孙思邈.备急千金要方.北京:人民卫生出版社,1955

[16]　王焘.外台秘要.影印本.北京:人民卫生出版社,1959

[17]　杨继洲.针灸大成.影印本.北京:人民卫生出版社,1959

[18]　李时珍.本草纲目.校点本.北京:人民卫生出版社,1975

[19]　顾观光重辑.神农本草经.北京:人民卫生出版社,1958

[20]　皇甫谧.针灸甲乙经.北京:人民卫生出版社,1963

[21]　黄竹齐重订.重订铜人腧穴针灸图经.北京:人民卫生出版社,1957

[22]　江苏省中医学校针灸学科教研组.针灸学.南京:江苏人民出版社,1957

[23]　承淡安.中国针灸学.北京:人民卫生出版社,1959

[24]　上海中医学院.针灸学.北京:人民卫生出版社,1974

[25]　贾得道.中国医学史略.太原:山西人民出版社,1979

[26]　陈璧琉,郑卓人.灵枢经白话解.北京:人民卫生出版社,1962

[27]　陆瘦燕,朱汝功.经络学图说.上海:上海科技出版社,1959

[28]　南京中医学院.难经校解.北京:人民卫生出版社,1979

[29]　经络十讲编写组.经络十讲.上海:上海人民出版社,1976

[30]　高武纂集.针灸聚英.上海:上海科技出版社,1961

[31]　人民卫生出版社编辑部.针灸歌赋.北京:人民卫生出版社,1961

[32]　北京、上海、南京中医学院,中医研究院针灸研究所.中国针灸学概要.北京:人民卫生出版

社,1979

[33] 张介宾.类经图翼.北京:人民卫生出版社,1958

[34] 葛洪.肘后备急方.北京:商务印书馆,1955

[35] [日]本间洋白.经络治疗讲话.九芝,译.南京:江苏人民出版社,1957

[36] 陈邦佑,等.当代中国针灸临证精要.天津:天津科技出版社,1987

[37] 王执中.资生经.上海:上海科技出版社,1959

[38] 刘冠军.现代针灸医案选.北京:人民卫生出版社,1985

[39] 李复峰.历代针灸名家医案选注.哈尔滨:黑龙江科学技术出版社,1985